现代著名老中医名著重刊丛书·第七辑

# 針灸歌赋选解

陈璧琉　郑卓人　著



人民卫生出版社

**图书在版编目（CIP）数据**

针灸歌赋选解/陈璧琉等著.—北京：人民卫生出版社，2012.2

（现代著名老中医名著重刊丛书 第七辑）

ISBN 978-7-117-15412-3

Ⅰ.①针… Ⅱ.①陈… Ⅲ.①针灸疗法-方歌 Ⅳ.①R245

中国版本图书馆 CIP 数据核字（2011）第 276436 号



现代著名老中医名著重刊丛书

第七辑

**针灸歌赋选解**

**著　　者**：陈璧琉　郑卓人
**出版发行**：人民卫生出版社（中继线 010-59780011）
**地　　址**：北京市朝阳区潘家园南里 19 号
**邮　　编**：100021
**E - mail**：pmph @ pmph.com
**购书热线**：010-59787592　010-59787584　010-65264830
**印　　刷**：北京虎彩文化传播有限公司
**经　　销**：新华书店
**开　　本**：850×1168　1/32　**印张**：12　**字数**：308 千字
**版　　次**：2012 年 2 月第 1 版　2025 年 1 月第 1 版第 9 次印刷
**标准书号**：ISBN 978-7-117-15412-3/R・15413
**定　　价**：28.00 元

# 出版说明

自20世纪60年代开始，我社先后组织出版了一些著名老中医经验整理著作，包括医案、医论、医话等。半个世纪过去了，这批著作对我国现代中医学术的发展发挥了积极的推动作用，整理出版著名老中医经验的重大意义正在日益彰显。这些著名老中医在我国近现代中医发展史上占有重要地位。他们当中的代表如秦伯未、施今墨、蒲辅周等著名医家，既熟通旧学，又勤修新知；既提倡继承传统中医，又不排斥西医诊疗技术的应用，在中医学发展过程中起到了承前启后的作用。他们的著作多成于他们的垂暮之年，有的甚至撰写于病榻之前。无论是亲自撰述，还是口传身授，或是由其弟子整理，都集中反映了他们毕生所学和临床经验之精华。诸位名老中医不吝秘术，广求传播，所秉承的正是力求为民除瘼的一片赤诚之心。诸位先贤治学严谨，厚积薄发，所述医案，辨证明晰，治必效验，具有很强的临床实用性，其中也不乏具有创造性的建树；医话著作则娓娓道来，深入浅出，是学习中医的难得佳作，为不可多得的传世之作。

由于原版书出版的时间已久，今已很难见到，部分著作甚至已成为中医读者的收藏珍品。为促进中医临床和中医学术水平的提高，我社决定将部分具有较大影响力的名医名著编为《现代著名老中医名著重刊丛书》并分辑出版，以飨读者。

**第一辑　收录13种名著**

《中医临证备要》　《施今墨临床经验集》
《蒲辅周医案》　《蒲辅周医疗经验》
《岳美中论医集》　《岳美中医案集》
《郭士魁临床经验选集——杂病证治》
《钱伯煊妇科医案》　《朱小南妇科经验选》
《赵心波儿科临床经验选编》《赵锡武医疗经验》
《朱仁康临床经验集——皮肤外科》

《张赞臣临床经验选编》

**第二辑　收录 14 种名著**

《中医入门》　《章太炎医论》
《冉雪峰医案》　《菊人医话》
《赵炳南临床经验集》　《刘奉五妇科经验》
《关幼波临床经验选》　《女科证治》
《从病例谈辨证论治》　《读古医书随笔》
《金寿山医论选集》　《刘寿山正骨经验》
《韦文贵眼科临床经验选》　《陆瘦燕针灸论著医案选》

**第三辑　收录 20 种名著**

《内经类证》　《金子久专辑》
《清代名医医案精华》　《陈良夫专辑》
《清代名医医话精华》　《杨志一医论医案集》
《中医对几种急性传染病的辨证论治》
《赵绍琴临证 400 法》　《潘澄濂医论集》
《叶熙春专辑》　《范文甫专辑》
《临诊一得录》　《妇科知要》
《中医儿科临床浅解》　《伤寒挈要》
《金匮要略简释》　《金匮要略浅述》
《温病纵横》　《临证会要》
《针灸临床经验辑要》

**第四辑　收录 6 种名著**

《辨证论治研究七讲》　《中医学基本理论通俗讲话》
《黄帝内经素问运气七篇讲解》《温病条辨讲解》
《医学三字经浅说》　《医学承启集》

**第五辑　收录 19 种名著**

《现代医案选》　《泊庐医案》
《上海名医医案选粹》　《治验回忆录》
《内科纲要》　《六因条辨》
《马培之外科医案》　《中医外科证治经验》
《金厚如儿科临床经验集》　《小儿诊法要义》
《妇科心得》　《妇科经验良方》

《沈绍九医话》
《著园医话》
《医学特见记》
《验方类编》
《应用验方》
《中国针灸学》
《金针秘传》

**第六辑　收录 11 种名著**

《温病浅谈》
《杂病原旨》
《孟河马培之医案论精要》
《东垣学说论文集》
《中医临床常用对药配伍》
《潜厂医话》
《中医膏方经验选》
《医中百误歌浅说》
《中药炮制品古今演变评述》
《赵文魁医案选》
《诸病源候论养生方导引法研究》

**第七辑　收录 15 种名著**

《伤寒论今释》
《伤寒论类方汇参》
《金匮要略今释》
《杂病论方证捷咏》
《金匮篇解》
《中医实践经验录》
《罗元恺论医集》
《中药的配伍运用》
《中药临床生用与制用》
《针灸歌赋选解》
《清代宫廷医话》
《清宫代茶饮精华》
《常见病验方选编》
《中医验方汇编第一辑》
《新编经验方》

**第八辑　收录 11 种名著**

《龚志贤临床经验集》
《读书教学与临症》
《陆银华治伤经验》
《常见眼病针刺疗法》
《经外奇穴纂要》
《风火痰瘀论》
《现代针灸医案选》
《小儿推拿学概要》
《正骨经验汇萃》
《儿科针灸疗法》
《伤寒论针灸配穴选注》

这些名著大多于 20 世纪 60 年代前后至 90 年代初在我社出版，自发行以来一直受到广大读者的欢迎，其中多数品种的发行量达到数十万册，在中医界产生了很大的影响，对提高中医临床诊疗水平和促进中医事业发展起到了极大的推动作用。

为使读者能够原汁原味地阅读名老中医原著，我们在重刊时尽可能保持原书原貌，只对原著中有欠允当之处及疏漏等进行必要的修改。为不影响原书内容的准确性，避免因换算等造成的人为错误，对部分以往的药名、病名、医学术语、计量单位、现已淘汰的临床检测项目与方法等，均未改动，保留了原貌。对于原著中犀角、虎骨等现已禁止使用的药品，本次重刊也未予改动，希冀读者在临证时使用相应的代用品。

人民卫生出版社
2011年10月

# 序

针灸歌赋，同其他针灸文献一样，都是历代针灸家在临床实践中所积累的经验。其中包含着对于疾病的观察、分析和治疗处方的记录，从许多特效穴位中，作出重点的归纳。这些综合性的宝贵经验，通过实践再实践的总结而编成了歌赋。它不但具有一定的启发性和指导性，为针灸处方取穴的准绳，且写作体例采用了歌赋的形式，简明扼要，便于记诵，可为临床实际运用之助。所以“针灸歌赋”实为每一针医和初学者必读的课程。

但因为限于歌赋形式，文字简练，词略而义广，因之，体会较难，钻研不易。同时，由于卷帙浩繁，更使学者感到茫无涯涘，不知所向。这些针灸歌赋，都是前哲的经验积累，只以缺乏整理注释，不免使学习者在学习时有一定的困难，也使这些医学名著未能普遍地、更好地发挥它的作用。

对于前人遗留下来具有丰富高深理论、蕴藏着许多宝贵内容的著作加以继承和发扬，是我们的责任。本书著者有鉴于此，乃合编了《针灸歌赋选解》一书。内容撷其精华，去其重复；在注释方面，深入浅出地阐明其意义。也就是说，著者把历代名著针灸歌赋，选辑了切合实用的一部分，并就临床体验作出了简明而较通俗的注解。这些注解不仅限于词句方面，而且根据经络系统，将病候、穴位主治作用等，在符合原著精神的原则下，加以适当发挥。此外，对原著有刊误之处，也都进行了考据校正，并在每篇篇末，将各病与取用穴位，按类作了统计，便于对照参考。所以这本书不但可以帮助读者理解原著的内容，学习它的辨证论治方法和处方取穴的规律，且将各家学说联系起来，可以使针灸取穴的基本法则，容易融会贯通，进一步领会它在临床上的作用，而将成方加以灵活运用，提高医疗技术，为针灸疗法开辟更广阔的应用范围。

在这里特别值得介绍的是，本书著者之一陈璧琉先生是一位中年双目失明的瞽者。他为了适应当前需要，克服自己在写作中的种种困难来从事本书的编写工作，这种精神，确是难能可贵的。

至于选辑范围，是否可以扩大，以及本书注释方面是否仍可作更多的补充，还有待于医界同志们继续研究、实践，共同努力，使之不断提高，益臻完善。不过，本书在目前来看，在针灸学上已经提供了可贵的参考资料，对于广大人民，是有很大裨益的。

施今墨

一九五九年国庆节于北京

# 目录

# 一、标 幽 赋

**简介** 本篇是金元时代著名针灸家窦汉卿的著作。窦氏精于针灸，并且擅长外科，曾编有《针经指南》一书，内载《标幽赋》、《定八穴指法》、《叶蛰宫图》等篇，对当时的针灸医学起了很大的促进作用。名为“标幽赋”的意思，就是将针灸理论与实践中较为幽微、深奥、隐晦的意义，用歌赋的体裁，明显地标举出来，使读者易于记诵和体会。所以本篇的主要内容，是综合阐述针灸与经络、脏腑、气血的关系，施术前后的注意事项，诊断方法，取穴宜忌，操作手法等等，其中还结合了作者的临床治验和心得，尤其是重点地发挥了《针经》的精义，因而本篇有着充分的指导性，一向被认为是祖国针灸学中的一篇重要文献。



**拯救之法，妙用者针。**

针灸治病的范围很广，有良好的疗效，特别是使用简便，不需药品，对拯救危急的病例，随时随地都可以使用。所以说“拯救之法，妙用者针”。

**察岁时于天道，定形气于予心。**

岁时，指一年中的时令，即春、夏、秋、冬四季不同的气候。天道，指自然界一切现象演变的规律而言。任何疾病的发生，必由其内因与外因所致；外因包括不正常的气候及其他自然界的变动等。所以在治疗之前，医者必须从发病的时令季节及气候的变化方面去考虑，这就叫做“察岁时于天道”。另一方面，每个人的生活环境不同、体质强弱有异、疾病原因不一、症状的表现也不一样，所以更需要仔细辨别患者的营养情况、精神状态、体力强弱、脉气虚实、病程久暂及其他的致病内外因素等方面，俾医者胸有成竹。此即所谓“定形气于予心”。以上两方面都能够很好做到，也就可以准确地诊治了。

**春夏瘦而刺浅，秋冬肥而刺深。**

四季不正常气候对人体的影响、得病的深浅各有不同，针刺的深浅，也应该根据症状有所分别。古人曾将四季中春温、夏热、秋凉、冬寒的气候，结合了当时常见的疾病，分为两类。春夏的温热属阳，阳病在表，当时易感受的疾病，如春温的风热、热病肤痛及各种外感暑病等，大都是邪在体表。治疗也应该以解表退热为主。针刺的穴位，一般都在浅表部，也是肌表皮肤的瘦薄之处，所以适宜于浅刺之法，即所谓“春夏瘦而刺浅”。而秋凉冬寒的气候属阴，阴病在里，当时所感受的疾病，如冷风湿痹、筋骨挛痛、髀枢痛等症，病邪大都已深入筋骨间，其适应治疗的穴位，一般亦在深层的部位，针刺要深入较肥厚的肌肉，才能得到感应，发挥疗效，因此就适宜深刺的方法，即所谓“秋冬肥而刺深”。这种表里的区别主要也是说明了“病有浮沉，刺有浅深”。进针的深度，必须注意太过与不及，灵活运用，才不致差错或难以获得疗效。



**不穷经络阴阳，多逢刺禁；既论脏腑虚实，须向经寻。**

经络是人体气血运行的通路，直行的叫经，支而横的叫络。其中包括十二经脉、十五络脉、奇经八脉、十二经别、经筋及无数孙络等，贯穿在人体上下、左右、内外，联系着全身五脏六腑、头面、躯干、四肢等所有组织和器官，构成了有机的统一整体。从这个整体出发，以阴阳相对的原则为基础，来作为经络命名与分布部位的区别。如内为阴，外为阳；腹为阴，背为阳；五脏为阴，六腑为阳等等。所以阴经多分布于上下肢的内侧及躯干的胸腹部，阳经多分布在上下肢外侧、头面、背腰部。肝、心、脾、肺、肾、心包，属于脏的是阴经；胆、胃、大肠、小肠、三焦、膀胱，属于腑的是阳经。这些阴经和阳经之间，又分表为阳，里为阴，有其相互的或对应的关系，彼此衔接，由阴入阳，由阳入阴，从里走表，从表走里，自上而下，自下而上地循环周转着。这些概念，在中医生理、病理以及诊断、治疗上都有重要意义。《灵枢经·经脉》篇曰："经脉者，所以能决死生，处百病，调虚实，不可不通。"《灵枢经·经别》篇也说："夫十二经脉者，人之所以生，病之所以成，人之所以治，病之所以起。"因为疾病的发生，大都不外于机体的阴阳失去了平衡和协调，所谓"阴阳乖戾，疾病乃起"，在治疗上，就必须认识阴阳的规律，予以适当地调节。《灵枢经·寿夭刚柔》篇曰："用针之道，在于调阴与阳。"《素问·至真要大论》曰："谨察阴阳所在而调之，以平为期。"这都说明了经络阴阳在发病机转上的重要意义。但如果不理解经络、脏腑、阴阳与治病的关系，那又将怎样从经络系统方面来调理不平衡的阴阳呢？清初医家喻嘉言曾说："凡治病不明脏腑经络，开口动手便错。"这句警语，也就等于本条所谓"不穷经络阴阳，多逢刺禁"的意思。



根据整体观念，某一脏或某一腑发生病变时，必将在同一经的循行通路上，表现出各种症状，相应地便可以根据经络来进行治疗。尤其是通过经络的传变，要调节脏腑的虚实，更需要根据经络的相互关系，选取适当的孔穴。因为不同原因的疾病，可以表现同样的证候。例如头痛，若脑顶痛连项颈者，是足太阳膀胱经症；痛在脑顶者属厥阴；痛在后脑者属督脉；痛在两侧头角者则为少阳；前额头痛属阳明经；痛连鱼尾者属于血虚等等。倘医者不从经络部位，分清表、里、虚、实，来采取对症的穴位，也就不容易获得良好的疗效。所以要对脏腑各种病变，找到补虚泻实的主治所在，就必须事先明确经络所通，如本条所谓"既论脏腑虚实，须向经寻"。这也可见寻找"经络所通，主治所在"，在针灸治疗过程中，是一个临证必要的准则。

**原夫起自中焦，水下初漏，太阴为始，至厥阴而方终；穴出云门，抵期门而最后。**

中焦，约在脐上四寸胃中脘之处，即脐眼与胸骨尖的中点。水下初漏，是古代计算时间的一种方式。当时都以铜壶滴漏作为计时器，其式样与计时标志，历代虽有不同，但主要是用铜壶贮水，水滴下漏于受水壶，壶上有箭，标明时刻。一般是将一天中的十二个时辰，每一时辰划分为八大刻，二小刻，故一天有九十六大刻，二十四小刻；六小刻等于一大刻，总共百刻（杨继洲说：一日一夜有一百刻，分为十二时，每一时有八刻二十分，每一刻计六十分，一时共五百分）。本条的水下初漏，即指壶水下漏于黎明，寅时的初刻而言。

“太阴为始，至厥阴而方终”，说明十二经循行体内的顺序流注关系：首先从手太阴肺经开始，承接着转向大肠、胃、脾、心、小肠、膀胱、肾、心包络、三焦、胆，终于足厥阴肝经，然后再回复到肺经，继续顺序周而复始地循环着，是很有规律的。古人认为这也是营气运行的通路。营气是中焦胃部饮食水谷的精气化生而成（它是含有广义的营养作用，包括血液在内），所以营气流注，也随着经脉的分布，最开始是起于中焦，再上注太阴肺经，顺序转向他经流传，正如《灵枢经·营气》篇说：“营气之道，纳谷为宝，谷入于胃，乃传之肺，流溢于中，布散于外；精专者行于经隧，常营无已，终而复始，是为天地之纪，故气从太阴出……”古人还认为营气之行，有迟速两种不同：速的方面，营行脉中，与脉外的卫气相偕，同受宗气的支配，一昼一夜，在全身绕行五十周；迟缓的方面，称为精专之营，不与卫气相偕，每一个时辰循行一经，一昼一夜的十二个时辰中，迟迟地总共只在全身绕行一周。这一周转率的开始，其气常以“平旦为纪”。即在每天黎明寅时，当漏水下初刻的时候，营气首先从肺经开始，从此卯时在大肠经，辰时胃经，巳时脾经，午时心经，未时小肠经，申时膀胱经，酉时肾经，戌时心包经，亥时三焦经，子时胆经，丑时肝经。

周转一周之后，仍转入肺经，适为明日的寅时（滑伯仁在《十四经发挥》中说：营气，常以平旦之寅时为纪，由中焦而始注手太阴，以次流行也。不言血者，气行则血行可知）。这种营气分时运行的循环学说，在目前虽尚难作出符合科学原则的解释，但古代医家对此都是非常重视的。在按时取穴的治疗方面也有其一定的价值。

十二经各有许多经穴，是气血通行的必经之途，经脉的循环周转，是从肺经开始的，所以营气也是从肺经第一个穴位出发，自中府穴出于云门穴起，循着各经穴位的起点和终点顺序流注，直到肝经最后的一穴期门而终，即所谓："穴出云门，抵期门而最后"。但肺经穴位的起点，根据《十四经发挥》、《针灸大成》等书，都认为始于中府穴；而《甲乙经》、《千金方》、《外台秘要》、《蠡海集》、《锦囊秘录》等书，却都与本条"穴出云门"句相同，认为是始出于云门穴。这两种不同的说法，也是值得提出为今后进一步研究的。

**正经十二，别络走三百余支；正侧仰伏，气血有六百余候。**



手三阴：肺、心、心包经；手三阳：大肠、小肠、三焦经；足三阴：肝、脾、肾经；足三阳：胆、胃、膀胱经；共称为十二正经。这都是气血运行直接与脏腑相通的正常路线（不与脏腑直接相通者，称为奇经）。每一条正经，分别有着络脉，作为经与经之间的联系线；并有许多旁支，像河道支流一样地彼此贯通。所谓"正经十二，别络走三百余支"的支络，就是指 365 个孔穴而言。《素问·调经论》曰："夫十二经脉者，皆络三百六十五节"（节，即指穴位）。也就是说，十二正经是体表孔穴的相连表线，在每条经络的线上，分布着作为针刺点的经穴，相互联系着共有 365 个穴名（按历代医籍所载之穴名，如包括经外奇穴在内，则人身孔穴之多，更不仅限于 365 穴）。

经穴分布在全身经络上，包括头、面、颈项、躯干及四肢各部，无论是正面、侧面、仰起、伏倒，前后左右，到处都有穴位，可作为宣导气血的主要刺激点。所谓“正侧仰伏，气血有六百余候”，就是对此而言。候，是指一种情状或征象的表现，意思是说：气血循着经络运行，由线到点，在全身共有六百多个穴位，是能够表现出各种反应现象的所在，如压痛、痠、胀、麻、凉、热等感觉。至于全身穴位总数，《甲乙经》、《千金翼方》是649穴；《铜人腧穴针灸图经》、《十四经发挥》是657穴，现代各针灸书籍，大都也是根据这个数字的。

**手足三阳，手走头而头走足；手足三阴，足走腹而胸走手。**

十二经的循行，供气血上下逆顺的周流，各有其一定的走向。《灵枢经·逆顺肥瘦》篇曾明白地指出：“脉行之逆顺：手之三阴，从脏（胸）走手；手之三阳，从手走头；足之三阳，从头走足；足之三阴，从足走腹。”兹根据此种走向做一简表，附供参考（见表1）。



**表1　十二经循行方向简表**

| 经别 | 循行方向 |
|---|---|
| 1. 手太阴肺经 | 胸走手 |
| 2. 手阳明大肠经 | 手走头 |
| 3. 足阳明胃经 | 头走足 |
| 4. 足太阴脾经 | 足走腹 |
| 5. 手少阴心经 | 胸走手 |
| 6. 手太阳小肠经 | 手走头 |
| 7. 足太阳膀胱经 | 头走足 |
| 8. 足少阴肾经 | 足走腹 |
| 9. 手厥阴心包经 | 胸走手 |
| 10. 手少阳三焦经 | 手走头 |
| 11. 足少阳胆经 | 头走足 |
| 12. 足厥阴肝经 | 足走腹 |

从表中内容来看，可见十二经的循行方向是很有规律的，各经穴的起点和终点也都是依据这一走向来排列的。头为诸阳之首，所以阳经都会于头部，如表1中2、6、10三条手阳经，都是自手至头，以头部为终点。3、7、11三条足阳经，都是自头至足，以头部为起点。即所谓“手足三阳，手走头而头走足”。阴经方面，4、8、12三条足阴经，都是自足至腹，1、5、9三条手阴经，都是自胸至手。所谓“手足三阴，足走腹而胸走手”。这不但说明了经络走向有离中性与向中性的分别，也是表明了经络的“阴阳相随，内外相贯，如环之无端”（《灵枢经·卫气》篇）。依据经络的走向，它的实用价值，更可以作为针灸临床诊断与治疗的主要依据。例如胃经在下肢部的足三里、解溪等穴可治头痛；胆经在下肢部的光明、足临泣等穴可治目疾（此二经都是自头至足）；大肠经在手部的合谷穴可治齿痛；三焦经在前臂的外关穴可治耳目病（此二经都是自手至头）；肺经在腕部的太渊穴可治肋间神经痛；心经在肘部的少海穴可治胸膜炎（此二经都是自胸至手）；脾经在足内踝部的商丘穴可治腹部膨胀；肾经在足内踝边的复溜穴可治腹痛、肠雷鸣等症（此二经都是自足至腹）。诸如此例，不胜枚举。这也可见十二经的走向，在循经取穴的治疗方面，具有一定的意义。



**要识迎随，须明逆顺。**

迎随，是根据十二经循行方向，来达到补泻目的的一种针刺手法。《灵枢经·终始》篇曰：“泻者迎之，补者随之，知迎知随，气可令和。”这就是所谓迎而夺之，迎其气而刺为泻；随而济之，随其气而刺为补。但在临床上要掌握这一迎随补泻的手法，主要必须辨明十二经循行的逆顺关系，如手三阴经从胸至手是顺，从手至胸是逆；手三阳经从手至头是顺，从头至手是逆；足三阴经从足至腹是顺，从腹至足是逆；足三阳经从头至足是顺，从足至头是逆（参阅上条十二经循行方向简表）。

也就是说，手之三阴和足之三阳经的顺行走向，都是自上而下，针刺时针尖向下顺其走向转针，随而济之为补，针尖向上逆其走向转针，迎而夺之为泻。至于手之三阳和足之三阴经的顺行走向，都是自下而上的，所以在针刺时，补法是将针尖和转针都向上，泻法就是相反地将针尖和转针都向下了。

**况夫阴阳气血多少为最。厥阴太阳，少气多血；太阴少阴，少血多气；而又气多血少者，少阳之分；气盛血多者，阳明之位。**

十二经气血的或多或少，并是不一致的（详见《素问·血气形志》篇，本条亦出自此篇）。这种气血多少的差别，应用在临床上，可作为补少泻多的依据。兹将其分类综合如附表（见表2）。

**表2　十二经气血多少分类表**

| 表，阳经 | | 气 | 血 | 里，阴经 | | 气 | 血 |
|---|---|---|---|---|---|---|---|
| 阳明 | 手　大肠经 | 多 | 多 | 太阴 | 手　肺　经 | 多 | 少 |
| | 足　胃　经 | 多 | 多 | | 足　肺　经 | 多 | 少 |
| 太阳 | 手　小肠经 | 少 | 多 | 少阴 | 手　心　经 | 多 | 少 |
| | 足　膀胱经 | 少 | 多 | | 足　肾　经 | 多 | 少 |
| 少阳 | 手　三焦经 | 多 | 少 | 厥阴 | 手　心包经 | 少 | 多 |
| | 足　胆　经 | 多 | 少 | | 足　肝　经 | 少 | 多 |

从表2来看，十二经气血多少的差别，可分为三组。①手足太阳、厥阴，即小肠、膀胱、心包络、肝四经，都是多血少气。②手足少阳、太阴、少阴，即三焦、胆、肺、脾、心、肾六经，都是多气少血。③手足阳明的大肠、胃二经，都是气血俱多。这种气血或多或少的比较，阳为气，阴为血，也是出于《内经》的阴阳平衡观念。所以按十二经的表里配合起来，适成为两两相对，阳有余则阴不足，阴有余则阳不足。例如：膀

胱与肾为表里，小肠与心为表里，表的阳经多血少气，里的阴经便是多气少血。又如：三焦与心包为表里，胆与肝为表里，表的阳经多气少血，里的阴经便是多血少气。至于大肠与胃经气血俱多，但与它们表里配合的肺、脾两经，即手足太阴经，如果个别去和手足太阳的气血多少相比较，恰又仍可以相对地配合起来。即手太阳小肠经是多血少气，手太阴肺经便是多气少血；足太阳膀胱经是多血少气，足太阴脾经便是多气少血。像这样阴阳表里气血多少相对地比较，虽不是指实质的气和血的分量而言，可是根据古人所发现的这一抽象的原则，在临床实践中，不仅可用于对各经治疗方法上宜忌的辨别，且与针刺感觉与疗效方面，也有密切的关系。

**先详多少之宜，次察应至之气。**

十二经气血多少的差别，即如上述，在治疗中必须“先详多少之宜”，即首先当了解各经气血或多或少的不同，来决定宜补宜泻的手法，作为刺络泻血、刺经导气的依据。例如众所周知的委中穴的放血法，对急性病症的上部充血，内脏及腰背腹腔等的瘀血，及因炎症而起的大痛、大吐泻诸症状，在委中穴的四围静脉上微刺放血，可以获得良好的效果。委中属足太阳膀胱经，由于太阳经是多血少气的，所以对于本经的实证，便适宜用刺络法泻血；相反的，对于少血多气的经络，就不适宜多用刺络法泻血。像这样地分出宜忌，也是临床操作中应有的认识。

其次，针刺要找感觉，也是一个重要的环节，即本条“次察应至之气”的意思。中医学说中，对于气的含义很广，这里所谓“应至之气”的“气”字的含义，便是指针刺机体时所引起的各种反应现象，包括痠、胀、麻、热、凉等感觉及放散情况，这些感觉的产生，凉感自麻而来，热感自痠胀而至，是可以肯定的，而胀麻与胀痠麻的感觉，大都在血多气少的太阳、厥阴经或气血俱多的阳明经，比较易于出现。所以要消除病理反应的气实热痛和气虚麻凉，用针刺来调气补泻，应当采取哪些经穴和操作手法，来达到平复不正常的病理感觉，事先就当明确认识找到感觉的意义和性质，惟有适当地掌握运用，才能获得一定的疗效。

**轻滑慢而未来，沉涩紧而已至，既至也，量寒热而留疾；未至也，据虚实而候气。**

针刺感觉的产生与放散情况，每因被针的人与操作者的不同，所表现的反应现象，也是多种多样而相当复杂的。所以有时很容易产生感觉；而有时竟没有感觉。古人把这些反应现象，认为是气的“未至”与“已至”的分别，并将从操作者针下所感到的感觉归纳为两种类型。凡针下去感到空浮、虚滑、松慢等，都是气之未来的象征，不容易产生感觉；如针下去时感到沉重、涩滞、紧实有吸力等现象，都是气之已至，即针家所谓“针下得气”，亦即针的“感通作用”，就容易产生感觉。这里面当然也包括许多因素的影响，但依据这几个原则去研究怎样才能产生感觉的问题，是有其实用意义的。例如临床上，一般刺入肌肉时，是不易得到感觉的。如进入结缔组织中，予以适当地提插和捻转，或卧针，牵引结缔组织，使局部组织紧张，便易产生感觉。又如针刺腹部穴时，由于皮下组织很松弛，脂肪很厚，是不易找到感觉的，如用压手辅助，就容易找到感觉。再如一般针背腰部的穴位时，采用侧卧的体位，使背腰部的肌肉松弛，往往也不易找到感觉，如采用坐位，使背腰部的肌肉紧张，感觉就易于产生，也易于控制了。



至于如何来运用针下的各种感觉，与疗效是有着密切关系的。所以当针下已发现感觉的时候，气之“既至也，量寒热而留疾”，便当根据寒热不同的情况，运用“热则疾之，寒则留之”的手技，作适当地调节。它的操作方法，就是热在表，宜作浅刺并疾出其针以泄热，寒在里，宜作深刺并久留其针以温寒，这也是古法中的一种补泻原则。《灵枢经·邪气脏腑病形》

篇，曾参合了脉象，对此有较具体的说明："刺急者（寒多脉急）深内而久留之；刺缓者（热多脉缓）浅内而疾发针，以去其热……"这些寒热留疾的补泻手法，在临床上如能辨证论治，灵活掌握，是有着重要意义的。

另一方面，针刺如一时得不到任何感觉，即本条所称"气之未至"，便需要"据虚实而候气"。它的意义，是根据病人的营养情况、精神状态、体质强弱、气血虚实等方面，来采用候气的方法。如留针稍待片刻再刺，或因深浅不适，手法不当，便需要左右反复刺激，或进或退，或按或提，以找到感觉为止。然后再按病情使用不同的补泻手法。不过感觉的产生也有许多原因，如始终不能产生感觉，也应适可而止，切不可过分地深刺和久留，一定要获得针通的感觉，以免发生意外。

**气之至也，如鱼吞钩饵之沉浮；气未至也，如闲处幽堂之深邃。气速至而速效，气迟至而不治。**

针刺感觉的有无，术者在下针时也可以体会得出，当针体有反应的时候，所谓"气之至也"，针下感到涩滞，紧实，有吸力，如鱼之吞钩或沉或浮一样。否则，如没有反应，所谓"气未至也"，好像闲居在寂然无闻的静室中，一无感觉。像这样是否能找到感觉的情况，古代针灸家非常重视，并强调了"气速至而速效"，始终认为它与疗效有密切的关系；如很快产生针通感觉，放散较远，见效必是很快的。《灵枢经·九针十二原》曰："刺之要，气至而有效，效之信，若风之吹云。"这意思就是针刺必须要有感应，才能很快地产生效果，等于是风吹云飞一样。相反的，如果没有感觉，说明局部和全身的功能已濒于消失的程度，就不可能治好疾病，所谓"气迟至而不治"。这种针感与疗效的关系，在临床实践中，也是常见的事实。一般在初次针治有了感觉反应，其疗效确是较好的，而根据感觉反应的大小快慢，也可以确定疗效的预后情况。但也有例外的，一般神经过敏的人，如稍予轻微的刺激，可能使感觉反应及于全身；而有些神经滞钝或麻痹的患者，由于生理上、病理上的问题，就不会产生感觉。这些在针下过敏和滞钝的特殊现象，当然不是正常的感觉反应，在临床上仍是需要辨别的。

**观夫九针之法，毫针最微，七星上应，众穴主持。**

九针，是古人所用式样不同的九种针具：①镵针，②圆针，③鍉针，④锋针，⑤铍针，⑥圆利针，⑦毫针，⑧长针，⑨大针。

九针中第七种的毫针，创制时，是取法毫毛的形式，针尖针身都很纤细灵巧，长短不一，故名为毫针，亦称为小针或微针。即所谓“九针之法，毫针最微”的意思。古人以“天人合一”的观点，曾按在治疗中的作用，将九针分为九种，认为与宇宙间的现象各有所应。按照九针的顺序，①镵针应天，②圆针应地，③鍉针应人，④锋针应四时，⑤铍针应五音，⑥圆利针应六律，⑦毫针应七星，⑧长针应八风，⑨大针应九野（详见《灵枢经·九针论》）。在这种分别相应中，毫针被列为上应七星，大意是天有七星，人有七窍，七窍的部位在头，七星的部位在天，两者都是高高在上的；所以将七窍联系了七星。主要也是说明，在九针之中，能适用于在头面七窍部位徐徐进针，或在其他部位能作持久留针之用，及治疗痛痹等症，惟有毫针最为妥善。因九针中的其他八针，是专供浅刺、深刺、放血、决脓使用，内中的圆针、鍉针，更仅是用于体表按摩，不能用于针刺。用途最广的，实当首推毫针，它是针刺治疗中的主体，可以广泛适用于各种病症的任何穴位。这也就是“七星上应，众穴主持”的意思。因此毫针的遗法，流传最久，直到现在。由于制针技术的进展，它的式样已改得更为纤细，即现代临床上一般所常用的细针了。

**本形金也，有蠲邪扶正之道；短长水也，有决凝开滞之机。定刺象木，或斜或正；口藏比火，进阳补羸。循机扪塞以象土，实应五行而可知。**

中医学术的基本理论，从医疗观点到实际应用，都贯穿了阴阳和五行学说。如把五行的属性结合针灸疗法，则针刺时所用的针具，便可与五行之一的金联系起来（金，《内经》列为四季中的秋令，称它有肃杀之气）。由于针灸术的发展，针具逐渐改用金银铜铁等金属制成，代替了古代的砭石，所谓“本形金也”；将它比拟作各种金属制的武器，也有蠲邪扶正的作用。在临床上，按不同的症状性质，选取适当穴位，利用针刺的各种手法，即可蠲除邪气（排除病理产物），扶补正气（增进机体的功能），从而达到平复不正常的病理现象，而治愈疾病。

“短长水也，有决凝开滞之机”，是指经络散布全身，长短不一，像江海与河道的支流一样，可供气血川流不息地运行。倘若气血在经络中运行有了障碍，如属于血实的局部充血，或瘀滞不得畅流；属于气实的兴奋过度不得安宁，都可以利用针术去疏通宣导，如同河道在淤积或泛滥时，可用疏浚或决水的方法一样。因而将经络比拟为短长的水道，并列为五行属水的一类了。

木是五行之一，树木枝干的形态，有斜正曲直不同，而针刺在决定穴位后，针进肌肉中所保持的角度，也有直针、斜针、横针等等不同。如一般经穴，大都保持 90°的直角式进针；背脊胸椎七节以下诸穴，都从 45°斜角刺入；头盖部与胸骨部若干穴位，大都从 15°锐角沿皮横针刺入，这些或正或斜的针刺在身体上，如同树木枝干有正斜的形态一样。所以说“定刺象木，或斜或正”，将它与五行的木联系了起来。

五行中的火属于阳性，古法治疗一般羸弱的病人，为了避免使经络突然受到针体的寒冷刺激，往往先将针含在口内加温，然后刺入。这种温针法，虽与烧针尾，或直接用火燃烧的燔针不同，但其作用也相当于用火加温，或烧热一样；所以认为口藏温针法，含有火的意思，将它与五行火的属性联系了起来。

针刺手术完毕，当出针之后，一般都是将消毒棉花在扎针部盖上，揉擦数转，使针孔闭合，这种方法，也相当于古人循机扪塞的意思。循机，就是循着经络气血往来的途径，在穴位的局部或附近揉捏；扪塞，就是在出针后，扪塞住针孔，略揉片刻，使其闭合。古人认为这样是等于用土将针孔塞住一样，可以联系到五行之一的土的属性，所以说“循机扪塞以象土”。

上述几个五行相应的例子，其实是古人用了五行学说，来作为针灸疗法上的一种分类说明的方式方法。本条最后指出“实应五行而可知”的意思，实质上就是说，针灸治病，首先要分辨邪正，又需要明了经络所通，然后才可以蠲邪扶正，决凝开滞；而进针要保持一定的方向；对患者要根据体质与不同的疾病，适当地应用温针法；出针后更需要略揉针孔使其闭合。这种种方法也确是临床上必要的措施。所以用五行学说作为主要的逻辑方法，产生了医疗概念，来指导实践，它在实际应用上的价值，是不容漠视的。



**然是三寸六分，包含妙理；虽细桢于毫发，同贯多歧。可平五脏之寒热，能调六腑之虚实。**

三寸六分是指毫针的长度，《灵枢经·九针十二原》曰：“七曰毫针，长三寸六分”（按《灵枢经·九针论》篇所说毫针之长度，亦作一寸六分）。桢，是筑墙所需用的木柱，当墙两端的叫桢，在墙两边的叫干；细桢就是形容针体的细而尖长。

针刺治病的微妙作用，从疗效来说，如手部的合谷穴能治下颌齿痛，足部的内庭穴能治上颌齿痛，头顶的百会穴能治脱肛，小趾端的至阴穴能治头目痛等等。像这样以病灶和针治所在的距离相比较，似乎不可能也不应该发生疗效。但在临床上如果是针治得法，其疗效是非常显著而迅速的，真是所谓“包含妙理”。这种妙理的主要关键，又与经络的整体观念分不开的。经络像河流一样地分布全身，每一经都有它的循行通路，分别与脏腑相联系。所以虽用一根细如毫发的针，只要根据病变的脏器和性质，从有关经络方面去辨证论治，作为针刺的目标，不论是上下左右、正侧前后，即使穴位与病灶的距离很远，针刺在某一经穴上，针的感通作用，不仅在本经传达，且从经络的阴阳表里等相互关系方面，往往可以使许多分歧的经络共同贯通，疗效影响全身，即所谓“虽细桢于毫发，同贯多歧”的意思。

至于所谓“可平五脏之寒热，能调六腑之虚实”，更是说明了经络与脏腑疾病的关系；针刺在经络上，只要结合临床具体情况，采用不同的手法，便可以治理脏腑的寒热虚实等各种病理反应，如清热、温寒、补虚、泻实等等，来平复不正常的病态，而治愈疾病，因此可见经络学说与操作手法的重要性。

**拘挛闭塞，遣八邪而去矣；寒热痹痛，开四关而已之。**



八邪：指四时八风之邪，亦称虚邪贼风，就是不符合季节的，如应热反冷，应凉反温等，及其他带有致病因素的，自然界一切不正常的气候变化（详见《灵枢经·九宫八风》、《灵枢经·岁露论》等篇）。

八邪影响于生理活动功能所构成的各种疾病，在《灵枢经·刺节真邪》曾有较具体的说明：“虚邪之中人也，洒淅动形，起毫毛而发腠理，其入深；内搏于骨，则为骨痹；搏于筋，则为筋挛；搏于脉中，则为血闭不通，则为痈；搏于肉，与卫气相搏，阳胜者则为热，阴胜者则为寒……”这里分别指出了受病部位不同，而表现出骨痹、筋挛、血闭不通、痈、热、寒等各种症状。所以本条的“拘挛（手或足屈不能伸）、闭塞（气血凝滞不通）”，“寒热、痹痛”也都是指此而言。强调了受病的原因，是由于八邪所致。治疗方面，主要是采用

“遣八邪而去矣”的原则，首先要考虑患者所感受到的风、寒、湿、热等某种不正常的气候，针对病情，从肃清外邪着手，然后就用“开四关”的针治方法，来进行对症治疗。

四关，就是两手的肘关节，两足的膝关节。古人认为它是气血阴阳外内出入的要道，经常是畅通无阻的；人体如果感受了外邪的侵袭，脏腑经络阴阳失和，则四关闭合，要道也阻塞了，使气血的运行发生了障碍，于是表现出阳郁则热，阴侵则寒，血不流而滞则痹，痹则为疼痛，气不通而逆则厥，厥则为不仁等等现象；如肌肉风湿，急慢性风湿关节痛，以及其他躯干四肢诸神经麻痹疼痛与痉挛之类。所以适用开四关的针治办法来达到疏通经络、宣导气血的治疗目的。主要也就是选用指端到肘关节、趾端到膝关节部位中的井、荥、输、原、经、合各穴。而临床上常用的开四关针法，大都仅是采用两手的合谷和两足的太冲穴。合谷是大肠经的原穴，用它来调气（解表消炎、镇痛、发汗等），太冲是肝经的输穴，用它来调血（肝藏血，输穴主治体重节痛），都有良好的效果，即所谓“开四关而已之”。已，就是消除与平复的意思。



**凡刺者，使本神朝而后入；既刺也，使本神定而气随；神不朝而勿刺，神已定而可施。**

《素问·宝命全形论》曰：“凡刺之真，必先治神。”这是明确地指出刺法的主要问题：施术者不仅局限于针灸的刺激作用，还必须先掌握病人的精神和气行血循的情况。在未针之前，首先要有安静的环境，使病人有适当的休息时间，从多方面来解除病人因疾病所引起的种种精神上的不安。对初诊病人，更需要热诚地解说，使他消除针灸必痛或无效的心理，启发恢复健康的信心。像这样使病人的情绪稳定乐观，精神兴奋而不散漫，充满了生气，然后再进行操作，即本条所谓“使本神朝而后入”的意思。但当进针之后，仍要做到“使本神定而气随”，时时注意病人的表情，随其所表现的反应，运用各种手法。有些病人在进针后，表现出疼痛、畏惧、气色改变、肌肉搐动等情况；甚至还有一些人，针尖刚刚刺入皮肤，就连声呼痛，感觉加大时，病人表情痛苦，或高呼要求停针。像这样的情况，术者就应该适当处理，急速将针尖稍偏，避开痛点，轻针捻转，或暂时将针提起一二分，有时也可提至皮下之处。总之，“既刺也，使本神定而气随”，术者必须从多方面消除病人的一切顾虑，施术时也要使病人没有痛苦，乐于接受，再进行各种手法，才能有利于健康的恢复。反过来说，“神不朝而勿刺”，如病人精神疲惫，或有极端恐惧与不安的心理，都不适宜针刺。《灵枢经·本神》篇曰：“是故怵惕思虑者，则伤神，神伤则恐惧，流淫而不止……愁忧者，气闭塞而不行；盛怒者，迷惑而不治；恐惧者，神荡惮而不收。”这都说明了在针刺前后，对病人的精神方面，是应该切实重视的。也正是本条所谓“神不朝而勿刺，神已定而可施”的意思。这些方面，确与疗效有着一定的关系。



**定脚处，取气血为主意；下手处，认水火是根基。**（著者按：“水火”二字，《针灸大成》刊为“水木”，杨继洲并随文注解说：“水者母也，木者子也，是水能生木也……此言用针必先认子母相生之义，举水木而不及土金火者省文也。”但本句在张景岳《类经图翼》所附载之《标幽赋》原文，则为水火二字，如以含义的广泛而言，似较《针灸大成》所刊的水木二字为确切，故亦据此校正，大意可参阅下文）

定脚处，下手处，都是指操作针灸的施术目标而言。定脚，是形容用针刺在某一经穴上的意思。下手，是形容已做好了准备工作，将开始进行操作的意思。“定脚处，取气血为主意”，就是在考虑选用经穴时，要从主症的经络系统，及该经气血的或多或少方面，去作为主要的研究对象。因为针刺要消除病理反应的瘦、热、疼痛等亢奋现象，或由病理反应的麻凉虚寒，形成相反的温热感觉，以及刺络泻血、刺经导气和宜补宜泻的手法等等，与所刺经络多血或多气的差别，是很有关系的。如手足太阴、厥阴经都是多血少气的；手阳明大肠、足阳明胃经，都是多血多气。一般针刺在这些多血经络上的若干穴位，常易于产生麻凉感，可借以发挥镇痛、退热的作用，来缓解瘈热疼痛。例如临床常用的后溪、合谷，治头面五官病；内关、大陵治心病；足三里、内庭、行间治肠胃病；太冲治肝胆病；曲泉治泌尿器病等等。这些穴位，都是属于多血的经络，也是常用来作为镇痛、退热的要穴。所以当进行治疗选取穴位之际，对于每条经络气血多少的差别，及其某一证候出现时，对该经的异常变化与过敏现象，确是值得去体验的。

“下手处，认水火是根基”，是说明在进行针刺操作的过程中，基本上需要将水火的属性，作为治疗的准则。所谓“水火”就是指阴阳而言。《素问·阴阳应象大论》说曰：“水为阴，火为阳”，“水火者阴阳之征兆也”。由于水与火是两种常见的相对的物质，用它来代表阴阳的特征，是最为适宜的。水性寒冷，水流向下，寒和下都属于阴；火性炎热，火焰向上，热和上都属于阳。用这种水火相反的特性，来说明机体在生理或病理情况下的活动情况。所以在针治时，根据阴阳、表里、虚实、寒热为基础，按疾病所在的阴阳表里与虚实寒热的不同表现，结合临床的具体情况，便可采取或针或灸，以及缪刺、强刺、弱刺、点刺、留针等等补泻的不同手法。可见“认水火为根基”的意思，也就是启发医者，必须遵守从整体观念出发的治疗原则。



**天地人三才也，涌泉同璇玑百会；上中下三部也，大包与天枢地机。**

天地人三才一气之说，是中医学整体观念的主导思想。天在上为阳，地在下为阴，人居于天地之间为和。阴阳交泰，上下升降的运行不息，是自然界一切现象形成和演变的根源。将它结合了人体的生理病理和治疗方法，也说明了人的各部组织有其相互的内在关系。治法亦可不限于某一局部，或仅仅是某一脏腑经络的实质病变。这一整体观念，如以全身经穴的部位及疗效来说，涌泉与璇玑、百会三穴，就可以代表天地人，作为上下升降互为其用的例证。督脉的百会穴，位居颅顶中央，在上应天，任脉的璇玑穴，位居胸骨柄之前面、胸骨柄端陷凹中，在中应人；肾经的涌泉穴，位于足掌部跖骨中央，在下应地。这三穴的部位比拟了天地人，虽分在上中下不同，但上病下取，或下病上取，其疗效可相互贯通，调节全身功能。例如在上的百会穴，能治脱肛；在下的涌泉穴，可治头痛、眩晕、咳嗽、失音等；在中的璇玑穴，可治喘息、扁桃体炎等症。这都是病灶与穴位距离很远的上下取穴法。在临床实践中，各有其良好的效果。

至于“上中下三部也，大包与天枢地机”的意思，是说明上中下三焦部位，都包藏着一定的脏器，各有不同的病症。上焦在胸腔部，是心、肺两脏的外廓，其出现的证候，多属心、肺的病变；中焦和下焦，就是指上腹部和下腹部，这两个部位所出现的证候，又多属脾胃和肝肾的病变。根据这样的区别，可分用位于身体的上、中、下各部的三个穴位去主治。其中脾经的络穴大包（穴在胸壁侧之正中），可主治喘息等上焦病；胃经的天枢，亦为大肠募穴（穴在脐旁二寸之处），可主治一切腹腔疾患，包括胃、大肠、胰腺等消化器官所属的中焦病；脾经的郄穴地机（穴在下腿内侧之上约三分之一处），可主治生殖泌尿器疾患，如遗精、阳痿、子宫充血等各种下焦病。但三焦的部位，分开来看，上中下各有不同的症状，合起来看，症状可以相互出现，又是一个不可分割的整体。所以三个穴位的主治作用，上中下相互贯通，也可以更换应用。如地机，可治食欲不振；天枢，可治肾脏、膀胱、子宫、卵巢、睾丸等生殖泌尿器疾病；大包，也可以治疗消化不良、膀胱麻痹等症。像这样互为沟通的整体作用，在实际应用上，是应当有所认识的。

**阳跻阳维并督带，主肩背腰腿在表之病；阴跻阴维任冲脉，去心腹胁肋在里之疑。**

奇经八脉所分布的部位，阳跻、阳维在阳面，阴跻、阴维在阴面，督脉在后，任脉在前，横为带脉，纵为冲脉。所以在奇经之中，如以阴阳表里来分别，阳跻、阳维、督脉、带脉为表，是属于阳的四脉，分布于肩背腰腿等处，和手足三阳经的若干穴位相关联。这四条阳脉的病变，它所表现的主要症状：①阳跻主下肢，从外踝以上的肌肉收缩痉挛，内踝以上的肌肉弛缓。②阳维主肌肉痹痒，皮肤痛，寒热病恶风出汗，癫痫病手足抽搐，甚者失音不能言语。③督脉主脊柱强直，角弓反张或腰背强直不能俯仰，头重，大人癫病，小儿风痫病。④带脉主腰腹部胀满，妇女腹痛，月经不调，及各种带下病。以上这种种肩背腰腿在表之病，如取用与上述四脉有关的穴位去治疗，自能获得一定的功效。



阴跻、阴维、任脉、冲脉为里，是奇经中属于阴的四脉，分布于胸腹胁肋等处，和手足三阴经的若干穴位相关联。这四条阴脉的病变，它所表现的主要症状：①阴跻主下肢，从内踝以上的肌肉收缩痉挛，外踝以上的肌肉弛缓。②阴维主心痛，癫痫病，僵仆失音，肌肉痹痒，以时发作，恶风出汗。③任脉主少腹及前阴的病变，男子疝气，女子少腹结块，赤白带病。④冲脉主气从少腹上冲，腹中胀急疼痛等病。以上这些病变，都可取用与上述四脉有关的穴位去主治，即所谓“阴跻、阴维、任、冲脉，去心（胸）腹胁肋在里之疑”。疑，就是病的意思。

奇经八脉中的任、督两脉，本身是有穴位的，所以将它加入十二经之内，称为十四经。而其余六脉，本身没有直属的穴位，附属于十二经之中。而在十二经专有八个孔穴，分别与八脉直接联系，是治疗本脉的病症首先当取用的穴位。即阳跻取膀胱经的申脉，阳维取三焦经的外关，督脉取小肠经的后溪，带脉取胆经的足临泣，阴跻取肾经的照海，阴维取心包经的内关，任脉取肺经的列缺，冲脉取脾经的公孙。这在临床实践中也确有良好的效果。

**二陵二跻**二交，似续而交五大；两间两商两井，相依而别两支。

二陵，是胆经的阳陵泉，脾经的阴陵泉。二跻，是阳跻、阴跻。阳跻，即膀胱经申脉穴；阴跻，即肾经的照海穴。二交，指胆经的阳交穴，脾经的三阴交穴。这六个穴位，都是两两相对地分布在膝关节以下的部分。在经脉循行通路上，它不仅能主治局部的病变，而经与经之间，由于整体循环，及阴阳配偶的关系，各经存在一定的交叉联系，其主治功能可以遍及全身，即所谓“似续而交五大。”五大，就是头部和两手两足，亦称五体。也就是说，这六个穴位，因经与经之间的交叉联系，相互配合，其主治范畴，交相贯通于头部及两手两足，并不局限于穴位附近的部位。例如阳陵泉与阳交穴；主治半身不遂，膝关节炎，下肢痉挛等一切足病，又可以治疗颜面浮肿等症。而阳跻（申脉）主治四肢麻痹，腰部及下肢神经痛，对于头痛眩晕等症，亦有良好疗效。至于阴经的通路，虽不完全能上行头面，而实际因借阳经的配偶关系，同样也能发挥其作用于头面四肢。例如阴陵泉、照海、三阴交三穴，其主治范围，原是很广的，除治疗一般腰、膝、足病，及男女生殖器疾患之外，也同样是主治一切妇科病的要穴。其中阴陵泉、三阴交二穴，对于妇人高血压、头部充血等症，往往奏效甚佳。照海穴治头颈部，如扁桃体炎、咽喉干燥等症，也有很好的疗效。

两间，是大肠经的二间、三间。两商，是肺经的少商与大肠经的商阳。两井，是三焦经的天井与胆经的肩井穴。这六个穴位，从其所属经脉的分布来说，是分别由两个支线而相互依存的，即所谓“相依而别两支”的意思。因为肺与大肠相表里，肺经的走向是终于大指之端的少商穴，其支者从腕后（列缺）直走食指内廉（拇侧）出其尖端部（商阳穴）。大肠经的起点，就是从食指尖端的商阳开始，沿食指（拇侧）的上缘，经过二间、三间，自手至头地向上行走。至于天井与肩井相依的关系，因为三焦经的走向，“超于无名指的尖端，上出小指与无名指的中间，循手背至手腕，出前臂外侧两骨之间，向上贯肘（天井），从此循上臂外侧向上至肩部，而交出足少阳之后（过胆经的肩井穴），入缺盆……”而胆经的走向，“起于眼外角，上行额角，向下至耳后，循颈部行手少阳三焦的前方，至肩上，却交出三焦经之后（肩井），入缺盆……”所以天井和肩井，所属的经脉虽是不同，但天井的脉气是上行交出于足少阳胆经之后，而胆经肩井穴的脉气，却交出于手少阳三焦经之后，亦可见这两穴相互关系的密切了。



**大抵取穴之法，必明分寸；先审自意，次观肉分。或伸屈而得之，或平直而安定。**（著者按：必明分寸的“明”字，《针灸大成》为“有”字）

经穴的部位，彼此相隔，有着一定的分寸。古人曾根据人体某部到某部的距离，定出了折合等分计算的方法，称它为骨度法。所谓“取穴之法，必明分寸”，就是指必须先要明了这种骨度法而言。例如计算四肢部横直径，及背腰部的横径，是将患者的中指弯曲，取其中节两端之横纹间的距离，作为一寸的标准。头盖部的直径，前发际至后发际作一尺二寸为标准；胸腹部横径，以两乳头的距离，作八寸为标准等等。但要运用这一计算方法，来准确地审定经穴，主要是“先审自意”，就是要根据自己在临床上的经验，和疗效的观察所得去决定。因为古代医籍所载穴位的距离，其中有许多是并不完全一致的，所以必须以大多数文献的共同记载，再结合自己的心得，就比较易于准确掌握定穴的分寸了。其次要注意的是，所谓“次观肉分”，就是指患者身体的长短、肥瘦、大小而言。因为骨度法的计算尺寸，同固定的公尺、市尺不同，而是依据每个人的高矮、肥瘦，成人或儿童等的区别，随着他们本体相距部位的长短、阔窄而定。所以也称为同身寸法。如果不从“肉分”方面去仔细辨别，仍是不容易准确取穴的。

另一方面，要重视患者的适当体位，也是保证准确取穴的一个关键。所谓“或伸屈而得之”，就是或伸、或屈的取穴法。例如一般针灸上肢屈侧的经穴时，应取伸肘仰掌位；针灸前臂屈侧和尺侧的经穴，应取屈肘仰掌位；针灸前臂伸侧的经穴，应取屈肘俯掌位；针灸上肢桡侧的经穴，应取横肱位，这样才易于应手得穴。至于在其他部位，即应分用坐式或卧式。如一般针灸头部及颜面部经穴时，用坐式、仰卧或侧卧式；在枕部、后颈部、肩胛及背部，取坐式、俯卧或侧卧式；在颈部、胸、腹及下肢前面，取仰卧式；腰背及下肢后面，取俯卧式；侧胸、侧腹部及下肢内外侧，取侧卧式等等。这就是所谓“或平直而安定”的意思。平，是指卧式；直，是指坐式。安定，就是指采用了这种或坐或卧的体位，在施术的过程中，既易于掌握穴位，又可使患者的体位能保持较久，不致移动，以免发生折针和弯针。



**在阳部筋骨之侧，陷下为真；在阴分郄腘之间，动脉相应。**

经穴分布于阳部的，是指属于阳经的穴位，在人体的阳面，如头、面、背、腰以及四肢的外侧等处。在阴分的，是指属于阴经的经穴，分布在人体的阴面，如胸、腹以及四肢的内侧等处。所有阴阳各经穴的位置，按照经络的循行路线，主要是分布在筋骨之侧，陷下、郄腘之间，或在动脉相应之处（郄，音郤，与隙同；腘，音国，膝后弯处，或曲脚中）。具体地说，全身经穴的分布概况：①两筋腱相去之间，如掌后两筋间与膝下两筋间等。②两骨相去的中间空处，或两骨的间隙中（即骨缝中），如上肢桡骨与尺骨，下肢胫骨与腓骨相去的中间，以及各脊椎骨相接的间隙中等处。③肌肉的陷凹处，每一肌肉与肌腱之间（即陷凹处），如分布于上肢臂膊部及下肢大小腿部各大肌群间的经穴。④两骨相去的前后，如上肢的指、腕、肘、肩等关节，下肢的趾、踝、膝、腿等关节部。⑤动脉相应，即有动脉分布而且可以用手触到的部位，如上肢臂膊的内缘，下肢腿的内缘，以及颈动脉与足背动脉浅在部等处。除了上述主要的部位之外，其他还有上肢的肘、腕、手掌等处的横纹，和膝关节的横纹等处，以及眼、耳、鼻、口等器官的周围，也有许多经穴分布着。所以要找寻穴位，就必须认识上述各经穴所分布的部位，用它作为根据，也就易于找准确了。



**取五穴用一穴而必端，取三经用一经而可正。**

取五穴与取三经的意思，并不是要在一处的五个穴位，或三条经络上同时施行针灸，这是给初学者掌握正确取穴的一种方法。当要取用某一穴位时，应把该穴附近前后左右的四个穴位，也一起摸清楚，从穴位分寸的一定距离上，作全面的考虑。例如取第九第十胸椎横突起间，当脊椎外方的肝俞穴，可从筋缩、魂门、膈俞、胆俞等四穴与该穴的一定距离，来确定它的部位，这就叫做取五穴用一穴，则必中端的，以免错误。至于要寻取一条经络，同样也需要从该经左右附近的其他两条经络上来相互对照，像这样从三经中取用一经，也就易于正确掌握。初学者采用这种取穴法，开始虽较费时，待熟练之后，当然也就伸手可得了。

**头部与肩部详分，督脉与任脉易定。**

头部，可区别为头盖、颜面二部，其中包括前头、头顶、后头、前额、眉间、左右颞颥、颊部、颏部等。由于手三阳经的循行路线，都是从手指端起，经过上肢外侧、肩部、颈部，以头部为终点；足三阳经，都是以头部为起点，经过躯干部、下肢外后侧，讫于足部。六阳经都与头部有关，所以古人把头部称为诸阳之会，而在全身经脉的交叉，也以头面部为最多。在同一部位，经络和孔穴的分布，亦较为复杂。例如耳前三穴，“耳门”属三焦经；“听宫”属小肠经；“听会”属胆经。这些虽都是主治耳部疾患的要穴，但所属的经络是不同的。至于肩部也是诸阳经分布的所在，肩部可分为肩胛骨间、肩背、肩胛部、肩胛下部等处，其中错综散布着的经穴既多，主治的作用也各有不同。施术者必须熟练，才能将头部和肩部的每条经络，及其所属穴位，详细地分辨清楚。这也就是“头部与肩部详分”的意思。

十四经之中，以督脉和任脉的部位，在定穴时较易掌握。因督任二脉，贯穿在人体前后正中。督脉的循行，起于尾闾骨端长强穴后的会阴部，循脊柱上行，直上至脑后凹陷的风府穴，进入脑内，再上脑顶，沿额下行至鼻柱。任脉的循行，起于中极穴之下的会阴部，上出毛际的深部，沿腹内上过关元穴，直到咽喉，再上至腮下，走面部，深入眼内。因此可见督任二脉的循行路线，较其他各经是单纯得多了。即所谓“督脉与任脉易定”。



**明标与本，论刺深刺浅之经；住痛移疼，取相交相贯之径。**

《素问·标本病传论》曰：“知标本者，万举万当，不知标本，是为妄行。”这是充分说明了治疗要明察标本的重要性。标本二字，是相对而不是绝对的，它的含义很广，可以活用。以人体的各部来说，外为标，内为本；阳为标，阴为本；腑为标，脏为本；经络在外为标，脏腑在内为本等等。以受病的先后来说，病之先受者为本，病之后变者为标。以治疗的程序来说，急则治其标，缓则治其本。治法方面还有病在标而刺其本，病在本而刺其标的逆刺法，病在标而刺其标，病在本而刺其本的从刺法。认识了这些标本与逆从刺法的分别，在施行针灸疗法时，辨证论治，就可以考虑应取哪一条经络，宜用深刺或浅刺的哪一种手法。也就是说，在实施治疗步骤中，应从全身症状（标）与生理功能的失常（本）去互相参照。或先治病，以平复不正常的病理现象，或先从增进机体的功能着手，以加强对病邪的抵抗力，从标本的意义上，即可权其轻重，量其缓急，去进行治疗了。

“住痛移疼”即针灸的镇静作用，疼痛有急性与慢性的区别，在内脏与躯体各部，都可由某种病因的刺激或压迫而疼痛，一般兼作原因疗法之外，也有单纯采用镇痛疗法的。所谓“取相交相贯之径”，也就是说，大都可从经络的阴阳相交，及各经循行相互贯通的交会之处选取穴位。阴阳相交，是指阴阳各经相互交通时，作为表里联络的络穴。如肺经列缺穴，治偏头痛、手肘痛、阴茎痛、溺血。胃经丰隆穴，治头痛、心痛，胸痛如刺。心包经内关穴，治前臂神经痛、心暴痛及胸腔一切疾患。三焦经外关穴，治目暴赤肿痛、臂膊红肿、肢节疼痛等。其他每一经的络穴，随着不同的症状，也分别有其镇痛的作用。至于各经在全身相互贯通的交会穴，根据历代文献的记载统计起来，共有九十五穴，其中有两经相交的，也有多至四五经相交的。这些穴位的主治范围很广，对许多疾病尤能发挥高度的镇痛作用，亦素为众所公认。兹将十四经会穴列如附表（见表3）。

**表3　十四经会穴归纳表**

| 部 | 区（经／穴） | 手太阴肺经 | 手阳明大肠经 | 足阳明胃经 | 足太阴脾经 | 手少阴心经 | 手太阳小肠经 | 足太阳膀胱经 | 足少阴肾经 | 手厥阴心包经 | 手少阳三焦经 | 足少阳胆经 | 足厥阴肝经 | 任脉 | 督脉 | 小计 |
|---|---|---|---|---|---|---|---|---|---|---|---|---|---|---|---|---|
| 上肢 | 臂 | | 上廉 | | | | | | | | | | | | | 1 |
| | 臑 | | 臂臑 | | | | | | | | 消泺 臑会 | | | | | 3 |
| 头颈 | 头 | | | 头维 | | | | | | | | 颔厌 悬颅 悬厘 曲鬓 率谷 天冲 浮白 头窍阴 完骨 本神 头临泣 目窗 正营 承灵 脑空 | | | 神庭 百会 脑户 风府 哑门 | 21 |
| | 面口 | | | 地仓 下关 | | | 颧髎 | | | | 耳和髎 | 客主人 | | 承浆 | 水沟 龈交 | 8 |
| | 颈项 | | | 人迎 | | | | | | | | 风池 | | 廉泉 | | 3 |

续表

| 部 | 经穴区 | 手太阴肺经 | 手阳明大肠经 | 足阳明胃经 | 足太阴脾经 | 手少阴心经 | 手太阳小肠经 | 足太阳膀胱经 | 足少阴肾经 | 手厥阴心包经 | 手少阳三焦经 | 足少阳胆经 | 足厥阴肝经 | 任脉 | 督脉 | 小计 |
|---|---|---|---|---|---|---|---|---|---|---|---|---|---|---|---|---|
| 头颈 | 耳 | | | | | | 听宫 | | | | 翳风 角孙 | | | | | 3 |
| | 目 | | | 承泣 | | | | 睛明 | | | | 瞳子髎 阳白 | | | | 4 |
| | 鼻 | | 迎香 | 巨髎 | | | | | | | | | | | | 2 |
| 躯干 | 胸 | 中府 | | | | | | | | 天池 | | 日月 | 期门 | 膻中 天突 | | 6 |
| | 胁 | | | | | | | | | | | 辄筋 带脉 | 章门 | | | 3 |
| | 腹 | | | | 腹哀 | | | | 横骨 商曲 石关 阴都 腹通谷 幽门 | | | | | 上脘 中脘 下脘 | | 10 |
| | 少腹二阴 | | | | 冲门 府舍 大横 | | | | 大赫 气穴 四满 中注 肓俞 | | | 五枢 维道 | | 会阴 曲骨 中极 关元 阴交 | 长强 | 16 |

续表

| 部区 \ 穴 \ 经 | | 手太阴肺经 | 手阳明大肠经 | 足阳明胃经 | 足太阴脾经 | 手少阴心经 | 手太阳小肠经 | 足太阳膀胱经 | 足少阴肾经 | 手厥阴心包经 | 手少阳三焦经 | 足少阳胆经 | 足厥阴肝经 | 任脉 | 督脉 | 小计 |
|---|---|---|---|---|---|---|---|---|---|---|---|---|---|---|---|---|
| 躯干 | 肩 | | 肩髃 巨骨 | | | | | | | | | 肩井 | | | | 3 |
| | 背 | | | | | | 臑俞 秉风 | 大杼 风门 附分 | | | 天髎 | | | | 大椎 陶道 | 8 |
| | 腰 | | | | | | | 中髎 | | | | | | | | 1 |
| 下肢 | 腿 | | | | | | | | | | | 环跳 居髎 | | | | 2 |
| | 胫 | | | | 三阴交 | | | | | | | | | | | 1 |
| 合计 | | 1 | 5 | 6 | 5 | 0 | 4 | 5 | 11 | 1 | 6 | 27 | 2 | 12 | 10 | 95 |

附注：本表系根据《甲乙经》、《外台秘要》、《铜人腧穴针灸图经》、《针灸大成》、《循经考穴编》等五部文献所载之交会穴，统计而成

**岂不闻脏腑病，而求门海俞募之微；经络滞，而求原别交会之道。**

门、海，是指用这两个字来定名的孔穴。计有肺经云门；胃经梁门、滑肉门、关门；脾经箕门、冲门；心经神门；膀胱经风门、魂门、金门、殷门、肓门；肾经幽门；心包经郄门；三焦经液门、耳门；胆经京门；肝经章门、期门；督脉命门、哑门；任脉石门等共二十二穴。另有脾经血海，心经少海，小肠经小海，肾经照海，任脉气海等五穴。所谓“门”的意思，是表示精气出入的门户。海，是表示脉气的众流所归。因此上述的许多门、海穴，都是主治脏腑各种疾患的要穴。另外还有背俞和募穴，因与脏腑有直接沟通的关系，作用更大。背俞，即分布于脊椎两旁各脏腑的俞穴。俞，古亦作输，意即各经络的精气，都要从这里输送流注到脏腑去的地方。募穴都在胸腹部。募，是聚集的意思，指为各脏腑精气聚集之处。所以对脏腑经络的各种病变，如在它所联系的俞穴募穴，及上述门海诸穴施行针灸，效果尤为显著（各脏腑俞穴与各经募穴见表4）。



**表4 十二经俞、募、原穴表**

| 脏腑 | 俞穴 | 募穴 | 原穴 |
|---|---|---|---|
| 肝 | 肝俞 | 期门 | 太冲 |
| 心 | 心俞 | 巨阙 | 神门 |
| 脾 | 脾俞 | 章门 | 太白 |
| 肺 | 肺俞 | 中府 | 太渊 |
| 肾 | 肾俞 | 京门 | 太溪 |
| 心包 | 厥阴俞 | 膻中 | 大陵 |
| 胆 | 胆俞 | 日月 | 丘墟 |
| 胃 | 胃俞 | 中脘 | 冲阳 |
| 膀胱 | 膀胱俞 | 中极 | 京骨 |
| 大肠 | 大肠俞 | 天枢 | 合谷 |
| 小肠 | 小肠俞 | 关元 | 腕骨 |
| 三焦 | 三焦俞 | 石门 | 阳池 |

原、别、交、会等穴，和门、海、俞、募穴一样，也是特定的疏通经络、宣导气血的重要穴位。原穴是本经精气聚会之所，能表现出特别强的反应，也是最为敏感之处。六阳经都有一个原穴。阴经无原穴，是用该经的井、荥、输、经、合之中的输穴，来代表原穴（见表 4）。别，是指十五别络（见表 5）。交，指两经或数经的相交穴。如阴交、阳交、三阴交之类。会，是指全身脏、腑、气、血、筋、脉、骨、髓的聚会之所（见表 6），在针灸疗法中具有特殊价值的八个会穴。这都是古人经过长期的实践所肯定下来的重要穴位。所以本条特别指出，不论是脏腑病、经络滞，都可以“求门、海、俞、募之微”，“原别交会之道”，也就是这个原因。

**表 5　十五别络穴名及主治简表**

| 经别 | 络穴 | 别走 | 主治本络脉之病症 |
|---|---|---|---|
| 肺经 | 列缺 | 大肠经 | 实：手掌发热；虚：呵欠，小便频数 |
| 大肠经 | 偏历 | 肺经 | 实：龋齿，耳聋；虚：膈间不畅 |
| 胃经 | 丰隆 | 脾经 | 实：喉痛暴喑，神志失常；虚：下肢瘫痪，肌肉萎缩 |
| 脾经 | 公孙 | 胃经 | 呕吐、泄泻。实：腹痛；虚：腹胀 |
| 心经 | 通里 | 小肠经 | 实：胸腹支撑不舒；虚：不能言语 |
| 小肠经 | 支正 | 心经 | 实：肘关节不能运动；虚：皮肤赘疣，痂疥 |
| 膀胱经 | 飞扬 | 肾经 | 实：鼻流清涕、头痛、背痛；虚：鼻出血 |
| 肾经 | 大钟 | 膀胱经 | 心烦胀闷。实：大小便不通；虚：腹痛 |
| 心包经 | 内关 | 三焦经 | 实：心痛；虚：头强 |
| 三焦经 | 外关 | 心包经 | 实：肘关节拘挛；虚：弛缓不收 |
| 胆经 | 光明 | 肝经 | 实：下肢厥冷；虚：软弱无力 |
| 肝经 | 蠡沟 | 胆经 | 睾丸肿痛。实：阴挺长；虚：阴痒 |
| 督脉 | 长强 | | 实：脊柱强直、不能俯仰；虚：头痛 |
| 任脉 | 鸠尾 | | 实：腹皮作痛；虚：瘙痒 |
| 脾经大络 | 大包 | | 实：全身尽痛；虚：周身骨节弛缓不收 |

附注：按本表所列各络脉之病症系摘录自《灵枢经·经脉》篇略予语译

表 6　八会穴表

| 八会 | 穴名 | 八会 | 穴名 |
|---|---|---|---|
| 脏会 | 章门 | 筋会 | 阳陵泉 |
| 腑会 | 中脘 | 脉会 | 太渊 |
| 气会 | 膻中 | 骨会 | 大杼 |
| 血会 | 膈俞 | 髓会 | 绝骨 |

**更穷四根三结，依标本而刺无不痊；但用八法五门，分主客而针无不效。**

更穷的意思，就是更需要进一步的深入钻研。四根三结是指经络的循行及其主治作用，都是以四肢为根部，而终结于头胸腹三部。也就是说，四肢的根部，特别是肘膝以下各穴位的主治作用，不独能治疗局部疾患，并能主治远距离的头面、躯干部疾患。例如上下肢的合谷、足三里可以治头；少商、照海可以治喉；外关、解溪可以治面，商丘、复溜可以治腹。相反的，头面部与腹部的穴位，却极少有能治上肢和下肢病的。这种内在的主治联系，正表明了经络的形成，是始于四肢，终于头身的。所以要循经取穴，必须掌握经络的根结，根部穴可以治结部病，结部穴不能治根部病。由于人体在受病时，随着病因的性质、脏腑功能、经络部位、气血盛衰、时令寒暖等等的不同，有着标与本的分别。但不论是内因、外因，属虚、属实，都能在其所属的经络循行部位所及，反映出相当的病候。只要根据经络根结的系统，以根部为本，结部为标，从标本两方面进行辨证施治，按照循经取穴用针的治疗原则，自可获得精确的诊断和治疗（见表 7、表 8）。

**表 7　三阴三阳经根结表**

| 经名 | 根部 | 穴名 | 结部 | 穴名 |
|---|---|---|---|---|
| 太阳 | 足小趾 | 至阴 | 命门（目） | 睛明 |
| 阳明 | 足次趾 | 厉兑 | 颡大（钳耳） | 头维 |
| 少阳 | 足四趾 | 足窍阴 | 窗笼（耳中） | 听宫 |
| 太阴 | 足大趾内端 | 隐白 | 太仓（上腹） | 中脘 |
| 少阴 | 足心 | 涌泉 | 廉泉（颈喉） | 廉泉 |
| 厥阴 | 足大趾外端 | 大敦 | 玉英（胸） | 玉堂 |

附注：本表系根据《灵枢经·根结》篇，其中根部之部位，结部之穴名，均系另行注入

**表 8　六阳经根溜注入表**

| 经名 | 根穴 | 溜穴 | 注穴 | 入穴 |
|---|---|---|---|---|
| 足太阳 | 至阴 | 京骨 | 昆仑 | 天柱　飞扬 |
| 足少阳 | 足窍阴 | 丘墟 | 阳辅 | 天容　光明 |
| 足阳明 | 厉兑 | 冲阳 | 下陵（解溪） | 人迎　丰隆 |
| 手太阳 | 少泽 | 阳谷 | 少海 | 天窗　支正 |
| 手少阳 | 关冲 | 阳池 | 支沟 | 天牖　外关 |
| 手阳明 | 商阳 | 合谷 | 阳溪 | 扶突　偏历 |

附注：本表内容录自《灵枢经·根结》篇。其中各穴之部位：①根穴起于趾端；②溜穴在跗上或手背；③注穴在腕膝或腕肘；④入穴第一列在颈入于深部，第二列仍在肘膝以下

“但用八法五门，分主客而针无不效”的意思，有两种解释：一种是指运用八种不同的针法，在“井、荥、输、经、合”五门的特定穴位上，以正气为主，病邪为客，辨明邪正，用补虚泻实的手法，来排除病邪、扶补正气，则自可达到平复不正常的病理现象，而治愈疾病（按《标幽赋》作者窦汉卿所创治病八法，为烧山火、透天凉、阳中隐阴、阴中隐阳、子午捣臼、进气、留气、抽添等八种手法）的目的。

另一种八法五门的解释，是指灵龟八法中五门十变的法则，即着重于日时配穴的针灸古法之一。主要是奇经八脉联系

了十二经之中的列缺、后溪、公孙、足临泣、申脉、照海、外关、内关等八穴，又分别配合着八卦，各有一个用五行生成数来代表它的数字，再按照十个天干的顺序逢五相合，如甲与己合为土，乙与庚合为金，丙与辛合为水，丁与壬合为木，戊与癸合为火，即称为五门十变。八法就是用上述八穴，根据日时干支所代表的数字相加相乘，而作出一定的开穴时间，认为是及时针治而有特殊疗效的一种针法。

八法八穴，另有一种主客的规定，这是从八穴相互交会的关系而来的。如内关与公孙，外关与足临泣，列缺与照海，后溪与申脉，像这样四穴在手，四穴在足，如运用八法针治时，倘以手部的穴位为主，即以和它相交会的足部穴为客；反之用足部穴为主，即以相交会的手部穴为客。例如针内关穴，可同时加针公孙穴，针公孙穴时，亦可加针内关穴，使成为手足上下的主客相应，其疗效也更为显著。兹将八法八穴主客分类列如附表（见表9）。

**表9　八法八穴主客分类表**



| 主 | 所属经 | 所通脉 | 主治 | 客 |
|---|---|---|---|---|
| 公孙 | 脾经 | 冲脉 | 心腹五脏病 | 内关 |
| 内关 | 心包经 | 阴维脉 | 心胸脾胃病 | 公孙 |
| 后溪 | 小肠经 | 督脉 | 头面项颈病 | 申脉 |
| 申脉 | 膀胱经 | 阳跻脉 | 四肢风邪及痈毒病 | 后溪 |
| 足临泣 | 胆经 | 带脉 | 四肢病 | 外关 |
| 外关 | 三焦经 | 阳维脉 | 风寒筋络皮肤病 | 足临泣 |
| 列缺 | 肺经 | 任脉 | 心腹胁肋五脏病 | |
| 照海 | 肾经 | 阴跻脉 | 脏腑病 | 照海 |
| | | | | 列缺 |

**八脉始终连八会，本是纪纲；十二经络十二原，是为枢要。**

八会穴，是全身气血脏腑筋脉骨髓的精气聚会之处（穴名详前）。奇经八脉，虽不像十二经那样直接和脏腑相通，但八脉的循行起讫，与主治所及，始终和八会穴相牵连，使疗效遍及全身。因八脉的主要意义，是统领诸脉，对全身的经络起着调节和联系的作用，即所谓“本是纪纲”。八脉的命名，也是因此而来的。其中如督脉是总督一身的阳脉，任脉是统任一身的阴脉，分别担负了全身阳脉和阴脉两大部分的统领任务。而带脉环腰横行一周，前当脐，后当十四椎，像束着带子一样，凡全身阴阳各经脉在腰腹连腰背部位的都和它有着联络。冲脉在脐两旁的腹部行走，“循腹上行，会于咽喉，别络唇口”，含有上冲的意思。它所经过的路线，又都是冲要之处，所以亦称为经络之海（《灵枢经·逆顺肥瘦》篇曰：“冲脉者，五脏六腑之海也，五脏六腑皆禀也”）。至于阳维和阴维脉的“维”字，古义是以丝线和麻缕相比喻的意思，也就是将全身不相联系的经脉统统由这两脉去联系起来，凡手足阳经和奇经属阳的阳脉，都是由阳维脉来联系；手足阴经和奇经属阴的阴脉，都是由阴维脉来联系，借此以发挥经络完整性的整体作用。而阳跻与阴跻，以足跟中为起点，自下向上，它的行走路线在身体的左右两侧，这两侧的筋腱和整个身体转动的灵活矫捷有关，这也是命名为跻脉的一个原因。如上所述，因此说：“八脉始终连八会，本是纪纲”。它在治疗上的价值，也就不难想见了。

“十二经络十二原，是为枢要”，是说明十二经的络穴，和原穴的重要性。络穴是经脉的支别，每一经的表里关系，都有一个络穴来联络着，如肺与大肠相表里，肺经的别络（列缺穴）络于大肠，大肠经的别络（偏历穴）亦络于肺经，其他表里相通的各经，也莫不如此。十二经之中另有十二个原穴（见表4），是各经脉气留住深入之处，能够表现出特别强的反应。它在治疗上的作用，古人曾着重指出：“五脏六腑有病，当取之十二原”。而原穴与络穴，也可以主客配合，本经的主病，针其原穴，与本经表里相通的一经为客，刺其络穴，这样配合施治，尤有良好的效果。因原络穴的作用，等于门户枢纽一样的重要，所以说："是为枢要"。

**一日取六十六穴之法，方见幽微，一时取一十二经之原，始知要妙。**

一日取六十六穴之法，即逐日按时取穴的子午流注针灸古法。它主要应用了十二经在肘关节到指端，和膝关节到趾端之间的井、荥、输、原、经、合等六十六穴（见表10)。古人将这些穴位，认定是气血流注出入的要道，并指出了每一经的脉气所出是井，所流是荥，所注是输，所过是原，所行是经，所入是合；另一方面又认为人体气血的循环周转，好像潮水的定期涨退一样，有着周期性的盛衰开阖：开时气血当盛，如潮汛之涨涌；阖时气血渐衰，如潮汛之退落。子午流注针法，便是根据这个原则，将六十六穴轮流分配在每一天的某一个时辰，规定某日某时开某穴，如按时取穴针治，真像顺水推舟的顺利，所谓"一日取六十六穴之法，方见幽微"，不但可显出它有幽深的原理，和微妙的作用，且可由此获得迅速疗效。



在按时取穴的针法中，另有一种以一经配合一个时辰的法则，它不像子午流注那样，限定要在某日某时针某穴，所以运用的范围也较为广泛。它是按十二经脉循行，先后承接着的顺序，逐一去分配每天的十二个时辰。十二经的周而复始，以手太阴肺经为起点，而在一天中以寅时为黎明，所以就用肺经配合寅时，按时辰的次序，承接着卯时大肠，辰胃，巳脾，午心，未小肠，申膀胱，酉肾，戌心包，亥三焦，子胆，丑肝。这种按时配经法，不论在任何一天的某个时辰，只要在它相配合的某经针治，例如午时刺心经，酉时刺肾经等等，疗效尤为显著。且因每一经都有一个原穴，也是该经反应最强的穴位。所以当时如在该经的原穴进针，就更可显出它的特殊之处，即所谓"一时取一十二经之原，始知要妙"。

**表 10 子午流注六十六穴按时取穴表**

| 穴、时间<br>经别 | 井穴流注时间 | 荥穴流注时间 | 输穴流注时间 | 原穴流注时间 | 经穴流注时间 | 合穴流注时间 |
|---|---|---|---|---|---|---|
| 手太阴肺经 | 少商<br>辛日<br>辛卯时 | 鱼际<br>己日<br>辛未时 | 太渊<br>丁日<br>辛亥时 | | 经渠<br>丙日<br>辛卯时 | 尺泽<br>甲日<br>辛未时 |
| 手阳明大肠经 | 商阳<br>庚日<br>庚辰时 | 二间<br>戊日<br>庚申时 | 三间<br>丁日<br>庚子时 | 合谷<br>庚日<br>甲申时 | 阳溪<br>乙日<br>庚辰时 | 曲池<br>壬日<br>庚戌时 |
| 足阳明胃经 | 厉兑<br>戊日<br>戊午时 | 内庭<br>丙日<br>戊戌时 | 陷谷<br>乙日<br>戊寅时 | 冲阳<br>戊日<br>壬戌时 | 解溪<br>壬日<br>戊申时 | 足三里<br>辛日<br>戊子时 |
| 足太阴脾经 | 隐白<br>己日<br>己巳时 | 大都<br>丁日<br>己酉时 | 太白<br>丙日<br>己丑时 | | 商丘<br>甲日<br>己巳时 | 阴陵泉<br>辛日<br>己亥时 |
| 手少阴心经 | 少冲<br>丁日<br>丁未时 | 少府<br>乙日<br>丁亥时 | 神门<br>甲日<br>丁卯时 | | 灵道<br>辛日<br>丁酉时 | 少海<br>庚日<br>丁丑时 |
| 手太阳小肠经 | 少泽<br>丙日<br>丙申时 | 前谷<br>乙日<br>丙子时 | 后溪<br>壬日<br>丙午时 | 腕骨<br>丁日<br>庚子时 | 阳谷<br>庚日<br>丙戌时 | 小海<br>己日<br>丙寅时 |
| 足太阳膀胱经 | 至阴<br>壬日<br>壬寅时 | 通谷<br>庚日<br>壬午时 | 束骨<br>戊日<br>壬戌时 | 京骨<br>壬日<br>丙午时 | 昆仑<br>丁日<br>壬寅时 | 委中<br>乙日<br>壬午时 |
| 足少阴肾经 | 涌泉<br>癸日<br>癸亥时 | 然谷<br>辛日<br>癸巳时 | 太溪<br>己日<br>癸酉时 | | 复溜<br>戊日<br>癸丑时 | 阴谷<br>丙日<br>癸巳时 |

续表

| 穴、时间<br>经别 | 井穴流注时间 | 荥穴流注时间 | 输穴流注时间 | 原穴流注时间 | 经穴流注时间 | 合穴流注时间 |
|---|---|---|---|---|---|---|
| 手厥阴心包经 | 中冲<br>甲日<br>癸酉时 | 劳宫<br>丙日<br>乙未时 | 大陵<br>戊日<br>丁巳时 | | 间使<br>庚日<br>己卯时 | 曲泽<br>壬日<br>辛丑时 |
| 手少阳三焦经 | 关冲<br>癸日<br>壬子时 | 液门<br>乙日<br>甲申时 | 中渚<br>丁日<br>丙午时 | 阳池<br>壬日<br>丙午时 | 支沟<br>己日<br>戊辰时 | 天井<br>辛日<br>庚寅时 |
| 足少阳胆经 | 足窍阴<br>甲日<br>甲戌时 | 侠溪<br>壬日<br>甲辰时 | 足临泣<br>庚日<br>甲申时 | 丘墟<br>乙日<br>戊寅时 | 阳辅<br>己日<br>甲子时 | 阳陵泉<br>丁日<br>甲辰时 |
| 足厥阴肝经 | 大敦<br>乙日<br>乙酉时 | 行间<br>甲日<br>乙丑时 | 太冲<br>辛日<br>乙未时 | | 中封<br>己日<br>乙亥时 | 曲泉<br>戊日<br>乙卯时 |



**原夫补泻之法，非呼吸而在手指；速效之功，要交正而识本经。**

补泻的基本法则，是使衰弱的现象兴奋（补），使亢进的现象减退（泻），借此来调整人体气血不正常所引起的病变。针刺补泻的手法很多，呼吸针法也是其中之一。随呼进针，随吸出针，属补法；随吸进针，随呼出针，属泻法。这种方法，在目前针灸临床上不但已很少应用，而且要达到补泻的目的，也绝非仅仅根据病人呼吸的动态去进针和出针，就可以获得预期的效果的。所以要完善地运用补泻针法，主要还在乎手指。也就是要锻炼指力和纯熟的刺针手法。古今手法的名称很多，在进行操作时，不外乎提、插、捻、转，而予以轻、重、深、浅、短、长不同的刺激，如没有熟练的针法和指功，即不易适当地掌握运用，更谈不到具体应用补泻方法了。所以说“补泻之法，非呼吸而在手指”。

交正，指十二正经各有阴阳相交所作的表里配合。如肺与大肠，心与小肠，心包与三焦，肝与胆，脾与胃，肾与膀胱。凡正经属阴属里，交经必是属阳属表，反之，正经属阳属表，交经必是属阴属里。所谓“速效之功，要交正而识本经”，也就是说，针灸要获得迅速治愈的功效，主要可在表里相应的两经上，选择其互相协调的穴位，同时去配合施治。如取肺经的太渊与大肠经的合谷表里配合，可治肺脏疾患。取心经的神门与小肠经的后溪表里配合，对癫痫病能发挥镇静的作用等等。但更重要的，应根据主症的经络变化去认识受病的本经：如胃病宜用胃经的足三里为主，再配合脾经的公孙。妇女盆腔生殖器官的疾患，宜用脾经的血海、地机、三阴交为主，再配合胃经的水道、归来，肾经的水泉。像这样根据受病的经络为主，表里配合取穴，也是针灸配穴的一个重要的规律。

**交经缪刺，左有病而右畔取；泻络远针，头有病而脚上针。**



“交经缪刺”，即交叉刺激法。缪是交错的意思，指在针刺时作了相反的处理，如左侧有病，反在健侧的右面进针，右侧有病，反在健侧的左面进针。这种针法，在治疗半身不遂者，尤具独到的效果。其他如牙痛、头痛、腰痛、坐骨神经痛、肘膝关节炎等等，如采用“左取右，右取左”的缪刺法，其效果往往较直接在病侧取穴为显著。这种缪刺法，更可以上下左右的运用，如左肩膊神经痛，针右足绝骨；右中指向内弯曲，伸直作痛，针左足涌泉；有时膝关节炎取对侧手部的曲池，肘关节炎取对侧足部的阳陵泉之类，也常能获得显著的疗效。

“泻络远针”的方法，大都适用于火热、风邪、气结、血瘀和一切壅闭有余的“实证”。《素问·调经论》曰：“病在血，调之络”，“神有余，则泻其小络之血”。泻其小络，就是用三棱针点刺浅部小静脉，泻其瘀血（浅静脉如肘部曲泽，腘部委中，较小的如耳后瘈脉，掌部鱼际，跖部然谷等处）。例如急性病症的上部充血，在委中穴放血，上病下取，一般都有卓效。至于不放血的远导针法，在临床上应用的范围更广，凡病灶和穴位的距离较远，如头部、五官、内脏等，因充血、瘀血、炎症等，都可在四肢取适当的刺激点，利用反射作用或诱导作用，以达到解除疾病之目的。所谓“头有病而脚上针”的远针法：主要采用自头至足循行的三条阳经，作为施术的目标。如头痛、鼻塞取膀胱经在小趾端的“至阴”穴。头痛、目眩、颜面浮肿取胃经在足关节的“解溪”穴。目疾取胆经在下腿的“光明”穴等等。这也都是常用而有效的远针法。

**巨刺与缪刺各异，微针与妙刺相通。**

巨刺和缪刺同是左病取右，右病取左，在对侧针刺的交叉刺激法，两者的不同之处：巨，含有大与深的意思，凡病邪深入，须刺其大经而深，称为巨刺；邪在浅表，仅须刺其支络而浅，即单纯称为缪刺。《素问·调经论》曰：“身形有痛，九候莫病，则缪刺之（病轻），痛在于左而右脉病者，巨刺之（病较重）。”所以巨刺与缪刺的意义，在临床上是应有区别的。



微针（亦称小针），是毫针的别名，九针中以毫针的针体较为微小，也最为纤细灵巧，用途很广，一般在进行操作时，如要巧妙地运用各种针刺手法，惟有采用这种微细的毫针，所以说：“微针与妙刺相通”，意思也就是，用了“微针”，可以发挥“妙刺”的作用，而要“妙刺”则非用“微针”不可。

**观部分而知经络之虚实，视沉浮而辨脏腑之寒温。**

“观部分而知经络之虚实”，是指辨识人体各部的发病征象，去研究所发现的若干病候，是属于某一经络循行所过之处，从而去理解经络的虚实，进行适当的治疗。例如，大肠经的实证，在它循行所过的部位肿而发热；虚证，往往是寒冷颤抖不易恢复。胃经的实证，胸腹部发热，胃热有余而消谷善饥，颈肿喉痛，沿侧胸乳部足痛等；虚证，则身前胸腹部都觉寒颤，胃部胀满等等。这都说明了病候所现的部位就是经络所现的部位。在循经取穴进行补虚泻实的治疗方面，先要观部分而了解经络之虚实，有着重要的意义（按十二经“是动所生病”及气盛有余的实证，气虚不足的虚证，在《灵枢经·经脉》篇均有详细记载）。

沉浮，是脉象的名称。沉脉属于阴脉，沉行于筋骨间，须重按才能按得脉象，大都见于有邪气内伏的里证，或气滞及虚证的患者。浮脉属于阳脉，在皮肤表面，轻按就可以应于指下，大都见于风邪外客的表证。一般地说，脉的浮、大、滑、数皆为阳，阳证是表、热、实。沉、微、细、涩皆为阴，阴证是里、寒、虚。根据这些脉象，从阴阳两方面，就可以去了解疾病的内在变化，而辨脏腑之寒温。《难经》五十难说：“病欲得寒而欲见人者，病在腑也（腑为阳，阳病欲寒）；病欲得温而不欲得见人者，病在脏也（脏为阴，阴病欲温）。”这就是脏病腑病，欲寒欲温，属阴属阳的一种分辨原则。如在诊察上结合了浮沉的脉象，借此去诊断出病的症状，在针灸疗法上，就更可作为正确进行治疗的依据了（按明代杨继洲对本条沉浮意义的理解，认为不是专指脉象而言。“言下针之后，看针气缓急，可决脏腑之寒热也”亦可作为参考）。



**且夫先令针耀，而虑针损；次藏口内，而欲针温。**

整理针具是临床操作必要的准备工作之一。经常既需注意擦针，使针体光亮耀目，用时亦较滑利；同时又需注意针体有无弯曲，及其他损坏现象，以免发生折针等不良后果，即所谓“先令针耀，而虑针损”。而古法在进针之前，对虚弱患者，一般是将针含在口内加温，借针医的阳气，祛患者之虚寒，并使被刺的经络，不致突然感觉到针体的寒冷刺激。这说明针刺必须注意患者的体质，虚寒者宜以温针法为主，或采用灸治。

**目无外视，手如握虎；心无内慕，如待贵人。**

“目无外视，手如握虎”，指在操作针灸时，医者必须思想集中，精神贯注，如同擒握着猛虎那样地沉着、果决。绝不可心粗气躁，慌张草率。这样既不致发生一切可以避免的医疗事故，且能提高疗效。

“心无内慕，如待贵人”，也就是医者的品德修养，经常要端正思想与作风，态度要和蔼亲切，庄重认真，有高度的同情心和责任感，思想不紊乱，精神不散漫，审慎从事；对待患者如同对待尊贵的客人、亲人，才可发挥其技术，获得一定的疗效。

**左手重而多按，欲令气散；右手轻而徐入，不痛之因。**

进针时一般都以左手为压手，右手为刺手。所谓“左手重而多按”，就是开始在应刺的穴位上，用左手拇指或食指作较重的按压，相当时间的揉捏，或用爪甲掐切。这样操作的目的，主要是“欲令气散”，使肌肉松弛，血液通畅，皮肤面感觉比较迟钝。然后“右手轻而徐入”，以右手轻轻将针点刺在穴上，徐徐而进。这样，既可以固定穴位，又可消除或减少痛苦，也就是“不痛之因”。至于皮肤过于松弛的患者，用左手拇食二指紧切其肌肤，然后进针，亦可以减少痛苦。

**空心恐怯，直立侧而多晕；背目沉掐，坐卧平而没昏。**

空心，指未曾进食，或饮食不下，或久不得食，过于饥饿的人。恐怯，指初次被针或身体衰弱及一般神经质患者，大都情绪低落，有恐惧畏怯的心理。这些空心和恐怯的人，最易晕针。另有一种因直立进针或不适当地侧卧，也容易在下针之后，发生晕针，所谓“直立侧而多晕”。轻则心悸亢进，头晕目眩，恶心欲呕；重则颜面苍白，四肢厥冷，意识丧失，神志不清（一般是一过性的，并不发生严重的心脏血管功能障碍，故亦较易恢复）。所以，对饥饿的人不宜针刺。对初诊者以及妇女儿童精神特别紧张的，不但应先作必要的解释和安慰，说明进针前后的感应情况，以消除其惊讶恐惧心理，而在进针时，还宜用“背目沉掐”的方式。背目，即在下针时不要使患者直接看到。沉掐，是在准备针刺的穴位上作较沉重的爪掐，指定穴位，使其感受成习惯而后进针。进入皮下约一分后，如患者的面色与感觉并无反常现象，然后再轻缓捻动，继续刺入。同时也需要有安静的环境，平衡舒适的体位，以正坐或皆以卧式针治，更为适宜。这也就是“坐卧平而没昏”的意思。

**推于十干十变，知孔穴之开阖；论其五行五脏，察日时之旺衰。**

十干，即甲、乙、丙、丁、戊、己、庚、辛、壬、癸，也是古人用来计数，和记别年、月、日、时的符号。从这十干的演变，结合了气血流注开阖而按时取穴，即古典针术的灵龟八法，亦称奇经纳卦法。它是以奇经八脉并取用八个穴位为主，每天的干支和取用的八穴，都有一个代表它的数字。所谓“推于十干十变，知孔穴之开阖”，便是将这些代数，通过加减乘除的算术，推算出当时所开的是某穴，作为及时针刺的适当时机。其中的原理与算法，相当复杂。在此难以尽述，读者可参阅承淡安所著《子午流注针法》一书，其有较全面的介绍。

“论其五行五脏，察日时之旺衰”，是由于十干和五脏，各分配着五行：甲乙与肝脏属木，丙丁与心脏属火，戊己与脾脏属土，庚辛与肺脏属金，壬癸与肾脏属水。将两者联系起来，根据五行相生相克的规律，古人认为可以借此“察日时之旺衰”，作为辨察疾病旺衰轻重及治疗的依据。《素问·脏气法时论》篇，对此分别有详细的叙述，其中如“肝病”一节说：

“肝病者，愈在丙丁，丙丁不愈，加于庚辛，庚辛不死，持于壬癸，起于甲乙。”其大意是肝病属木，畏金所克，在丙丁属火之日，火能克金，故愈在丙丁，否则在庚辛属金之日，肝木被金所克，反能使病情加重；但到了壬癸属水之日，水能生木，就有了好转，能够支持；到了甲乙属木之日，肝木得当日的木气之助而复旺，病况亦随之复起，所以说起于甲乙。至于时间方面，该篇接着说：“肝病者，平旦慧，下晡甚，夜半静。”也就是说，肝病在平旦寅卯属木之时（应于甲乙），得木气生旺，故感到爽慧；到下午晡申酉属金之时（应于庚辛），木被金克，故病势转甚；但到了夜半亥子属水之时（应于壬癸），水能生木，即较安静。这一种从日时旺衰来分辨疾病之说，实质上也是说明要根据病变的脏器和性质，取其属性相类的腧穴去治疗。按照五行生克制化的原则，顺其所欲之性，以进行补泻的手法。

**伏如横弩，应若发机。**



弩，是古代所用有机关的弓，其式至多，大者或以脚踏，或以腰开，有数矢并发者，力强可以及远。发机，即发动弩的机关。

“伏如横弩”，比喻针刺疗法在操作过程中，进针前后，都要准确地找寻施术目标，如同横弩待发一样。能够根据各种情况，适当处理，其疗效的迅捷，所谓“应若发机”，更如箭发后必能应手而中的一样。

**阴交阳别而定血晕，阴跻阳维而下胎衣。**

血晕，是妇女子宫大量出血，而突然晕厥的现象。本病发作时，患者大都迅即呈现贫血状态，全身皮肤苍白，四肢发麻，耳鸣眩晕，甚至不省人事，脉芤或沉或伏。针灸对本病的治疗，不问其原因如何，当然首先以止血急救为主。所谓“阴交阳别而定血晕”，就是一种急救的治法。阴交穴有二，一是任脉的阴交穴（脐下约一寸之处）；一是脾经的三阴交穴（内踝直上约三寸之处）。这两穴都是主治崩漏（子宫出血）的要穴。对血晕症都可用直接灸法，不计壮数，以血止为度。而所谓“阳别”，是指三焦经的阳池穴（在腕关节背面之中央），通常亦称别阳，它是三焦经的原穴。《难经》六十六难说：“三焦者原气之别使也，主通行三气，经历于五脏六腑”。可见三焦原气，是人之生命的源泉。取用三焦经的原穴阳池来治疗血晕，借以益气固本，也就是这个原因。《针灸大成》载：“阳池上三寸之支沟穴，治产后血晕，不省人事有效”。它的意义与作用，和取用阳池穴是相同的。但阳池的疗效，更可以直达子宫。根据日人代田文志的临床研究说：“左阳池能松弛腹直肌的紧张，因此能医治子宫左屈，又能促进小肠乳糜管吸收。如果与中脘合用，可矫正腹部内脏的位置，使下焦的原气充满，因此也可治子宫后屈。左阳池与中脘同灸，可以立刻解除脐左方的腹直肌的压痛，实在奇妙”（见《针灸临床治疗学》）。

阴跻、阳维是奇经八脉中的两脉。肾经的照海穴（足内踝直下一寸）与阴跻脉直接相通。三焦经的外关穴（前臂之后侧腕之上方二寸之处）与阳维脉直接相通。所谓“阴跻阳维而下胎衣”的治法，也就是取照海、外关二穴，上下肢配合，来治疗腹部剧烈疼痛而胎衣不下的慢产。由于外关是三焦经的络穴，对充实三焦原气，增强体力，具有很大的作用。在该穴利用补的针法，以盛妊妇之气而催产，与一般常用的针补合谷穴，有相同的功效。照海是治疗一切妇人病的要穴，通常用以治子宫位置异常、子宫内膜炎及月经不调等病，素有卓效；对缓解胸腹疼痛的功用，尤为显著。因此用外关、照海二穴来减痛催产，使胞衣安然而下，自可发挥相得益彰的妙用（古人亦有取内关、血海二穴以下胞衣的治法，因内关与外关为表里，其功效相等，可参酌施用）。

**痹厥偏枯，迎随俾经络接续；漏崩带下，温补使气血依归。**

痹，指遍身肌肉顽麻，四肢屈伸不如，挛急而痛等症状。厥，即肢体厥冷，或气闭昏厥，不省人事的现象。偏枯，就是半身不遂，手不能握，足不能行。古人认为“痹厥偏枯”的原因，不外是正气不足，中了风寒湿等气的侵袭，损害了人体的经络，壅蔽凝滞，使荣卫气血不能畅流所致。用针灸治疗的主要目的，就是要疏通经络，宣导气血。但在用针的手法方面，应掌握经络的虚实情况，对于正气虚弱者，用随而济之的补法，邪气偏盛者，用迎而夺之的泻法，借此来调正壅痹凝滞的病理现象，使气血能够在经络中承接着连续周流畅行，从而恢复健康。所以说“迎随俾经络接续”。

漏崩是妇女子宫出血的证候。出血少量而缠绵点滴者称为漏；多量而骤剧者，称为崩。带下是阴道内排出如水如脓的一种液汁，绵绵如带而下。色白者称为白带，色赤者称为赤带，赤白相间或兼有其他色泽者，称为赤白带或五色带。



中医对漏崩的病因，大都认为是气虚不能摄血；带下的主因，也不外是气血亏损，与脾湿所致。治疗方面，为了疏通气血，调和荣卫，着重在止血、益气、养阴、固涩、温补，及利湿、扶脾、健胃等等方法。所以针灸疗法，对这些病症，多数亦以灸治为主；倘在针刺时，也采用温针法或补的手法，即所谓“温补使气血依归”。但在临床上，仍须根据全身症状，去仔细辨别虚实寒热的不同，灵活运用，如属于热、实的见症，便不适宜于温补了。

**静以久留，停针待之。**

“静以久留”，就是留针法（亦称置针术），是在刺入穴位进行操作手法后，静留不动，放置五分钟以上或一二小时不等，即所谓“停针待之”。待到一定时间，视其证候缓解的情况而后出针。这是适用于以抑制、镇静为目的的一种属于泻的针法。对于身体衰弱及怕针的患者，如不能接受一般较强的镇静抑制手法时，采用留针法最为适宜（按古法，亦有“寒则留之”，如属于虚寒证候，采用温针，久留其针以温补之）。

**必准者，取照海治喉中之闭塞；端的处，用大钟治心内之呆痴**。

必准者与端的处的意思，说明如根据经络系统，确定了疾病是属于某经或数经的病变，从而循经取穴，作为施术的目标，必可获得理想的疗效。“取照海治喉中之闭塞”，就是因为照海属于肾经，肾经有一条直行的脉，从肾上行至肝，通过膈膜入肺，沿喉咙，挟舌根。照海的部位，在足内踝直下一寸，距骨结节与内踝骨之间，也是阴跻脉的起点。阴跻脉的循行，简单地说，起于跟中，循内踝上行至咽喉，交贯冲脉。由此可见咽喉部即是阴跻脉和肾经的经脉循行所过之处，取用照海穴来治疗喉中闭塞的症状（指喉头肿胀、咽下困难等等），从病变的部位，在其有关的经脉上，取穴治疗，自可获得卓效。在临床实践中，治疗一般的咽喉干燥、扁桃体炎，尤其对于阴虚火旺、水不养木、木火上攻所引起的一切喉头疾患，照海确是一个常用的特效穴。

至于“用大钟治心内之呆痴”，主要也是根据经络的病变症状，循经取穴。大钟是肾经的络穴（在足内踝的后下方，后跟筋腱的内侧）。由于肾经另一支脉，从肺出来，联络心脏，再灌注于胸中，与心包经相衔接，所以取肾经的穴位，也可以调整心经的失常状态。古人将这种关系，认为是肾属水，心属火，如肾阴虚弱，心火上炎，可以导致心神不安。《灵枢经·经脉》篇指出了肾经气虚的证候，说：“气不足，则善恐，心惕惕，如人将捕之”。这种常感心悸恐怖的现象，也是一般精神病的特征；其中如“文痴”一类，所谓“心内之呆痴”，患者大都是偏于沉默，充满忧郁悲观失望的情绪，言语与动作减少而迟缓，终日神志失常呈呆痴状态。治疗本病，通常以养阴宁心等方法为主。取用肾经的络穴大钟，作为针治的主要穴位，也就是针对心肾不交的病因，使水火相济，达到养阴宁心的目的。

**大抵疼痛实泻，痒麻虚补。**

大抵，即一般性的意思。疾病的征象表现，以患者的自觉来说，无论在全身和局部，是离不了疼痛、痠胀、麻木、寒热等各种感觉的。古人将这些现象归纳为虚实两类。并根据虚宜补、实宜泻的基本法则，以疼痛属于实证，需用泻的手法，以促使机体功能的紧张减弱。反之，痒麻属于虚证，需用补的手法，来达到增进机体功能之目的。可是，这一种虚实补泻的原则，在临床上仍要掌握不同的病因与症状，灵活运用，不能见痛就完全肯定是实，例如一种时作时止的神经痛，大都是身体虚弱所致，便不宜皆用泻法。同时也不能见痒麻的感觉，就完全肯定是虚。例如生疔疮常感痒麻，但患疔者大都属于实证，亦不宜皆用补法。像这样虚中有实，实中有虚，是必须详察而不可忽略的。



**体重节痛而俞（输）居，心下痞满而井主。**

十二经在肘膝关节以下的部分，各分布有井、荥、输、经、合的特定穴位，其中的井穴都是在手足指趾的末端，是脉气所出之处，如水流的源头出自井中一样，故称为井穴。而输，是输送或转输的意思。在井、荥、输、经、合五穴中，因输穴的部位居于中间，它可使来自井、荥的脉气，通过它转输到经、合，及其他各穴，好像中间站的输转货物一般，因此，它的治疗范围很广。《难经》六十八难曾根据五行与五脏的关系，特别指出：凡各种体重节痛的症状，都可采用各经的输穴去主治。这主要是由于输穴在五行中属土，它联系了属土的脾脏，脾是运化和输送水谷精气以营养四肢与肌肉的脏器，有许多四肢和肌肉病，都与脾脏有关。所以各经的输土穴，能够相应地主治各种体重节痛的病症（体重，指身体笨重，运动不够灵活，或发生障碍等；节痛，就是关节疼痛）。治疗这些病，可根据不同的原因，选用六阴经的太冲、神门、太白、太渊、太溪、大陵等，和六阳经的足临泣、后溪、陷谷、三间、束骨、中渚等各输穴，均有卓越的疗效。

至于“心下痞满而井主”的意思，因井穴所分配的五行属木，与属木的肝脏有着联系。肝经的循行，自足上行，上贯膈膜，散布胁肋；其病变的主征，为胸中满闷、呕吐气逆等。所以认为凡属于“心下痞满”，即胸胁以下痞积胀满的症状，都可以采用各经的井穴去主治。如六阴经的大敦、少冲、隐白、少商、涌泉、中冲；六阳经的足窍阴、少泽、厉兑、商阳、至阴、关冲等各穴。这些井穴，在治疗危急的疾病时，其效果尤为显著。

**心胀咽痛，针太冲而必除；脾冷胃疼，泻公孙而立愈。**

太冲（足背部第一、第二跖骨连接部之前方），是肝经的输穴（阴经以输代原，故亦称原穴）。由于肝经的循行部位，从足大趾出发，沿下肢的内侧，经少腹上行，上贯膈膜，散布于胁肋部，沿喉咙后面，经过腭骨的上窍连于目系，所以肝经的病变，能出现心胀、咽痛的症状。古人以心胸二字并用，所谓心胀，即胸胁部的胀满疼痛；咽痛就是肝火上炎所引起的咽干、喉痛，这都是属于肝实或热的征象。取用肝经的原穴太冲，因原穴是本经反应最强的部位，不但适应了循经取穴的要求，且治疗本病，要使逆上之气下引，以达到消炎镇痛的目的，取用远隔病所的太冲穴，利用间接刺激的反射和诱导作用，就更可发挥疗效。所以说“心胀咽痛，针太冲而必除”。

脾冷胃疼，是由消化不良所引起的胃病，脾与胃相为表里，两者的疾患常成并发症状。脾主运化；脾冷，就是脾阳不足，阴寒偏胜，不能运化水湿。胃疼，是因饮食失节，脾胃不能消化，致胸膈痞闷，胃部有剧痛、压痛，及嗳气、呕吐、恶食、头痛等症状。由于本病是脾胃的运化失常，取用公孙穴为主，以缓解疼痛，是很有效果的。公孙（在第一跖骨与第二楔状骨之关节部之内侧），是脾经的络穴，入属脾脏，联络胃腑，又和位于胸腹部的冲脉直接相通，所以它有兼治脾胃与胸腹部各种疾患的作用。但在治疗时，为了发挥缓解与镇静的功效，宜采用泻法为主，或用置针术，使针的感通作用，远达病灶，以恢复其功能的正常，即所谓“脾冷胃疼，泻公孙而立愈”。

**胸满腹痛刺内关，胁疼肋痛针飞虎。**

内关（腕关节前面之上方约二寸处，两筋间），是心包经的络穴，又和阴维脉直接相通。心包经的循行，起于胸中，出属心包络，向下过横膈膜，从胸至腹，挨次联络上、中、下三焦；阴维脉的走向，自足部上行至小腹，经过胁部胸部。从这些经脉循行的部位来看，内关是主治胸腔一切疾病，及常用于治腹内诸疾的要穴，这也是“胸满腹痛刺内关”的主因。胸满，指上焦的实热，胸膈胀满不舒，心胸部微痛、苦闷，有压迫不快感之类。腹痛，主要是指中焦虚弱所出现的腹痛，如身心疲惫、贫血、羸瘦所致的血虚腹痛之类。由此可见，内关的主治作用，补泻皆宜，对胸满与腹痛的不同症状，自可相应地采用泻实或补虚的手法了。

飞虎，即三焦经的支沟穴（腕关节上方三寸许）。三焦与心包为表里，它的循行，自手至胸，分布于两乳之间的膻中部，与心包脏相连络，下过横膈膜，依次属于上、中、下三焦。而三焦是一个不可分割的整体，其中的每一部分，分别包藏着心、肺、脾、胃、肝、肾等脏器，及其病变所出现的证候。就“胁疼肋痛”的病症而言，可能是由好多原因所引起的。如肝络不舒，肝气横逆，会出现胁肋疼痛；肺气不宣，会出现咳嗽而兼胁肋作痛；水停胁下，会出现肋膜积水而痛等。所以从三焦经脉的分布，和它所联系的各脏器病变来说，取三焦经的支沟穴，治疗各种原因的胁肋疼痛，有着重要的作用，也是临床上常用的有效穴。因为三焦经属于相火，支沟属于火穴，取用火经中的火穴，利用泻法来缓解疼痛，更有其重要的意义（按临床实践，公认取支沟与阳陵泉上下配合，治肋间神经痛有特效）。

**筋挛骨痛而补魂门，体热劳嗽而泻魄户**。

本条特别举出了这两个治例，含义深长，可作扼要注释如下：

1. 从经穴的命名，可联系到它的主治作用。古人认为五脏各有所藏：肝藏魂，心藏神，脾藏意，肺藏魄，肾藏志（详见《素问·宣明五气》篇），因此经穴的命名有魂门、神堂、意舍、魄户、志室等名称，分别主治其所属五脏的疾病。其中魂门穴的部位，在第九第十胸椎间外开三寸，与肝俞穴平列，可用以主治肝脏疾患。魄户的部位，在第三、第四胸椎间外开三寸，与肺俞穴平列，可用以主治肺脏疾患。明白了这一点，应用在诊断和治疗方面，魂门、魄户二穴所包括的作用，就很易于理解了。

2. 从证候去认识脏器的病变，及虚实补泻。肝主筋，筋是关联着四肢和关节的屈伸运动，因此在临诊时出现筋挛拘急，筋骨痠痛等症状时，都可以联系到肝脏的病变。也是肝虚血少，不能营养筋脉所致。取用与肝脏直接有关的魂门穴，针对了肝虚的主因，就当用补的针法，即所谓“筋挛骨痛而补魂门”。另一方面，肺主气，有呼吸的功能，如咳嗽喘息等症状，都是肺脏的主病征象。尤其是“体热劳嗽”，即身热面赤、渴饮、大便燥急、咳吐稠痰，或咳时痛引胸背等，是属于肺热证（炎症剧烈者）的表现。取用与肺脏相联系的魄户穴治疗此种热证，便当以泻法为主。这也就是“体热劳嗽而泻魄户”的意义。

**头风头痛，刺申脉与金门；眼痒眼疼，泻光明与地五。**

头风与头痛的区别，是疼痛的性质稍有不同。头风的疼痛，时发时愈起伏不一；头痛，则包括一切昏重与剧烈疼痛。针灸疗法，除直接在头部取穴之外，如间接从四肢末梢部刺激，以制止疼痛，更可迅速收效。所谓“头风头痛，刺申脉与金门”，就是一种有效的间接刺激法。申脉（足外踝直下五分白肉际陷中）、金门（跟骨与骰子骨之间）二穴都属于足太阳膀胱经。由于该经的循行，起于眼内角，向上过额部，交会于脑顶，再向下行颈项后，沿肩背腰等处下行经足跟部抵达小趾。因此在循经取穴的意义上，头风、头痛如有连及项肩痛的情况时，就更适宜于针刺申脉、金门二穴。不但如此，金门是膀胱经的郄穴，任何郄穴可主治急性病，而申脉穴又是阳跻脉自足至头的起点，所以无论是急性发作或时发时愈的头痛，取申脉、金门二穴，作远距离的反射性刺激，往往都可以获得理想的疗效。



至于眼痒与眼疼的证候，大多与肝脏有关，《内经》曾指出了，“肝开窍于目，肝藏血，又主风”，所以认为风胜则眼痒，肝热上冲，则黑珠赤痛。凡眼病中有痒或痛的见症者，多属于肝脏风热所致。肝与胆相为表里，胆经的循行，起于眼外角；肝经的分布，内连目系，上出额部。因此治疗眼病，往往少不了取肝、胆两经有关的穴位。所谓“眼痒眼疼泻光明与地五”，就是根据了这个原则。光明（外踝正中线直上五寸），是胆经的络穴，联络着肝、胆的表里关系，别走与肝经相通。从光明的定名来体会，已不难想见是治疗眼病的要穴。地五，就是胆经的地五会穴（在第四、第五跖骨间隙之前端），取用地五会和光明穴，尤其对风热上攻的眼痒、眼疼等炎症之类，更为适宜。但需以泻的手法，用远隔患部的诱导作用，才能获致祛风清热、引火下降的功效，消除眼部的痒痛。

**泻阴郄止盗汗，治小儿骨蒸；刺偏历利小便，医大人水蛊。**

阴郄（掌后尺侧腕横纹之上五分处），是心经的郄穴。郄，是孔隙的意思，即骨与肉的间隙，为气血深集之处。郄穴一般应用于急性病。所谓“泻阴郄止盗汗”，取用了心经的郄穴，来治疗盗汗，主要是由于心藏神，汗为心之液，所以神志与汗液方面，如心悸、神昏、烦热、自汗、盗汗等，都属于心病的症状。盗汗的主征，即在睡眠时汗出，醒时则汗止；有发热心烦者，有不发热者。本病虽有许多原因，如阴亏火盛，气血两亏，及诸虚劳损，总不外乎心虚、阴气虚弱等因，致生内热，迫液外泄；热邪乘阴虚而盗汗，所出的也必是热汗（与阳虚出冷汗者不同）。治疗的原则，大都以滋阴、清热、益气、固表为主。针泻心经阴郄穴的疗法，也就是以清热为主要目的（见《医学纲目》：盗汗不止，取阴郄泻之）。

至于泻阴郄去治疗小儿骨蒸（虚劳内热），也大都是属于有盗汗的见症者，例如，小儿因气血虚惫，脾胃津液干涸所引起的疳症，尤其是五疳中的心疳，主要表现有身体壮热、面赤、唇红、口舌生疮、胸膈烦闷、五心烦热、盗汗、发渴等等。治疗方面，应以清热为主。针泻阴郄穴，也就是适应了这种需要。



水蛊，即腹水。腹腔内蓄积浆液性的液体，致腹部膨大如鼓。古人认为本病是水毒结聚，非常顽固，如中了蛊毒一样，难以治疗，故称为水蛊或水鼓。本病大都有呼吸困难，心悸亢进，腹部皮肤紧张、皮色苍白有光、皮下呈现红色或青色线条，甚至下肢阴部浮肿，四肢苦重，小便困难等症状。其致病的原因很多，如久喘后积水，久痢变水气，肾气不化而水气停留，或受雨湿及饮水过多等等，主要也是肺、心、肾脏及消化器病所引起的。按照不同的症状，治疗不外是宣肺、发汗、健胃、泻下、利尿、强心等法。所谓“刺偏历利小便，医大人水蛊”，也就是根据这一个治疗目标。偏历（桡侧前臂下约三分之一处，约离腕横纹三寸），是大肠经的络穴，别走与肺经相通，联络着肺与大肠的表里关系，它是主治齿痛、鼻衄、咽干、喉痹、风汗不出、小便不利等症的要穴。取偏历穴治疗水蛊，如用补的手法，可借以宣肺、发汗、宣化水运，和加强利尿作用。若应用于浮肿初起之时，更为适宜。但仍须随症酌选肾俞、三焦俞、气海、水分、阴陵泉、三阴交、足三里、复溜等穴助治，以增强疗效。

**中风环跳而宜刺，虚损天枢而可取。**

环跳属胆经，部位在股关节外侧之横纹处，臀大肌之附着部。在局部取穴时，它是治疗股关节炎、坐骨神经痛、下肢不遂等症的必需穴。所谓“中风环跳而宜刺”，就是说明了环跳是主治中风后遗症偏瘫的要穴。针治本病的穴位很多，大体在下肢方面宜用环跳为主穴，配合风市、阳陵泉、昆仑等穴；上肢以合谷、曲池、肩髃为主穴，一般都有良好的疗效。但针刺的次序和手法，宜先针健侧用泻法，后刺患侧用补法。

虚损的原因很多，其主要表现不外是体虚力弱、形容憔悴、精血亏损、食欲不振、心悸不宁、倦怠、健忘等。治疗须根据其原因，分别作不同的处理。所谓“虚损天枢而可取”，主要是天枢穴的治疗范围非常广泛的缘故。天枢属胃经，是大肠募穴，在脐旁二寸之处，居于最枢要的位置。它不仅主治中焦和下焦的腹腔疾患，包括脾、胃，大、小肠，肾和膀胱等脏器，以及子宫、卵巢、睾丸等各种疾病。如呕吐、消化不良、腹痛、腹胀、泄泻下痢、月经不调等证候，都有卓越的疗效；且对于调整心肺等脏器及大脑的病变，亦起重要的作用。因此，由于上述各病所引起的虚损现象，都可以取用天枢为主穴，或作为必需的配穴。



**由是午前卯后，太阴生而疾温；离左酉南，月朔死而速冷。**

午前卯后，即辰巳两个时辰（上午七至十一点），按时辰的顺序，辰在卯之后，巳在午之前，故称为午前卯后。离左酉南，即未申两个时辰（下午一点至五点）；离是八卦之一，属火，位居南方，分配在地支是午，所以离就是指午时。以十二地支午、未、申、酉的方位来说，午在南方，未申在西南方，酉在西方，自午左转，经未、申二时到酉，也就是未时在午时之左，申时在酉时之南，故将未、申二时称为离左酉南。太阴生，指月绕地球环行，在阴历每月初一之后，全晦的月光由缺渐半而圆。月朔死，指阴历每月十五之后，月光由圆渐半而缺，再转到朔（初一）的全晦。

日月光辉的强弱，每一天和每一月都有固定的时间，每天在中午前的辰巳两个时辰内，太阳辐射到地面的光热，由弱转强，气温也逐渐增高，等于月光在阴历每月的十五之前，由缺渐圆一样。但每天在中午之后的未、申两个时辰内，夕阳西下，光热亦随之逐渐减低，也等于月光在阴历每月十五之后，由圆渐缺一样。古人以天人相应的观点，认为人体气血盛衰的过程，可比拟为日月光辉有着固定的强弱时间，亦可作为针法补虚泻实的依据。《素问·八正神明论》篇说："……是以天寒无刺，天温无凝，月生无泻，月满无补，月廓空无治，是谓得时而调之"。本条"午前卯后，太阴生而疾温"，便是发挥了"天寒无刺，月生无泻"的意义；认为在上午辰、巳二时气血由衰渐盛，相当于上午的阳光与上半月的月光由弱转强的情况，所以不适宜泻法，宜用"疾温"，即以温补法为主。至于"离左酉南，月朔死而速冷"，是结合了"天温无凝，月满无补"的意义，也就是说，在每天下午未、申二时气血由盛方衰，相当于下午的阳光与下半月的月光由强渐弱的情况，所以不适宜补法，宜用泻法为主，即所谓"速冷"。冷，就是将实证的热象泻除了的意思。



**循扪弹怒，留吸母而坚长；爪下伸提，疾呼子而嘘短**。（著者按："弹怒"二字，出《素问·离合真邪论》。

《针灸大成》误为“弹努”）

循扪、弹怒，都是针术的补法。《素问·离合真邪论》说：补法“必先扪而循之……弹而怒之”。它的意思是先要扪摸穴位，以舒展气血的循行；或用指弹其穴位，使气血贯注，脉络怒张。但也有将循扪弹怒的名词，作为运用在进针之后的一种补法手技。循扪，是循着经络上下轻轻按摩后缓慢地出针，并立即扪闭其针孔。弹怒，就是将刺入的针，用食指频频轻弹，使针柄的上端摇动（现代亦称震颤术，适用于血管肌肉神经弛缓不振者的兴奋法）。

古人对于针术中的补法是多种多样的。从症状的寒热分别来说，“寒则留之”，凡有虚寒的现象，便适宜用久留其针，是温补的疗法。如以呼吸来分补泻，在吸气时出针为补。如以虚实来分补泻，虚则补其母，就是要从经穴所属的五行去分辨母子关系。例如肾水是肝木之母（水生木），肝经的虚证，宜补肾经，或专用肾经的阴谷穴（经与穴均属水），同时亦可补肝经的水穴曲泉。通过这几种补虚的针法，主要可以促使正气由虚弱转为旺盛充足，即所谓“留吸母而坚长”。长，是由不足转为充足的意思。



爪下，就是在进针前用左手拇指爪甲掐切穴位，使该处皮肤面感觉较为迟钝，可减少痛苦。“伸提”就是将刺进的针一上一下地提插着，向上叫做提，向下叫做插。用提插的多少和轻重，也可作为补泻手法的区别。如在进针后三退一进，反复地刺进退出做三个提法，一个插法，且要紧提慢按，提起时较快而有力，插进时较缓慢，即属于泻法。但针刺的泻法，也是多种多样的：①热则疾之，对热病用疾出其针的手法为泻；②随呼出针为泻；③某经的实证，如按五行所属的母子关系，在其属于子的经穴上针刺为泻。例如肝经的实证，可泻心经的少府（木生火，心火为肝木之子，少府是心经之中属火的荥穴），或用肝经之中属火的荥穴、行间。像这样分别用了“疾出针”，随呼出针，和实则泻其子的各种泻法，可以消除亢奋的病邪，使各种实、热的现象，得以缓解，即所谓“疾呼子而嘘短”。嘘，是口中缓缓地出气。急的叫做吹，吹气寒，嘘气温。嘘短，是形容泄热之后，病人就会减少了张口嘘气的现象。

**动退空歇，迎夺右而泻凉；推内进搓，随济左而补暖。**

“动退空歇”，是将刺入的针捻动后向上提起（退针），稍作停留（空歇），再刺进退出的一种操作。例如针刺孔穴的全部深度是一寸，开始就刺到一寸深，往复捻动几次，立即将针退出到六七分或四五分的分寸，稍停，这是运针的间歇阶段，再向下缓慢刺进，又立即退出（紧提慢按），像这样上下提插几次，然后慢慢出针，这也是针术中的泻法。另一方面，根据经络的循行方向，如在进针时，将针尖和针感的传达，都逆着经络的走向，所谓“迎而夺之”，就是泻法。而用针时捻转的方向，如针左侧的经穴，向右捻转，拇指向后，食指向前捻针，亦属于泻法。运用这几种泻法，主要可以使病理反应的热、实、疼、痛，形成相反的麻凉感觉，以缓解病邪的亢进现象，即所谓“迎夺右而泻凉”。泻凉，即泻之由热转凉的意思。

“推内进搓”，是将刺入的针分几个阶段由浅入深地推向内进，先后做几个搓针的动作。例如针刺孔穴规定的深度是一寸，开始将针刺入三分之一，得到感觉后，用拇食两指如搓线一样慢慢地往复将针捻转几次，再向下刺入约三分之一，仍是往复搓转，最后再推向内进，刺入规定的全部深度，用慢提紧按的手法（提起时缓慢，插进时较快而有力）上下提插几次，因此可产生热感，这是针术中的补法之一。其次，将刺入的针尖，顺着经络的循行方向，使针感也顺着它的走向放散，所谓“随而济之”，属于补法。在捻转针体时，如针左侧的经穴，就顺着向左捻转，拇指向前，食指向后捻针，亦属于补法。运用这几种补法，主要可以使病理反应的虚寒，形成相反的温热感觉，使衰弱的现象兴奋，即所谓“随济左而补暖”（按《标幽赋》作者窦汉卿所创治病八法，其中有烧山火、透天凉二法，即用于补暖泻凉。其操作过程如下：烧山火，先浅后深，凡九阳而三进三退，慢提紧按，热至，紧闭插针。透天凉，先深后浅，用六阴而三出三入，紧提慢按，徐徐提针。这都可作为本条内容的参考）。

**慎之！大患危疾，色脉不顺而莫针；寒热风阴，饥饱醉劳而切忌。**

“大患危疾，色脉不顺而莫针”，是说明在诊察时，如发现患者的元气大虚，病情危笃，脉症相逆等情况，都必须审慎处理，切不可草率进针，以免招致不良的后果。《内经》对这种禁忌的记载很多，其中如《灵枢经·五禁》篇，对于色脉不顺之“五逆不可刺”所说：①热病脉静；汗已出，脉盛躁。②病泄，脉洪大。③着痹不移，䐃肉破，身热脉偏绝。④淫而夺形、身热、色夭然白，及后下血衃，血衃笃重。⑤寒热夺形，脉坚搏。以上五种都是色脉不顺，证候与脉象相反的危重病症，临床上遇到这些病症，切忌妄用针刺。



在《灵枢经·五禁》篇中，另又指出了五夺不可泻：①形肉已夺；②大夺血之后；③大汗出之后；④大泄之后；⑤新产及大血之后。由于以上五种原因，而促使元气大虚，身体衰竭者，都不可妄用泻法。即使要用补的针法，也须慎重考虑，以免引起虚脱。

古人在用针前后，对于自然界的气候变化，和患者的生活起居方面，也都是非常注意的。所谓“寒热风阴，饥饱醉劳而切忌”，主要是说明在大寒、大热、大风和阴晦的气候中，都不适宜进行针刺。尤其当患者在大饥、大饱、大醉和身体疲劳的时候，在未经适当的休息之前，更不宜立即轻率用针。正如《素问·刺禁论》所说：“无刺大醉，令人气乱；无刺大怒，令人气逆；无刺大劳人，无刺新饱人，无刺大饥人，无刺大渴人，无刺大惊人”。这就是警惕医者，要根据不同的情况，审慎用针。由于患者的脉乱气散，精神不定，往往很容易因此而引起晕针。

**望不补而晦不泻，弦不夺而朔不济。**

望，是阴历每月十五，月全圆。朔，是每月初一，月全晦。弦，有上弦、下弦的分别：上弦离朔七日余，约在初八初九，这天的月光，上缺其半；下弦离望七日余，约在廿二廿三日，这天的月光，下缺其半。晦，是每月月底，不见月光。夺，是迎而夺之，逆着经络的走向进针，迎其气而刺，是为泻法。济，是随而济之，顺着经络的走向进针，随其气而刺，是为补法。

人体气血的运行，古人常将它联系了潮水的定期涨退，认为也有着周期性的盛衰时间。潮水因日月的吸力，在阴历的朔望两天，日月同在一直线上，两种吸引力相顺，潮最大；所以认为人体气血，在这两天中，也是当盛和有余之时，便不适宜采用补法，即所谓“望不补，朔不济”。而在上弦和下弦的两天，日月相距约为九十度，两种吸引力相逆，潮最小；在月底晦日，月色无光。因此也认为在这几天中，人体的气血，也和潮水与月光一样地衰微不足，便不适宜采用泻法，亦即“晦不泻，弦不夺”的意思。这一种概念，含义深长，实质上也是说明了季节和时间的条件，在治疗上是不可忽视的。不但如此，以潮水的涨落与宜泻、宜补为例子，更可以使人了解运用补泻的意义。有余不可补，不足不可泻，惟有明确这一原则，就不会滥用补法和泻法了。



**精其心而穷其法，无灸艾而坏其皮；正其理而求其原，免投针而失其位。**（著者按：免投针的“免”字，《针灸大成》误为“勉”字）

“精其心而穷其法，无灸艾而坏其皮”，说明要重视灸治的适应证，对某些病情不可滥用灸法。其中如《千金方》所说："凡微细之脉，慎不可灸"，就是指一般气血两虚，衰弱过甚者，不可直接施灸。而对于实热病，也不适宜灸治。《伤寒论》说："脉浮热盛，反灸之，此为实，实以虚治，因火而动，必咽干、吐血"；又"太阳病，以火熏之，不得汗，其人必躁，过经不解，必圊血，名曰火邪。"《千金方》也说："脉浮热盛勿灸"。可见实热病误用灸法，以热助热，反而会出现各种变端。至于不宜灸治的部位方面，如眼睛附近、血管神经浅在部、心脏部、妊娠后之腹部、睾丸、妇人阴部等处，临床上都是应该注意避免的。医者倘不精其心，不穷其法，轻率施灸，徒然使人皮损肉伤，且亦将产生不良的后果。

"正其理而求其原，免投针而失其位"，说明在针刺过程中，医者不仅应具备高度的责任心，熟练的操作技术，丰富的临床经验，熟悉经络系统，且必须掌握病情，正其理，求其原，通过正确的诊断，详细观察病者全身情况与病症的虚实寒热，是否适宜针刺等各种因素，然后确定治疗，便不致无的放矢。错误地乱针乱刺，就是投针而失其位了。位，是指针刺的目标，例如应该取某种穴位，或穴位所在的部位，或医者与病者的体位，或进针之后，针感放散传达的方向与部位等等。



**避灸处而加四肢，四十有九；禁刺处而除六俞，二十有二。**

避灸的部位，古今众说不一，本条所谓"加四肢四十有九"，就是指分布于头面及腹背部，再加上四肢末梢部的主要禁灸穴，计有哑门、风府、天柱、承光、头临泣、头维、丝竹空、攒竹、睛明、素髎、口禾髎、迎香、颧髎、下关、人迎、天牖、天府、周荣、渊腋、乳中、鸠尾、腹哀、肩贞、阳池、中冲、少商、鱼际、经渠、地五会、阳关、脊中、隐白、漏谷、条口、犊鼻、阴市、伏兔、髀关、申脉、委中、殷门、承扶、白环俞、心俞、承泣、瘈脉、耳门、石门、脑户等四十九穴。这些禁灸穴，其中确有不少合于现代解剖观点上的重要部位；但现代也有人主张，如采用温灸器温灸、艾卷灸，而不直接施灸，再掌握熟练技术，其实不需要规定这样多的避灸处。而灸少商治鼻衄血，灸隐白治漏下，灸心俞治虚劳等，都是临床常用而有效的。可是，在古人指出的禁灸穴中，大都也认为对于接近眼球部位，肌肉薄、血管神经浅在部等处，以及心脏部、睾丸、妇人阴部、妊娠后之腹部，仍应该注意禁灸为宜。颜面部灸后有损美观，更当避免用火炷施灸。

至于禁针的穴位，包括绝对禁针或只宜浅刺的，在文献中记述更多，各家的论点也不一致，本条所谓“禁刺处而除六俞，二十有二”，就是指相传甚久的二十八个禁穴。其中的六俞穴，是根据《灵枢经·背腧》篇所说：“肺俞在三焦之间，心俞在五焦之间，膈俞在七焦之间，肝俞在九焦之间，脾俞在十一焦之间，肾俞在十四焦之间……灸之则可，刺之则不可……”除了这六个俞穴之外，其余的二十二穴，即脑户、囟会、神庭、玉枕、络却、承灵、颅息、角孙、承泣、神道、灵台、膻中、水分、神阙、会阴、横骨、气冲、箕门、承筋、手五里、三阳络、青灵等穴。古人所提出的这些禁刺穴，在现代科学的证实下，如位于重要的大动脉与大静脉上，重要的神经干或神经丛上，以及重要的脏器表面，确应禁针；有的不是穴位与解剖生理本身的问题，也就没有绝对禁针的意义，尤其是背部的六个俞穴，在现代临床实践中，都是常用的要穴。古今针具不同，原不必拘泥旧说，可是，古人的经验有其正确的一面，也不容漠视，即使其中有几个穴位，现代公认为可针可灸，在没有掌握熟练技术之前，是不可随便轻试的。

**抑又闻高皇抱疾未瘥，李氏刺巨阙而后苏；太子暴死为厥，越人针维会而复醒。肩井曲池，甄权刺臂痛而复射；悬钟、环跳，华佗刺躄足而立行。秋夫针腰俞而鬼免沉疴，王纂刺交俞而妖精立出。取肝俞与**

**命门，使瞽士视秋毫之末；刺少阳与交别，俾聋夫听夏蚋之声。**

本条列举一些古代名医的针灸病例，从起死回生的疗效中，来说明针灸疗法，远在千百年前受人重视的盛况。实质上这些事例，又足说明古代的不少医学家，对于针灸疗法的技术是很高明的，因此也反映了当时针灸学的发达程度。这种富于故事性的同类资料，其他书中也常有记载，如宋代王惟一编著的《铜人腧穴针灸图经》，其中载有夏竦所撰的序文说：“若越人起死，华佗愈躄，王纂驱邪，秋夫疗鬼，非有神哉，皆此法也……深惟针艾之法，旧列王官之守，人命所系，日用尤急……”根据这些文字，使我们不难想到，针灸疗法的奇效，早已深入人心了。

其中越人，即春秋时名医扁鹊，姓秦，名越人；华佗，是三国时的名医；甄权，是唐代的名医。他们都擅长于针灸术。特别是历史上记载的虢太子暴死为厥，秦越人针维会而复醒的故事，已传为千古美谈。大致经过是这样的：当时秦越人过虢，虢太子死未半日，越人诊察了他的脉象说，太子之病，为尸厥也，脉乱故形如死，太子实未死也。乃针刺维会穴，使之复醒。



兹将本条所列各穴的一些有关内容，分别说明如下：

巨阙，属任脉，在腹上部之上方，也是心之募穴，治一切心痛、胸胁痛、腹满暴痛、心腹积气、胸中逆气、噎塞不通等症。直到现在，仍是临床上常用的有效穴。

维会，即任脉的中极穴（脐下四寸），是手之三阳脉所维，与足之三阴经及任脉之会，故称为“维会”。

肩井、曲池：肩井属胆经，在肩胛骨与锁骨中央之间，是主治肩背疼痛、颈项肌肉痉挛及萎缩不能回顾的有效穴。曲池属大肠经，在屈肘横纹头陷中，是主治臂痛背疼、肩肘中痛难屈伸、手肘臂膊疼细无力等症的常用有效穴。取肩井、曲池二穴相配合来治疗臂痛，是一种局部配穴法，一前一后，可以使其放散的刺激更为强烈。所谓“刺臂痛而复射”，不但消除疼痛，且使手臂屈伸自如，照常能张弓射箭。这种应手而愈的疗效，在现代临床实践中，也确为屡见不鲜的事实。

悬钟、环跳：悬钟，即胆经绝骨穴，在下腿外侧之下部，足伸趾长肌与腓骨长肌之间，是著名的八个会穴之中的髓会。除专治髓病之外，它主治的范围很广，尤其是治足部疼痛、麻痹、足关节扭挫等症的要穴。环跳，亦属胆经，在股关节外侧之横纹处，臀大肌之附着部。在本穴强压之，可使痠麻的感应从外股部到达足尖，所以它是主治腰腿痛及下肢不遂等症的必需穴。躄足，是足不能行（与跛足不同）。取环跳配合悬钟，“刺躄足而立行”，从穴位的主治作用来说，是完全可能的。直到现在，治各种原因的下肢瘫痪，根据这个配穴规律，往往也能获得一定的疗效。

腰俞、交俞，因未举出所疗具体证候，在此不予详释。

肝俞、命门：肝俞，属膀胱经，在第九第十胸椎横突起间，当脊椎之外方约一寸五分之处。命门，属督脉，在第二、第三腰椎棘状突起间。取用肝俞、命门二穴，来治疗瞽目者使之复明。这种瞽目者，主要是指属于肝肾阴虚所引起的青盲、暴盲及其他眼底病之类。中医对青盲、暴盲症的病因，大多认为是由于耗精纵欲、思虑太过、用心罔极、恣酒、嗜辛，及其他暴怒、悲忧、惊恐等七情所伤，以致阴阳偏胜，肝肾气虚，真元不足，精血衰弱，不能上荣于目。故在治疗方面，也着重于培本扶元，采用益阴补肾，壮水涵木等治法为主。针灸疗法取肝俞、命门二穴，以恢复这种瞽者的视力，也是根据这一个治疗原则。肝俞，有疏肝养血的作用，是治疗一切目疾的要穴；命门，有滋补肾阴的功效，主治由肾阴亏虚而起的目疾，是一个必需穴。如再能随症酌选配穴，持续施治，往往确能产生良好的疗效。

少阳、交别：刺少阳、交别等穴治疗耳聋，是用局部刺激与反射刺激相结合的疗法。《宋史》有云：“宋王纂针少阳、交别二穴，俾聋夫听夏蚋之声，少阳即听会穴，交别即阳池穴”。

听会穴，称为少阳的意思，是因它属于足少阳胆经，也是手少阳三焦经的脉气所发。足少阳胆经，起于目外角的目锐眦，与手少阳三焦经相衔接，在目锐眦外方斜向后向下至耳珠下方，即听会穴的所在。阳池，一名别阳，属三焦经。三焦经的经脉，自手至头循行在耳部周围，与胆经有交会衔接的关系，所以三焦和胆经的许多穴位，可以治疗耳聋。而阳池是三焦经的原穴，具有调整三焦原气的重要作用，取它来治疗耳聋，更是一种反射刺激的要穴。

耳聋的症状，可分为虚实两种。起于猝暴者属实，大多由肝气上逆，风热上攻，病后得之。缓慢进展者属虚，亦属肝肾不足。取听会、阳池二穴，作直接刺激与反射刺激的上下配合，根据症状的虚实，进行补泻手法，自可获得一定的疗效。目前常用于治疗耳聋的穴位，大都也是取耳前的听会、耳门、翳风、听宫、足临泣等穴为主，并以三焦经的中渚、外关等穴作为配合，确有特殊的疗效。



**嗟夫！去圣逾远，此道渐坠；或不得意而散其学，或愆其能而犯禁忌。愚庸知浅，难契于玄言；至道渊深，得之者有几？偶述斯言，不敢示诸明达者焉，庶几乎童蒙之心启。**

嗟夫；是叹息语。圣，指古代的许多著名医学家。逾远，是过了长远的时代。愆（音千），是差错的意思。契，是合意或理会的意思。玄言，指深奥的言论。至道，指极高深的道理。童蒙，指初学者。

本条各句，可语译如下：“唉！古代医家在针灸医学上的辉煌成就，流传迄今，已过了长远的时代。目前这一医道的发展情况，反见逐渐地衰退下来了。有的人虽在研究，因得不到其中的精髓，放松了学习；也有的虽在应用，但技能太差，甚至违犯了针灸的禁忌，失去了病人的信仰；另有一般愚笨庸碌的人，知识浅薄，对历代针灸文献中深奥的言论，格格不入，根本不想去研究它。其实针灸疗法高妙的医理，确是非常渊博深奥的，如不去深入钻研，有几个人能懂得其中的意义，和运用的方法呢？因此，编撰了《标幽赋》，无意中说了这许多话，原不敢公开出来，给高明通达者去看的，无非想借此启发初学者钻研的信心而已。”

《标幽赋》辨证取穴表

头面五官疾患

头风头痛——申脉、金门

眼痒眼疼——光明、地五会

瞽目——肝俞、命门

耳聋——听会、阳池

咽喉疾患

喉中闭塞——照海

咽痛——太冲

胸腹部疾患

心（胸）胀——太冲

脾冷胃疼——公孙

胸满腹痛——内关

胁疼肋痛——支沟

四肢部疾患

筋挛骨痛——魂门

中风偏瘫——环跳

臂痛——肩井、曲池

躄足——悬钟、环跳

妇产疾患

血晕——阴交、三阴交、阳池

胎衣不下——照海、外关

其他疾患

心内呆痴——大钟

体热劳嗽——魄户
虚损——天枢
盗汗、小儿骨蒸——阴郄
水蛊、小便不利——偏历

# 二、通玄指要赋

**简介** 本篇亦为《标幽赋》作者窦汉卿所撰。《标幽赋》对于针灸学的纲领性理论，发挥较多；本篇是提供治验心得，重点介绍了根据经络系统辨证论治的取穴规律。其中大部分病例，是以《内经》所记载病机十九条的内容，作为主要分类阐述的基础。在选取穴位中，也是着重于肘膝以下的井、荥、输、经、合六十六穴，以及另外一些具有特殊意义的有效穴，来说明经络、病候、经穴主治三者之间的关系，使可举一反三，作为循经取穴、临证运用的法则。因此，本篇以通玄指要命名。玄，是指深奥的意思，也就是说，全身经脉的分布，穴位的作用，以及营卫、气血、脏腑、阴阳、表里、虚实与治疗方法等等，在历代医籍上，虽有详细记载，但内容博大精深，文字又很深奥，如果不能掌握它的中心，即不易理解和运用。本篇归纳的有效治例，就是将这些理论贯通起来，由博返约，入深出浅，指出了其中主要的关键。只要从这些验案中去体会，就不难掌握处方取穴的规律，作为医学研究和临床实践的准绳，所以称为通玄指要赋。

**必欲治病，莫如用针。**

针灸治病的范围广、疗效好、经济简便，不论疾病的缓急，随时随地，都可以立即进行治疗。特别在广大农村中，或在医药缺乏的情况下，针灸疗法，更有其特殊的价值。所谓“必欲治病，莫如用针。”也就是从这一观点上，指出了针灸疗法，应有普遍推广的必要性。

**巧运神机之妙，工开圣理之深。**

神机，指患者的体质营养、气血盛衰以及精神状态等。“巧运神机之妙”，就是说明针灸能治愈疾病，主要是从整体出发，辨证论治，掌握病人的精神体质和气血运行的情况，以精巧的针术，运转这些生理活动上的神机之妙，终于能平复了功能失常的病理现象。

工，指医者。开，是开展和发扬的意思。圣理，指古代针灸医学的理论。“工开圣理之深”总的意思是说：千百年来，针术的运用，素来是在中医学的理论体系和基本法则的指导下进行的。擅长于针灸的医者，由于他将古代博大精深的医学理论继往开来，从实践中发扬了它的真正价值，所以能和内服方药一样，有殊途同归的功效。

**外取砭针，能蠲邪而扶正；中含水火，善回阳而倒阴。**

砭针，即砭石，是用石片扎刺皮肤，为远古时代的治病工具；也是后世针刺疗法的导源。



水火，指寒与热的针刺感应。回阳，是用退热的针术，泻除亢进的阳邪。倒阴，是用温补的针术，使阴邪过盛所引起的寒象，形成相反的温热。

“外取砭针，能蠲邪而扶正”，是说明针灸疗法，自远古用砭石治病发展到现在，术者虽仅是外取砭针，在体表进行针刺，并没有使病人内服药物，但按照不同的症状性质，进行适当治疗后，它的显著效果，确能蠲除病邪，扶补正气，恢复整体的功能而治愈疾病。其中的主因，单就针术的补泻手法来说，所谓“中含水火，善回阳而倒阴”，意思是用针刺入穴位后，能发生寒与热的感应。如运用适当的泻法，清热泻火，泻除其亢进的阳邪，可以使病理反应的痠热疼痛，形成清凉的感觉，如运用适当的补法，又可使病理反应属于阴邪偏盛的寒象，形成相反的温热感觉。从这些功效中，不难想见针灸疗法的特殊价值。

**原夫络别支殊，经交错综，或沟池谿谷以歧异，或山海丘陵而隙共。斯流派以难揆，在条纲而有统。**

原夫，是文法的发语词。络别支殊，指经络中的十五络脉，有纲的含义，将不同的支脉分别联系起来，由络脉作为传注的纽带。

经交错综，指十二经脉由阴经交于阳经，阳经交于阴经，或数经相交，通达全身的上下表里，构成了错综的循行通路。沟池谿谷，指经穴的位置有大小深浅不同，气血在经穴中周流，好像水的流通一样，会合于沟、池、谿、谷，这也是经穴定名的一种根据。狭的是沟，如水沟、蠡沟、支沟等；浅的是池，如天池、风池、曲池、阳池等；肉之小会叫做谿，如太溪、后溪、解溪、阳溪等；肉之大会叫做谷，如阴谷、阳谷、合谷、前谷、通谷等。山海丘陵，也是形容经穴的位置。肌肉丰隆处叫做山，如承山；海是众流所归，如气海、血海、照海等；丘陵是指骨肉的高起处，如商丘、丘墟、阴陵泉、阳陵泉等。



"络别支殊，经交错综"，就是说明针灸治病的整体观念，与经络的统一性是分不开的。经络像河道一样地散布全身，其中有许多支脉，又如河道的支流，由十五络脉分别去联系着，构成了阴阳各经交互错综的贯通于脏腑、头面、四肢之间，逐经相传，成为气血运行的通路。由于经络上的许多穴位，分布在肌肉、腱侧、骨隙等处，深浅高低不同，所以用沟、池、谿、谷、山、海、丘、陵等名称来作为穴名，以区别"歧异"，指出分歧的关系，和各异的作用。同时也说明了经穴的位置必在孔隙处或凹陷中，是共同一致的，即所谓"沟池谿谷以歧异，山海丘陵而隙共"的意思。

"斯流派以难揆，在条纲而有统"，它的大意，系指经络是一个复杂的系统，如单从表面上来看，其中的支流和派别，深浅远近，离合出入，确是难以揆度的。但经络的统一性是以十二脏腑为领导，建立了各有所属的系统，相互贯通了周身各部的上下左右、内外表里，有纲有领，条理分明，在生理活动与病候反应方面，是一个密切联系着的整体。所以当进行诊察和治疗时，只要根据经络所通与表里配合等关系，认清施术的目标，所谓“在条纲而有统”，往往可以获得一定的疗效。

**理繁而昧，纵补泻以何功；法捷而明，曰迎随而得用。**

昧，是暗晦不明的意思。理繁而昧，是形容医者施术的茫无头绪。因为在进行针灸疗法时，对于病人各种各样的症状如头痛、腹痛、恶寒、发热、全身倦怠、疼痛、呕吐泻痢等，都可以从经络所通和主治所在，运用八纲来作为对于许多复杂病状的分析归纳方法，作为诊断的根据。掌握它的主要一面，也就可以准确地找寻施术的目标了。相反的，倘对于各种疾病错综复杂的现象，在诊察和治疗时，既没有根据经络系统，又不区分病症的表里虚实、邪正盛衰、阴阳气血有余或不足等等，由繁到简，去找到主治的关键所在，这样，即使进行了补泻手法，因茫无头绪，自难获得满意的疗效。所谓“理繁而昧，纵补泻以何功”，即指此而言。



“法捷而明，曰迎随而得用”，是说明针治要达到补虚泻实的目的。其法虽多，但如能准确地运用迎随针法，便是一种简明而有捷效的治疗法则。迎随补泻法，主要是根据经络上下逆顺的循行关系，按进针后针尖的方向而言。逆其经脉的循行叫做迎，迎而夺之为泻；顺其经脉的循行叫做随，随而济之为补。运用这种迎随针法，只要掌握经络的循行，明确了症状虚实，循经取穴，调其气血，和其阴阳，往往可因此发挥补虚泻实的作用，获得一定的疗效。

**且如行步难移，太冲最奇。**

行步难移，泛指屈伸不如、痿弱挛急、肿胀痠麻或膝盖冷痛等各种症状。其主因不外是风、寒、湿、热侵袭经络，气血不调，血不养筋所致。取用太冲穴，就是一种治本的疗法。太冲（足背部第一、第二跖骨连接部之前方）是足厥阴肝经的输穴，亦为原穴，可主治与肝经有关的一切疾患。“肝藏血”，有贮藏血液和调节血量的功能，而四肢及关节的屈伸运动，是与筋的活动有一定的关联的，筋为肝所主，因此要旺盛血行，舒筋活络，以恢复步行，取肝经原穴太冲，有特别重要的作用，对一般步行困难而足胫逆冷者，更有奇效（按《神农经》曰：太冲治寒湿脚气痛、行步难，可灸三壮）。

**人中除脊膂之强痛，神门去心性之呆痴。**

人中，即督脉水沟穴，部位在鼻柱下唇沟中央，是手阳明大肠经、足阳明胃经、督脉三脉的会穴，也是十三鬼穴之一，有统治一切癫狂、癫痫及猝然不省人事等症的特殊功效。“人中除脊膂之强痛”，可分为两点来说：一是指癫痫病发作时，因脊强反折所引起的脊膂强痛。《灵枢经·癫狂》篇说：“癫疾始作，先反僵（反张僵仆），因而脊痛。”二指一般闪挫、折伤、跌仆属于外伤性而起的腰脊疼痛之类。根据近年来各方临床实践的报道，取用人中穴治疗癫痫病，确有立即恢复神志，并消除脊膂强痛的疗效。治外伤性的腰脊疼痛，一般如采用肾俞、委中等穴，而难得显效者，针泻人中穴，往往亦能应手而愈（属慢性或寒湿所引起者例外）。人中穴为什么能治脊背的病呢？这是和督脉的通路有不可分割的关系。督脉循行于背部正中，起于下极之俞，并于脊里，上至风府，入脑，上颠，循额至鼻柱人中穴。角弓反张，脊膂强痛，原属督脉的主要病变，因此从督脉的循行路线及其主病来看，就不难理解人中能除脊膂强痛的原因了。

所谓呆痴，是指精神病的一种主要症状。患者如醉如痴，语言颠倒，情志失常，秽洁不知，或歌或笑，或悲或泣等等，不一而足。本病的原因，不外是心、肝、胃、肾各经的病变，尤以心经为主。因为“心藏神”，生理上所有一切精神意识思维，都是心经的功能表现，针刺神门穴，就是根据病因循经取穴的疗法。神门，在腕第二横纹之尺侧，是心经的输土穴，亦为原穴。它是代表心脏所主宰的精神活动出入的门户，故以此命名，也是一般认为治疗一切心经疾患的要穴。所以用它治疗心性呆痴的精神病，能发挥开郁、宁神、养阴的作用。如每日或间日针治一次，对新病者尤有显著的疗效。

**风伤项急，始求于风府；头晕目眩，要觅于风池。**

风为百病之始，在中医病因学上，将它列为外因六淫的第一位。另有不属于外因范围的，如痰火热盛，血虚风动等，风从内生者，称为内风，都能引起各种各样的病症。古人将治风的有效穴，不论它是主治外风、内风，穴名上特别加有一个风字，以便于医者的掌握运用。风府、风池就是其中著名的要穴。风府属督脉。府，是聚藏的地方，风府即形容它是风的聚藏之处，因此主治的范围很广。轻证如伤风、感冒、头痛、眩晕等；重证如中风、舌缓、暴喑不语、项强目反视、半身不遂等症，都可用它作为清热、祛风和急救的主要穴。而风府的部位，因在项窝之上端，后头结节之下方，用它来治疗颈项强急及属于督脉的各种病变之类，更有重大的作用。“风伤项急，始求于风府”，也就是指此而言。所谓“风伤项急”，例如破伤风，由于击破皮肉，风邪乘虚而袭，致引起颈项强急，角弓反张等现象。又如《内经》所说的“风痉身反折”，它的主要表现，也是颈项强直、猝口噤、背反张等筋肉拘急的症状。总之，这都不外是《内经》病机十九条中所指出的“诸暴强直，皆属于风”。所以督脉的风府穴，成为治疗本病必不可少的穴位。

"头晕目眩，要觅于风池"，就是指一种内风而言。因肾虚不能涵养肝木，虚阳上越，所引起的头旋眼花的症状，即《内经》所谓"诸风掉眩，皆属于肝"（掉：肢体动摇不定的意思。眩：指视觉昏乱旋转）。也就是说肢体掉摇与头目眩晕的现象，其病因多属于肝。由于肝、胆互通，有互为表里的关系，所以治疗本病时，足少阳胆经的风池，是不可少的穴位。一方面因它的部位，在后头骨之下发际陷中，以局部的直接刺激，可泻除头部的风邪，平复一切肝风内动而风阳上扰的病理现象。另一方面，它是手少阳三焦经、足少阳胆经、阳维、阳跻四脉的会穴，它的治疗范围，除主治头部包括眼、耳、鼻等疾患之外，即使是腰背俱痛，肘力不收，脚弱无力等症，也可用作下病上取的要穴。因此，凡属于"诸风掉眩"如肢体动摇、头目眩晕等症，它都能发挥特殊的疗效，而以风池穴得名。

**耳闭须听会而治也，眼痛则合谷以推之。**

耳闭，是耳内气满，闭塞无闻的现象，轻则重听，重则耳聋。本病为针灸的适应证，不论任何病因，除久聋肾气虚，绝无所闻，或脉象沉细者，难以治愈之外，只要没有器质性病变，如根据经络通路，针刺足少阳胆经的听会穴，确有特效。听会的部位，在颧骨弓与下颌关节窝之际，从它的命名与穴位所在，已可想见它的作用。所以在治疗耳闭无闻的局部取穴中，以直接刺激法清肝胆上攻之火，恢复听觉，它常是不可少的要穴。据近年来各方面的临床实践，针灸治愈聋哑病，其中治耳聋的穴位，大都以听会作为主穴。进针深度，除掉老弱儿童，一般可以逐渐加深，针至八分至一寸二分（必须依取穴法，用笔杆横咬口中而后针之），疗效特别显著。

"眼痛则合谷以推之"，推，就是取用合谷穴时，先要推究眼痛的病因。总起来说，不外是表、里、虚、实、在脏、在腑等几种。病在表者为在腑，多属暴发，治宜祛风散热为主；病在里者为在脏，多属久病，治宜养血安神为主。由于合谷是手阳明大肠经的原穴，具有解表疏风清热的作用，所以用它来治疗病在腑表急性发作的眼痛之类，更有卓效。至于因元气亏损，内热灼盛所引起的眼痛，在治本疗法中，当选用滋肾补虚以引火下降的穴位为主，必要时，合谷只可作为配穴。

**胸结身黄，取涌泉而即可；脑昏目赤，泻攒竹以偏宜。**

胸结，是胸胁胀满、急结痛不可按，为肝胆热邪郁结的现象。身黄，即胆热夹湿所发现的黄疸症。黄疸的类别很多，其主因不外是湿热熏蒸，血热上行，或脾肾虚寒，致面目及身体爪甲俱现黄色。其中目黄、溲黄的深浅，肤色的鲜明与晦滞，特别是全身症状，如发热，胸腹部病变等，都可作为辨证论治的依据。“胸结身黄，取涌泉而即可”，就是用作清泄热邪为目的的治疗方法。主要对于黄疸兼有热痛、胸满、口燥、发热、烦喘等症状者，更为适宜。因胸满、口燥等症，皆属肾阴不足，引起肝阳上升的见症。涌泉位于足心，是足少阴肾经的井穴，在五行属木，联系着属木的肝脏，凡肾经与肝木有关的病，如肝阳偏亢、肝风内动所出现的眩晕、抽搐、痉挛、尸厥等症，临床上常以针刺涌泉穴收到卓效。所以对胸结身黄的现象，如属于肝胆热邪郁结、湿热熏蒸之类，取用肾经与肝木有密切联系的涌泉穴，以诱导针法益肾、清热、开郁，自可获得一定的疗效，所谓“取涌泉而即可”，意即在此。

“脑昏目赤，泻攒竹以偏宜”，是指由于风热外干，痰湿内郁而发生的头脑昏重，或眉棱骨痛，以及风热上乘，或火郁于上所引起的双目赤痛之类。这两者皆属实证，实证宜泻法为主，针泻攒竹穴。因为攒竹的部位在眉端，属于足太阳膀胱经；该经的循行，起于眼内角，向上过额部，交会于脑顶，所以从循经取穴的意义上，攒竹是用作局部针刺的要穴。凡一切目疾及风热痰湿所引起的脑昏头痛、眉棱骨痛等症，都在它的主治范围之内。《素问·骨空论》说：“从风憎风刺眉头。”从风，是病由风邪而起的意思。憎风，指有恶风的现象。眉头，即攒竹穴。这也是说明要祛除头部风邪，攒竹穴的功效，确是不可忽视的。

**但见两肘之拘挛，仗曲池而平扫；四肢之懈惰，凭照海以消除。**

肘，手臂中部的弯曲处。拘挛，即拘牵挛急，不能自由伸屈。两肘之拘挛，大都由于风寒湿热等邪的侵袭，气血郁滞，致筋脉关节失去正常屈伸的能力。取用曲池穴治疗本病，就是说明了按部取穴的重要性，因为关节疾病之类，古人素来主张直接在患部取穴。《素问·五脏生成》篇说："人有大谷十二分（指四肢关节而言）……此皆卫气之所留止，邪气之所客也，针石缘而去之。"这意思就是说，筋骨关节的屈伸活动，主要需卫气的温煦，所有关节部分，亦为卫气留止的所在；如因风寒阻滞，卫气失其作用，发生病变，该处即成为邪气所客的地方。施行针治时，"缘而去之"，就应当直接在该处取穴，以去除病邪。曲池，是手阳明大肠经的合穴，部位在肘窝横纹的外端，用它来治疗两肘拘挛，是直达病灶的最适当的穴位，疗效也非常显著。所以说："但见两肘之拘挛，仗曲池而平扫"。说明肘部有外邪留止，必须按部取穴，才能平复和扫荡。

"四肢之懈惰，凭照海以消除"，这里所说的四肢之懈惰，即虚劳病中常见的全身倦怠、四肢乏力、嗜卧少言、精神委靡等症状。本病的原因很多，取用照海穴来治疗，就是指一种由于肾阴不足，或用脑过度，逐渐发展而成的虚劳之类。因为照海属于足少阴肾经，古代医家认为脑是诸髓的会合，髓是资生于肾，肾气的盛衰，也就关系到脑力的强弱。正如《灵枢经·海论》篇说："脑为髓之海……髓海有余，则轻劲多力，自过其度，髓海不足，则脑转耳鸣，胫痠眩冒，目无所见，懈怠安卧。"所以临证上遇到四肢懈惰，复有头晕、眼花、耳鸣、记忆力薄弱、思想迟钝等现象，脉搏多呈虚软细弱者，大多以滋肾益精为主。取肾经照海穴，来治疗属于髓海不足的病变，以海穴治海病，即根据上述原则用作治本的疗法。照海的部位，在足内踝尖直下一寸之处，亦为阴跻脉的起点。其主治范围很广，不但可调整肾经或阴跻脉的病变，更是妇科病的要穴。由于它兼有强壮滋补和镇静的作用，因此用作治疗一般肾阴不足的虚劳，往往多能获得显著的疗效。

**牙齿痛，吕细堪治；头项强，承浆可保。**

吕细，即足少阴肾经太溪穴（足内踝后下方跟骨上）。因它是肾经的原穴，凡一切与肾经有关的病症，都可以取用治疗。“牙齿痛，吕细堪治”，主要说明骨与牙齿和肾气有一定的关联（《素问·五运行大论》曰：“肾生骨髓，在体为骨；在气为坚。”《灵枢经·动输》篇曰：“齿者，骨之所终”），而牙齿痛的原因，除风火、湿热之外，由肾阴亏虚而引起虚阳上亢，也是一种主因。正如《景岳全书》所说：“肾衰则齿豁，精固则齿坚。至其为病，则凡齿脆不坚，或易于动摇，或疏豁，或突而不实，凡不由齿不由火而齿痛者，必肾气不足……是当以专补肾为主。”针补太溪穴所治疗的牙痛，就是指这种肾虚牙痛而言。本病与一般齿痛不同，其特征是尺脉洪大而虚，齿龈动摇疏豁，或兼有其他相火上炎的症状，在诊断上是应该有所辨别的。

头项强，即颈项强直不能转侧的现象。其致病原因不一，如风寒、湿热及风病误下等，都能形成邪束筋脉，血行滞涩，阳气失其温煦的作用，筋脉不柔和，而出现颈项强直的症状。“头项强，承浆可保”，就是一种调整血行治本的方法。承浆的部位在下唇的下方，颐唇沟之中央。承浆与病灶的距离很远，但用作疏通颈项部的血行滞涩，主要是因为它是任脉和足阳明胃经的交会穴。任脉是血之海，胃为水谷气血之海，而血气的是否旺盛，古人认为在承浆穴的部位上，可以表现出密切的关系。例如《灵枢经·五音五味》篇所说的“任冲不盛，唇口不荣”。《灵枢经·阴阳二十五人》篇所说：“足阳明之上，血气盛则髯美长。”另一方面，任脉、督脉、冲脉的起始点是相同的，从会阴分出：任脉行于腹，督脉行于背，冲脉并少阴而散于胸中，所谓一源三歧，彼此都有着紧密的联系，因而治疗的作用也可以互相贯通。由此可见，取用承浆穴，从调整血行和任、督两脉联系的意义上，来治疗由于血行滞涩而引起的头项强直的现象，是有其一定的作用的。所以说：“头项强，承浆可保”。

**太白宣导于气冲，阴陵开通于水道。**

气冲，是一种症状，也是足阳明胃经的穴名，位于腹股沟窝内，可主治腹部诸病，胀满、疼痛，以及腹有逆气上攻等症，而以气冲穴得名。“太白宣导于气冲”，就是兼指症状和穴位而言。说明凡患有气从少腹向上攻逆的现象，以及气冲穴的各种主治症，如不拟直接取用该穴时，取足太阴脾经位于足部的太白穴，同样可以发挥宣导气血，降逆平冲的疗效。脾经属土，太白是土经中的土穴，也是脾经的原穴，因此，不但可主治一切脾胃疾患，其他如《金匮要略》所说的“奔豚气病，气上冲胸，腹痛，往来寒热”，以及《内经》所说的“诸逆上冲，皆属于火”，属于肝气横逆，火邪迫逆冲上，所表现的剧烈呕吐与呃逆之类，都可以针刺太白穴，而有显著的效果。

“阴陵开通于水道”，与上条的意思一样，也是将穴名和主治作用合为一谈。因为水道是足阳明胃经的穴名，为主治三焦膀胱肾气热结，大小便不利，及子宫卵巢病的有效穴。但水道穴的部位，在脐旁二寸之天枢穴直下三寸之处，当腹直肌的外缘。临床上，如不直接取用此穴时，取脾经的阴陵泉穴，也可获得同样的疗效。阴陵泉在下腿侧的上端，缝匠肌之附着部，它是脾经的合穴，属水。与水经的肾和膀胱有密切的联系，所以主治的范围很广，特别有宣泄水液，通利小便的卓效。在各种疾病中，如有需要利水的疗法时，阴陵泉是不可少的要穴。

**腹膨而胀，夺内庭兮休迟；筋转而疼，泻承山而在早。**

本条举出因热成胀、因寒转筋的两个治例，从清热祛寒的不同作用中，说明运用泻法的处方规律。

腹膨而胀，即腹部膨大如鼓而胀满的现象，其中有虚、实、寒、热等各种类型。本条所指的是属于湿热郁结于中，而形成的胀满，也就是《素问·至真要大论》所说："诸胀腹大，皆属于热"，和《素问·脉要精微论》所说："胃脉实则胀"等因热致胀之类。取用足阳明胃经内庭穴治疗本病，就是源于火热能生湿土的病理，以泻火为原则，来消除湿热成胀的一种对症疗法。内庭属荥水穴，以水克火，特别有泄热利湿的作用；其部位又在第二趾第一节之后外侧，以趾端的远道刺法，尤其可以发挥散郁消胀的疗效。由于本病为属阳属热的实证，热胀的发病情况，多偏于急、速、暴的方面，每成于数日之间，所以说："腹膨而胀，夺内庭兮休迟"。夺，迎而夺之，就是当采用泻法的意思。



筋转而疼，就是腓肠肌强直性痉挛，其硬如板，而有剧烈疼痛的现象。本病大都为下肢经脉失其营养，过劳，或寒冷乘袭所引起的。即《内经》所谓："血气皆少，则为转筋。"巢氏《诸病源候论》说："随冷所入之筋则转，转者由邪冷之气，系动其筋而移转也。"要消除这种转筋，刺泻足太阳膀胱经的承山穴，确有特效。承山的部位，在下腿后侧的中央，腓肠肌丰隆部的下缘。从按部取穴方面，有其重大的作用。但本病有轻重不同的情况：轻证是由于久立，或步行过劳所引起的，往往经数秒或数分钟亦能自止；重证如霍乱吐泻脱水所出现的转筋症状（俗称吊脚痧），发作急骤，症情严重。承山是治吐泻的要穴，倘能及早针泻此穴，更可发挥制止吐泻、舒筋祛寒、缓解痉挛的功效。"筋转而疼，泻承山而在早"，就是指这种重证而言的。

**大抵脚腕痛，昆仑解愈；股膝疼，阴市能医。**

本条从按部取穴的原则中，举出热痛与寒痛两个治例，说明应辨察病因，及掌握穴位性质的重要性。

脚腕痛，是属于足外踝后部所发生的疼痛之类。“脚腕痛，昆仑解愈”，就是根据经脉所通，及主治所在的作用，按部取穴的疗法。昆仑，属于足太阳膀胱经，该经的循行，自头至足，其中经过腓肠肌及足跟部出外踝骨后方，沿外侧至小趾端。昆仑的部位，在外踝后侧跟骨上面的陷凹中，所以是局部治疗最适当的穴位。而根据井、荥、输、经、合的五行分类中，它是膀胱经的火穴，所适应于主治的脚腕痛，多属实、热、火、有红肿疼痛的一类，在该穴利用泻的手法，大抵都有缓解及治愈的可能。至于辨别虚实的原则，一般地说，如按之可暂时减痛者属虚；按之痛不可忍或高肿者属实；皮色不变，遇暖痛缓者属寒；皮色焮红，遇冷痛轻者属热等，辨证论治，灵活运用，自可提高疗效。



股膝疼，即大腿至膝关节部的疼痛。因疼痛的部位不同，一般可分为：大腿前股、内侧、外侧等处至膝关节。本病的原因不一，针灸取穴，也有所不同。“股膝疼，阴市能医”，主要是指因寒致病的股膝疼痛之类。阴市属于足阳明胃经，在大腿前侧之下约四分之一处，它的主治症，一般以寒证居多。例如《甲乙经》所说：“主寒疝痛，腹胀满，痿厥少气”。《千金方》：“主膝寒”。《类经图翼》：“主腰膝寒如注水，痿痹不仁，不得屈伸”。《针灸大成》曰：“主腰脚如冷水，脚以下，伏兔上寒”。由此可见，取用阴市穴，先要辨别受病的原因与症状，属寒者更为适宜。而根据临床实践，如有过受寒冷所引起的足、腰、股、膝及腹部疼痛等，针灸阴市穴，往往能收良好的疗效。

**痫发癫狂兮，凭后溪而疗理；疟生寒热兮，仗间使以扶持。**

痫发癫狂，就是癫痫病。它的特征是阵发性与间歇性的神志昏迷，手足拘挛或全身抽搐，项背强直，口吐白沫或血沫等。由于脊柱强直，角弓反张的现象，是督脉病变的主要证候，所以治疗癫痫病，大多也以督脉的穴位为主。“痫发癫狂兮，凭后溪而疗理”，就是因为后溪与督脉有直接相通的关系。后溪在小指外侧本节后陷中，是手太阳小肠经的输穴。在十二经之中，原有八个穴位，分别与奇经八脉相联系，也用于治疗八脉的病变，其中与督脉相通的就是后溪穴。所以后溪的主治症，包括了很多督脉的病，《八法西江月》说：“手足拘挛战掉，中风不已痫癫，头疼眼肿泪涟涟，腿膝腰背痛遍，项强伤寒不解，牙疼腮肿喉咽，手麻足麻破伤牵，盗汗后溪先砭。”由此可见，后溪穴具有清热、祛风、醒脑、开郁、镇痛等功效。也就不难理解，它是治疗癫痫病的要穴。它如大椎、间使、鸠尾、百会、丰隆、中脘等配穴，亦应酌用。



间使，属于手厥阴心包经，心包络与心有密切的关系，心为君火，心包为相火，所以心包经各穴的治疗范围，大多以热性病为主，尤其是间使穴，有特殊的作用。《灵枢经·本输》篇说：“间使之道，两筋之间，三寸之中也，有过则至，无过则止。”过，指病而言。据杨上善《太素》说：“有虚实之过，则气使至此，无过不至故止也。”意思是间使穴所在的部位，对于心与心包络之间、心包络与三焦经的表里之间，负有特殊的使命。当这些经络发生病变时，脉气就促使它在这部位上，表现出特别强的反应，无病时可使其止，仍与平常一样，并无异样反应。这种作用，也是定名为间使穴的由来。取间使穴治疗疟疾，主要因为疟疾不论哪一种类型，病程的久暂与性质虽有不同，而寒热交作，最后必有发热的现象，是一致的。间使贯穿了心与心包络、三焦经之间的关系，能增强造血器官的功能，兼有清热、除烦、解表、截疟的显著功效。因此，患有疟疾时，所谓“仗间使以扶持”就是特别强调了间使穴的主治作用。临床证明，治疗各种疟疾病，间使确为必不可少的特效穴。

**期门罢胸满血膨而可已，劳宫退胃翻心痛亦何疑。**

期门，属于足厥阴肝经，部位在第九肋软骨与第八肋软骨接合部之下际，是肝经脾经阴维脉的交会穴。由于“肝藏血”，有贮藏血液与调节血量的功能；脾统血，有统摄血液的功能，而肝经的循行散布于胁肋部，期门是肝之募穴，所以用它治疗各种血行失常及胸胁诸病，能有特殊的功效。“期门罢胸满血膨而可已”，已，是症状消除的意思。所谓“胸满血膨”，主要是指胸胁支满，肝脏气逆，与瘀血凝结成块而膨胀的现象，例如气血蓄积的肝积之类。《难经》五十六难说：“肝之积名曰肥气，在左胁下，如复杯，有头足，久不愈，令人发咳逆，痎疟”，当然，胸胁胀满疼痛，及瘀血凝块的现象，原因很多，并不仅限于肝积一病，但不论何种原因，在局部取穴中，都可取期门作为主穴，来发挥疏肝攻积，行血破瘀的疗效。本病因非一朝一夕所成，倘能邪正兼顾，酌选其他配穴助治（如胸满须配内关、建里。血膨须配膈俞、中脘、三阴交，灸太冲），则收效更佳。

胃翻心痛，指心热病的症状而言。《素问·刺热》篇说：“心热病者，先不乐，数日乃热，热争则卒心痛，烦闷善呕，头痛面赤无汗。”本句所述关于胃翻心痛的证候，据张景岳注：“热与心气分争，故卒然心痛而烦闷，心火上炎，故善呕。”但治疗这种心热病，所以取用手厥阴心包经的劳宫穴，主要因为心包络是心的外卫，古人有心不受邪，由心包络代受其邪的说法。例如《灵枢经·邪客》篇说：“心者五脏六腑之大主也，邪不能容也……故诸邪之在于心者，皆在于心之包络。”所以心脏的证候，基本上都是心包络的证候。心包络属于火经，手掌心的劳宫为荥穴，属火，也就是火经中的火穴，用它来清心、泄热、安神，有其特殊的功效。所以说："劳宫退胃翻心痛亦何疑"即指此而言。

**稽夫大敦去七疝之偏坠，王公谓此。三里却五劳之羸瘦，华佗言斯。**

稽夫，指稽考了古代医籍的记载。七疝，即冲疝、㿗疝、厥疝、狐疝、瘕疝、痨疝、㿉疝七种疝病。偏坠，指疝病中偏于一侧睾丸肿大的现象。

七疝及睾丸偏坠的症状，主要是属于足厥阴肝经的病变。肝经的分布，自足上行，沿大腿内侧向上，相交环绕阴器，再至少腹部。所以本经如受寒湿之邪，血凝气滞，肝不条达，往往都能出现七疝偏坠的证候。由于大敦穴的部位在足大蹈趾之内侧，爪甲根部，是肝经脉气首先所发的穴位；肝属木，大敦是肝经的井木穴，也就是木经中的木穴，它的宣疏肝气作用特强，从疝病与肝经直接有关的病理中，古人所谓疝症均属于肝，它就成为治疝病的要穴了。但本病都由寒湿之邪久郁于内所引起，取用大敦穴，当以灸治为主。其中显著的疗效，远在唐代王焘的《外台秘要》中，即有记载，原文说："《集验》疗卒疝暴痛方，灸大敦男左女右三壮立已。""大敦去七疝之偏坠，王公谓此。"王公，即指王焘而言。

"三里却五劳之羸瘦"，是说明土经土穴的主治作用，与上述木经木穴大敦治七疝的例子，先后相映。足三里是足阳明胃经的合穴，胃经属土，任何阳经的合穴都是属土，所以足三里因属土经土穴，就特别认为它是主治一切脾胃疾患的要穴。《灵枢经·五味》篇说："胃者，五脏六腑之海也。水谷皆入于胃，五脏六腑皆禀气于胃。"这都说明胃是供给营养于五脏六腑的源泉。如果胃的功能失常，胃气缺乏，即影响到其他脏腑的作用，而导致疾病，所谓"五劳之羸瘦"，就是指这种由于中气不足所引起的虚劳症之类。五劳，即肺劳、心劳、脾劳、肝劳、肾劳（此据《医学入门》，与它书略有不同），羸，音雷，即瘦弱，就是由于整个消化吸收功能薄弱，引起食欲不振，而形成的瘦弱现象。取用足三里穴，就是一种补中益气，健脾养胃，促进食欲的治本疗法。只要中气振作，其他症状就能逐渐改善。这一种治法，远在三国时的名医华佗，就很重用，他说："三里疗五劳七伤羸瘦虚乏瘀血乳痈"（见《针灸集成》），亦即本条所谓"三里却五劳之羸瘦，华佗言斯"的意思。

**固知腕骨祛黄，然骨泻肾**。

祛，是消除的意思。腕骨，在手背内侧，第五掌骨与钩状骨之间，是手太阳小肠经的原穴。小肠与心为表里，它的治疗作用，一般以属阳属热的证候居多。腕骨是小肠经有代表性的原穴，特别具有清除内热、发汗、散瘀的作用。黄疸的病因性质与类型很多，其主要不外是湿热酝酿所成，在治法上亦以化郁蒸之湿热为主。取用腕骨穴，就是一种用于疏通血行，清热祛黄的治本疗法。以穴位的性质来说，也最适宜于黄色鲜明属热的阳黄之类，可作为祛黄的主要穴之一

然骨，即足少阴肾经然谷穴的别名，部位在足之内踝前下方，舟状骨之下际，是肾经的荥穴，属火。其特殊功效，正如《类经图翼》所说："此穴主泻肾脏之热。"所以它的主治范围，大多也着重于热病方面。关于肾热病的证候，《素问・刺热》曾明白地指出："肾热病者，先腰痛骱痠，苦渴数饮，身热，热争则项痛而强，骱寒而痠，足下热，不欲言，其逆则项痛，员员淡淡然……""肾热病者颐先赤。""热病先身重骨痛，耳聋好瞑，刺足少阴。"在这些证候中，包括肾阳虚羸，或肾阴不足，及其所引起的肝火亢盛，心火上炎，以及热邪在经络循行部位所出现的各种病症。只要根据脉象及全身症状，辨证论治，凡属于上述肾热病之类，针泻然谷穴，都可以发挥清热的作用，所以说："然骨泻肾"。

**行间治膝肿目疾，尺泽去肘疼筋紧。**

本条两个治例，主要说明了子穴的作用及其功效。所谓子穴的名称，是根据井、荥、输、经、合的特定穴位，从每穴所分配的五行，与经脉的五行联系而成的。实则泻其子，每一经的实证，取用该经的子穴去针治，都有着显著的疗效。

行间，在足第一、第二趾之趾缝中，是足厥阴肝经的荥火穴，经属木，穴属火，火为木所生，也称为肝经的子穴。“行间治膝肿目疾”，从穴位的作用上，可见都是指肝经的实证而言。肝经的分布，自足至头，其中要经过膝弯内缘，又是连于目系。所以在本经如有湿热、火郁，使经络所过的膝部气血壅滞，会引起红肿疼痛，其中如色红而皮光属火肿，皮肉重坠而固定属湿肿。另一方面肝开窍于目，如有肝热肝胆之火，燥邪伤肝，风助火郁等原因，也就会出现赤目疼痛的症状。因此针泻行间穴，用以清热熄火，自可获得止痛退肿的疗效。

肘疼筋紧的现象，为一般常见的上肢部疾患，患者的肘关节前面发生疼痛，上膊不能自由伸屈，拇指、中指、小指等活动，亦不能自如。通常治疗，大多是按其疼痛部位直接取穴。“尺泽去肘疼筋紧”，就是因为尺泽的部位，在肘窝横纹之外方的凹陷中，所以在按部取穴时，是镇痛舒筋的重要穴位。尺泽为手太阴肺经的合水穴，经属金，穴属水，水为金所生，也就是肺经的子穴。不但可主治肺经的各种实证，包括喘息气粗，胸满仰息，干呕短气，胸胁或肩背疼痛等，皆有卓效。特别是在脏腑的关系方面，肺同肝脏有相互克制作用（肺属金，肝属木，金能克木）。因为肝藏血，肝主筋，如肺金实，肝木受金克制太过，肝为肺伤，不能营养筋脉，也是形成筋挛拘急的一种原因。所以针泻肺经的子穴尺泽，就能除去肘疼筋紧的症状，尤其可以发挥舒筋活络的疗效。



**目昏不见，二间宜取；鼻窒无闻，迎香可引。**

“目昏不见”，指眼目昏花，视物不明，眼前如纱遮蔽等各种症状。《诸病源候论》说："目为五脏六腑之精华……腑脏虚损，为风邪痰热所乘，气传于肝，上冲于目，故令视瞻不分明，谓之茫茫也。"取用手阳明大肠经的二间穴治疗本病，主要也是为了消除风邪痰热的病因。目为肝之窍，肝经有一支脉，从肝脏过横膈膜，注于肺中，与肺手太阴经相衔接。肺与大肠为表里，所以大肠经有许多穴位，是主治目疾的要穴，二间不但是其中之一，而且它是大肠经的荥水穴，亦称子穴。根据实则泻其子的原则，最适宜于属实属热的病症。所以对于风邪痰热，因风热上攻所引起的眼目昏花，不能视物的目疾，针泻二间穴，更可获得一定的疗效，即所谓"目昏不见，二间宜取"。

迎香，是手阳明大肠经、足阳明胃经的会穴。部位在鼻翼根之外端，鼻唇沟的上部，从它的穴名，和所在部位，就可以明了它是治鼻病的要穴。鼻为肺之窍，肺司呼吸，鼻是呼吸出入的门户，所以在肺气被风寒或风热所侵袭时，津液凝滞，就会出现鼻腔闭塞，不闻香臭，因肺与大肠相表里的关系，取用大肠经的迎香穴，来宣引肺气，治疗鼻塞不通、香臭不知、呼吸不利等症状，则不仅是按部取穴，从经络所通及脏腑关联方面，也有其重要的作用。所以说："鼻窒无闻，迎香可引"。



**肩井除两臂难任，丝竹疗头疼不忍。**

肩井，属于足少阳胆经，也是胆经、三焦经、胃经、阳维四脉的交会穴。它的治疗范围很广，在局部取穴时，主治肩背髀痛、头项颈痛、臂不能举、手臂疼痛等症，是常用的要穴。正如《针灸精粹》所说："此穴有镇肝气，降逆气之效"。"肩井除两臂难任"，就是指一般臂肘无力，不能举动，难以任重等上肢运动困难的症状。本病大都为正气虚弱，外邪侵袭，或风痰内积，影响经络所致。取用肩井穴，从它的主治作用，及所通筋脉分布的部位来说，要消除两臂难任的痛苦，其疗效确是很显著的。但根据正气虚弱的病因，当以灸治为主，倘在该穴进行针刺，必须切忌深刺，以免引起晕针和出血的不良后果。同时因该穴有治疗难产及催生的功效，对孕妇尤宜禁用。

丝竹，即手少阳三焦经的丝竹空穴。头疼不忍，是泛指风热上攻等病因，所引起难以忍受的剧烈头痛。《金匮要略》说："头为诸阳之会……郁而成热，则脉满，满则痛，若邪气羁留，则脉亦满，而血气痛，则痛乃甚，此实痛也。""丝竹疗头疼不忍"，就是属于此种实痛之类。因为丝竹空的部位，在眉的外端，是手少阳三焦经、足少阳胆经二经脉气相交衔接的所在，它的主治范围，偏重于头部和眼目，大都属于实、热及急性发作的病变。所以用它治疗属于实证的头疼难忍，有其特殊的功效。为了清热开郁，该穴又可作为微刺放血之用。例如《神农经》所说，丝竹空治头风宜出血；《针灸说约》也说，患严重的风邪，目眩头痛，甚至人事不省，可在丝竹空泻血。日人本间祥白所编《经穴主治症的研究》一书中，亦曾特别指出："丝竹空善治头病与目疾，对眼病中的角膜实质炎、虹膜炎、结膜炎充血等阳性证，在此穴稍微泻血，尤有奇效。"由此可见，丝竹空穴是适宜于放血泄热的穴位，要用它来治疗难以忍受的头痛，首先当分辨症状的虚实，惟有属于实痛者，才能获得一定的疗效。



**咳嗽寒痰，列缺堪治；眵矆冷泪，临泣尤准。**

寒痰，为吐出稀涎清冷，属于痰饮的类型之一，咳嗽是其中的一个症状。巢氏《诸病源候论》说："冷痰者，言胃气虚弱，不能宣行水谷，故使痰水结聚于胸膈之间……"同时又指出了本病特征说："冷痰者……时令人吞酸气逆，四肢变青，不能饮食也。"《丹溪心法》更较具体地说："寒痰……骨痹，四肢不举，气刺痛，无烦热，凝结清冷。"由此可见，本病主要是属于肺脾胃虚弱，肠胃失其吸收与运化的功能，水液停留，水泛则为痰，致有咳痰稀薄，及手足清冷、少腹拘急等现象，此为真阳衰微所致。取用列缺穴治疗本病，因它是手太阴肺经的络穴，不但连络着肺经与手阳明大肠经的表里关系，贯通二经的阴阳之气，它又和位于胸腹正中线的任脉直接相通，所以可主治肺与大肠及任脉的病变，范围很广。治疗咳嗽寒痰，就是因它有宣肺散寒，振阳气而化水液的功效。这种功效，在《八法西江月》中，曾明白地指出：列缺能治咳痰，小便难，心胸腹疼，噎咽，脐寒，膈中寒等症。因此针灸列缺穴，除疗效可达肺与大肠二经外，再从它和肾脉相通的关系上，与通常治疗本病灸任脉中脘、督脉命门、膀胱经肾俞等穴，以温化为主的治法来看，有着异曲同工之效。所以说："咳嗽寒痰，列缺堪治"。

眵瞒，音痴蔑，即目中分泌物，俗称眼粪。多眵者属于热证。冷泪，即经常流出泪液冷而不粘手，属于寒证（泪热而微觉粘手者属热）。"眵瞒冷泪，临泣尤准"，是指足少阳胆经在前头部的头临泣穴（眉之中央直上入发际五分之处）。它是足少阳胆经、足太阳膀胱经、阳维脉三脉的会穴。胆经的分布，起于眼外角；膀胱经的分布，起于眼内角。胆与肝相为表里，肝经的分布，连于目系。因此，头临泣穴，兼有这许多与眼目有关的经脉相通，就特别成为主治目疾的要穴。不论虚实寒热，都可以适应治疗。目病的原因症状很多，一般地说，凡目赤、羞明、疼痛、多眵、多泪、障翳外生等，大多由于风热与肝胆实火上越所致。眵瞒因属于此种热证之类，针泻头临泣穴，自可发挥清热的疗效。而冷泪属于寒证，本无赤痛，经常流出泪液，主要为脏气不足，不能控制泪液，在头临泣穴可采用灸法，以祛寒止泪，消除泪腺弛张的现象。所谓"临泣尤准"，就是说明头临泣在经脉所通的作用上，包括属寒属热的眼病，辨证论治，都有准确的疗效。



**髋骨将腿痛以祛残，肾俞把腰疼而泻尽。**

髋骨，即足少阳胆经环跳穴的别名，部位在股关节外侧之横纹处，臀大肌之附着部，也是胆经和足太阳膀胱经的会穴。胆经的循行，自头至足，其中经过了环跳穴所在的髀枢部，即由此循髀关节的外侧，向下出膝外侧，走外辅骨之前，再下行至足。膀胱经有一支脉，夹脊柱下行过髀枢部，由此沿大腿外侧后缘，行膝弯内，经腓肠肌下行至足。环跳既属胆与膀胱两经的会穴，从经络分布的部位来说，已可知道它是治疗腰股膝腿等病的要穴。临床上遇到患有腰腿疼痛、半身不遂以及下肢部各种疼痛麻痹等疾患，大多以环跳作为主治穴之一，效果也非常显著。正如所谓“髋骨将腿痛以祛残”。祛残，是形容症状完全消失，没有一点残留的痛苦。

肾俞，属于足太阳膀胱经，部位在第二、第三腰椎横突起间，脊柱之外方约一寸五分之处，在按部取穴方面，是治疗腰病著名的特效穴。因肾是真阴的根源，腰是肾脏的外廓，腰痛原因虽多，或六淫外感，或色欲内伤，但主要由于肾阴不足所致。古人认为背部各俞穴，是经络之气由此流注到内脏去的穴位，每一穴分别联系着所通的脏腑，穴名上有一个脏腑的名称，使它的主治作用，易于辨别。肾俞穴因与肾脏相联系而得名，所以它也是主治肾脏一切疾患的要穴。关于腰病方面，如腰痛、腰瘦、腰寒之类，属于外感者用针法，内伤者用灸法，运用适当，往往有手到病除的功效。即所谓“肾俞把腰疼而泻尽”。泻，不是指针刺强刺激的泻法；而是指泻除了病痛而言，因为肾虚腰痛，宜以补肾为主。



**以见越人治尸厥于维会，随手而苏；文伯泻死胎于阴交，应针而陨。**

本条举出秦越人与徐文伯两个著名的验案，主要是以古代医家高超的技术，反映了当时针灸学发达程度，来说明针灸疗法的作用与价值。

秦越人，即春秋时名医扁鹊。他在虢时，为虢太子治尸厥的一段故事，传为千古美谈。当时的治疗经过，据《史记·扁鹊仓公列传》的记载说：“使弟子子阳厉针砥石，以取外三阳五会，有间，太子苏，乃使子豹为五分之熨，以八减之剂和煮之，更熨两胁下，太子起坐。”至于扁鹊当时用于急救的维会穴，据《针灸大成》所考：“乃玉泉穴，在脐下四寸是穴，手之三阳脉，维于玉泉，是足三阴脉会，治卒中尸厥，恍惚不省人事……”这里所谓玉泉穴，就是任脉中极穴的别名，部位在耻骨弓之上方，当膀胱部白线中，为膀胱之募穴，亦为足三阴肝脾肾经、任脉、四脉的会穴。本穴的主治作用，在历代针灸文献上，也是将尸厥一症，包括在它的治疗范围之内。

徐文伯，为南宋时代的著名针灸家。“文伯泻死胎于阴交，应针而陨”。这里所说的阴交，不是任脉的阴交穴，是指足太阴脾经三阴交穴。文伯用它陨胎的故事，相传有两种说法：一说为“徐文伯见一妇人临产症危，视之，乃子死在腹中，刺足三阴交二穴，又泻足太冲二穴，其子随手而下（见《针灸大成》)。另有一说为“昔宋太子善医术，出苑游，逢一怀娠女人。太子诊之曰：是一女子。令徐文伯诊之，文伯曰：是一男一女。太子性暴，欲剖腹视之。文伯止曰：臣请针之，于是泻足三阴交，补手阳明合谷，果如文伯之言”（见《铜人腧穴针灸图经》)。因此历代医籍中，对于三阴交穴，都曾一再提出“妊娠不可刺”的告诫，其中的原因，正如汪省之所说：“足之三阴从足走腹：太阴脾经，循内踝上直行；厥阴肝经，循内踝前交入太阴之后；少阴肾经，循内踝后交出太阴之前，故谓之三阴交。脾主中，肝肾主下，中下焦气，一穴可以尽之。故非危疾急症，与三阴俱有干者，不可轻刺，脱人元气。”这一解释，自可引起术者的警惕。所以三阴交虽是治疗妇人病的要穴，主治范围很广，但对孕妇禁用针泻，直到现在，也是临床上所公认的事实。



**圣人于是察麻与痛，分实与虚。**

圣人，指具有高尚的道德品质，学识经验都很丰富的许多古代医学家而言。麻痒属虚，疼痛属实，这是古人观察了疾病的征象表现，将其作为分类归纳的一种原则。《内经》对这方面的记载很多，其中如所谓“卫气不行，则为麻且木”，“诸痒为虚，血不荣肌”。又如“刺诸痛者，其脉皆实”，“诸痛皆属于火”等等。后世医家，根据这一原则，尤多发挥。例如李东垣说：“久坐而起，亦有麻木，知其气不行也。”刘河间说：“人近火微热则痒，热甚则痛，痛多实，痒多虚”。如上所述概括的分类法，其实是泛指一般的情况而言，因为在麻痒与疼痛的感觉中，并不是完全可以据此来肯定属虚属实，仍须结合阴阳表里、邪正盛衰等方面，作全面的诊察。例如麻木，有久暂的分别，暂时麻木，能顷刻恢复者，虽属气血不足，尚不足为病；为时较久的麻木症状，有浑身麻木，或兼有目缩发晕发热，有因肺气虚而皮肤麻木，因热伤元气而两手麻，因受湿而下肢麻沉重，另有妇人因七情郁结，气滞经络，而手足麻痹等等。至于痒的方面，有血虚发痒、皮虚发痒、风邪发痒、酒后发痒等。而疼痛的方面，如痛处喜按，按之可以暂时减轻者，属虚痛；拒按，按则痛不可忍，属实痛，痛处遇冷可减轻者属热；痛处定而不移，遇暖则痛缓者属寒。诸如此类，虚中有实，实中有虚，在临床上都需要仔细辨别，才能准确掌握补虚泻实的治疗方法。



**实则自外而入也，虚则自内而出欤。**

实，是指邪气实。虚，是指正气虚。所谓邪正的盛衰，也是致病的主要因素。“实则自外而入也”，就是包括了外感六淫、伏气、疫疠之气等自外而入的外邪；“虚则自内而出欤”，也是泛指喜、怒、忧、思、悲、恐、惊七情，及五脏所伤，自内而出的病变。《医学正传》对于一般虚实的辨别，有较具体的分析说：“虚者，正气虚也，为色惨形瘦，为神衰气怯，或自汗不收，或二便不禁，或梦遗滑精，或呕吐膈塞，或久病攻多，或短气似喘，或劳伤过度，或暴困失志，虽症似实而脉弱无力者，皆虚证之当补也。实者，邪气实也，或外闭于经络，或内结于脏腑，或气壅而不行，或血留而凝滞，此脉病俱盛，乃实证之当攻也。”由此可见，辨别病症的虚实，如结合了阴阳、表里、寒热等方面同时研究，是相当错综复杂的，所以在临证上，不能把虚实和内外的意义孤立起来看，而是必须从全身症状相互之间的密切关联，去辨明邪正盛衰的不同情况，作为补虚泻实的依据，补泻得宜，才能相应获得一定的疗效。

**故济母而裨其不足，夺子而平其有余。**

济、夺，是补虚泻实的方式。裨，与补同。不足，即虚证的正气不足；有余，即实证的邪气有余。《难经》六十九难说：“虚者补其母，实者泻其子。”这就是在脏腑经络的协调作用发生不能平衡时，常用的一种母子补泻的法则。所谓母子的名称，是根据脏腑经络所分配五行相生的关系而来的。例如水能生木，水就是木之母，木即为水之子；木能生火，木为火之母，火就是木之子等。运用这种母子补泻法，就是当某经出现虚证时，可以补本经的母穴、母经的母穴或母经的其他穴位；如某经出现实证时，可以泻本经的子穴、子经的子穴或子经的其他穴位（母子穴名及所属五行见后附表）。现仅以肝木的虚实补泻，举例来说明如下：

1. 在肝木虚的病例中，因肝木之母是肾水，母体已虚，不能荣子，不但往往有肾虚证的耳鸣腰痛现象，且因水不涵木，常易导致肝阳偏亢的病变。所以治疗肝虚证，根据虚者补其母的原则，可采用补肾水为主的疗法。分别来说：①取用肝经的母穴，即水穴曲泉；②取肾经的水穴阴谷；③选用肾经的适当穴位。择一施用，行补的手法。像这样使肾水充实之后，母能饲子，也就可以补肝虚的不足，同时木已由虚转实，即能发挥制土的作用，土既受制，则无犯于水之虞。因此，水亦不亏，肝木即长能得其滋养，五行得到了平衡，症状亦随之消失，健康也就能恢复了。本条所谓“济母而裨其不足”，也就是这个意思。

2. 在肝实的病例中，肝木之子是心火，火子得木母的余气，木实，则火亦必实。临床上遇到肝实证，气血郁结，不但往往有心中烦热，及其他心火上炎等证候，而在木火太盛时，所谓木火刑金，也常易出现气塞喘咳、咽干口渴、咽痛音哑，甚至吐血、咳血等各种肺阴耗损的现象。根据实者泻其子的原则，所以治疗肝实证，可采用泻火为主的治法。分别来说：①取肝经的子穴，即火穴行间；②取心经火穴少府，或心包经的火穴劳宫；③选取心经和心包经的适当穴位。择一施用，行泻的手法。心火被泻后，火势既已削弱，即不能铄金，金既因此而坚固，也就能发挥制木的作用，消除木实有余的现象，五行平衡，即能产生治疗的效果。这也就是本条所谓“夺子而平其有余”的意思。

以上两个母子补泻法的例子，仅就肝木而言，其他各经的虚实证，同样可以仿此类推（见表11）。



**表11　十二经母子补泻穴简表**

| 经别与母子所属五行 | | | | 虚者补其母 | | 实者泻其子 | |
|---|---|---|---|---|---|---|---|
| 经别 | 五行 | 母 | 子 | 本经母穴 | 母经母穴 | 本经子穴 | 子经子穴 |
| 肺 | 金 | 土 | 水 | 太渊（土） | 脾经太白（土） | 尺泽（水） | 肾经阴谷（水） |
| 大肠 | 金 | 土 | 水 | 曲池（土） | 胃经足三里（土） | 二间（水） | 膀胱经通谷（水） |
| 肾 | 水 | 金 | 木 | 复溜（金） | 肺经经渠（金） | 涌泉（木） | 肝经大敦（木） |
| 膀胱 | 水 | 金 | 木 | 至阴（金） | 大肠经商阳（金） | 束骨（木） | 胆经足临泣（木） |
| 肝 | 木 | 水 | 火 | 曲泉（水） | 肾经阴谷（水） | 行间（火） | 心经少府（火） |
| 胆 | 木 | 水 | 火 | 侠溪（水） | 膀胱经通谷（水） | 阳辅（火） | 小肠阳谷（火） |
| 心 | 火 | 木 | 土 | 少冲（木） | 肝经大敦（木） | 神门（土） | 脾经太白（土） |
| 小肠 | 火 | 木 | 土 | 后溪（木） | 胆经足临泣（木） | 小海（土） | 胃经足三里（土） |

续表

| 经别与母子所属五行 | | | | 虚者补其母 | | 实者泻其子 | |
|---|---|---|---|---|---|---|---|
| 心包 | 相火 | 木 | 土 | 中冲（木） | 肝经大敦（木） | 大陵（土） | 脾经太白（土） |
| 三焦 | 相火 | 木 | 土 | 中渚（木） | 胆经足临泣（木） | 天井（土） | 胃经足三里（土） |
| 脾 | 土 | 火 | 金 | 大都（火） | 心经少府（火） | 商丘（金） | 肺经经渠（金） |
| 胃 | 土 | 火 | 金 | 解溪（火） | 小肠经阳谷（火） | 厉兑（金） | 大肠经商阳（金） |

**观二十七之经络，一一明辨；据四百四之疾症，件件皆除。故得夭枉都无，跻斯民于寿域；几微已判，彰往古之玄书。**

二十七之经络，就是十二正经和十五别络的总称。十二经分布全身，与十二脏腑有直属和联络的关系，通达表里，贯彻上下，逐经相传，构成了整体循环。十五别络，是经脉传注的纽带，共有十五络穴，即手三阴列缺、通里、内关；足三阴公孙、大钟、蠡沟；手三阳偏历、支正、外关；足三阳丰隆、飞阳、光明；任脉尾翳，督脉长强，脾之大络大包。其中尾翳、长强、大包三穴，分在躯干部，其余十二经的十二络穴，都是分布在手足腕踝关节之上，在经脉的表里之间，起着互为沟通联络的作用，并有特殊的治疗功效。所谓“观二十七之经络，一一明辨”，就是说，经络在生理活动上，可以使人体内外上下保持着平衡和协调。当脏腑有病时，在经络循行通路上，也会反映出种种类型的病理现象，可作为诊断和治疗的依据。所以针灸要获得理想的疗效，必须将经络的通路及其主治作用，逐一深入观察，分辨清楚。这样就可能做到所谓“据四百四之疾症，件件皆除”，意思是根据古人的归纳，人身主要病症约有四百四种之多，虽是千态万变，但针灸治病的范围很广，只要明确了经络系统，掌握了阴阳、五行、脏腑、营卫、气血，以及经穴的主治作用等，局部或循经取穴，在临证上往往能够发挥高度的疗能，而消除多种多样的疾患。

如上所述，以经络系统为基础的针灸疗法，治病范围既广，倘能普及，对人民的医疗保健事业，有着极大的作用。即所谓“故得夭枉都无，跻斯民于寿域”。跻，与登同。意思是说，到处有了这些经济简便的治病工具，随时随地能进行治疗，不但可要求做到了没有因病短命而死的人，更没有因失于救治的枉死者，完成了向疾病作斗争的任务，也就可以使人人得到了同登寿域的保障。另一方面，搞通了经络学说，掌握处方取穴的规律，从不断的实践中，也就可以将古代博大精深的医学理论，发扬光大起来，即所谓“几微已判，彰往古之玄书”。几微，是形容近乎微妙的道理，如经络学说、阴阳五行、营卫气血等。判，是分析明白。玄书，指古代医籍所记载深奥的理论体系，及不易理解的术语之类。彰，将隐晦者使其明显，发扬光大，成为实用的意思。



**抑又闻心胸病，求掌后之大陵；肩背患，责肘前之三里。**

大陵，部位在掌后腕横纹正中，两筋间陷中，是手厥阴心包经的输土穴；阴经以输代原，亦为该经的原穴。由于心包经的循行，起于胸中，向下过横膈膜，联络止、中、下三焦，而心包络又是心的外卫，和心有密切的关系，因此，凡心经的一切证候，都可以取用心包经的穴位进行治疗。“心胸病，求掌后之大陵”，就是因为大陵属于原穴，是本经的代表穴，有特别强的反应之故。这里所说的心胸病，范围甚广，其中包括：心热证如心中烦热，不能睡眠，或谵语如狂，喜笑不休，或胸部热闷，痛如针刺等；心虚证如惊惕不安，心悸怔忡，心中似嘈似饥，或心下暴痛，或胁下与腰背相引疼痛等。大陵是原穴，可补可泻，所以能成为治疗各种心胸病的要穴。它具有统治一切癫狂病的功效，把它列为十三鬼穴之一，也就是这个原因。

肘前之三里，就是位于前臂桡侧之上，当外肘部曲池穴下方二寸所在的手三里穴，属于手阳明大肠经。大肠经的循行，自手至头，其中要经过肘外侧，再从上臂外侧前缘，上至唇部，走到脊柱骨之上，和诸阳经会合于大椎。所以如有肩背痛、肩前臑痛等症，也包括在大肠经的主治范围之内。但根据文献总结，治疗本病的穴位，除局部取用肩髃穴之外，可用作间接刺激者，却是很少。“肩背患，责肘前之三里”，就是说明手三里穴，从古人的经验中，特别认为它有主治肩背疾患的疗效。如单以大肠经穴位分布的情况来说，自阳溪到曲池穴之间，即腕外上侧至肘外上侧的一段中，共有偏历、温溜、下廉、上廉、手三里等五穴，手三里也就是这段中最后的一穴，由此将脉气贯通到肘外侧，而进入曲池穴，所以手三里承前启后，通过了曲池穴，它的治疗范围能远达颈项肩背，不论麻痹疼痛等疾患，皆可取用。此外，一般在临床上，只知道足三里是一个要穴（别名鬼邪），可是手三里也有它独到的作用（别名亦称鬼邪），本条指出了“肩背患，责肘前之三里”，要责成它担负治肩背的任务，也就是重点说明手三里有此特殊的功效。



**冷痹肾败，取足阳明之土；连脐腹痛，泻足少阴之水。**

足阳明之土，足少阴之水，都是孔穴的代名词，是根据井、荥、输、经、合所分配的五行而来的。任何阴经的合穴，皆属水，阳经的合穴，皆属土。足阳明胃经的合土穴，就是足三里，足少阴肾经的合水穴，就是阴谷。

冷痹肾败，即冷风湿痹，因感受寒湿，而出现骨疼、腰痛等属于肾气不足的病变。腰是肾脏的外廓，骨也属肾所主，当肾脏有病时，往往能影响到腰与骨。所谓冷痹肾败的证候，例如《素问·至真要大论》的湿淫所胜之类，其中有较具体的描述："胕肿，骨痛阴痹，阴痹者，按之不得，腰脊头项痛，时眩，大便难，阴气不用，饥不欲食，欬唾则有血，心如悬，病本于肾。"这些水为土克的症状，如胕肿、骨痛、腰痛、善饥不欲食等，其实也属于足三里穴治疗范围之内的。所谓取足阳明之土，就是灸足三里穴，以土穴治属土的湿邪，作为化湿、祛湿为主的一种治本疗法。

连脐腹痛，是属于寒邪积聚的寒疝腹痛之类。《素问·长刺节论》说："病在少腹，腹痛，不得大小便，病名曰疝，得之寒。"《金匮要略》说："……寒疝绕脐痛，若发则自汗出，手足厥逆。""夫瘦人绕脐痛，必有风冷。"由此可见，绕脐腹痛的症状，主要是肝、肾二经为寒邪所袭的病变。因为肝经的分布，环阴器，抵少腹；肾经是上股内后廉，贯脊属肾。所以取用肾经的阴谷穴，就是基于经络系统的治本疗法。阴谷，在膝腘横纹之内侧，是水经中的水穴，有统治肾经各种疾患的重要作用。肾水是肝木之母，阴谷穴也就可适用于肝经的病。特别是治疗腹痛，文献记载很多，如《甲乙经》曰：寒热少腹偏肿，少腹急引阴痛及脚内廉；《千金方》曰：腹胀胃脘暴痛，及腹积聚，肌肉痛等，都可由阴谷主治。从上述连脐腹痛的病因来说，阴谷穴所适宜治疗的，是属寒的一类，将它作为泻除寒邪之用，功效更为显著。



**脊间心后者，针中渚而立痊，胁下肋边者，刺阳陵而即止。**

本条举出手少阳、足少阳输穴与合穴的主治作用，来说明肘膝关节以下的穴位，在远距离取穴的特殊疗效。

中渚，在第四、第五掌骨间中央处，是手少阳三焦经的输穴。俞，古作输，即负有转输脉气的重要作用的穴位。三焦经的循行，自指端上至肩部，入锁骨上窠，分布于两乳当中的膻中部，散络于心包，再过横膈膜而依次属于上、中、下三焦。三焦是内脏的外腑，其中每一部分，都包藏着一定的脏器。上焦为心肺的外廓，它所出现的证候，也就是心、肺两脏的病变。在三焦经的许多穴位中，特别是腕关节以下的关冲、液门、中渚、阳池等穴，是治疗上焦病的要穴。“脊间心后者，针中渚而立痊”，就是指心病症状中的心与背相引而痛、心痛彻背、背痛彻心，以及肺病证候中的肩背疼痛之类，取用中渚远距离穴位，起着刺激反射作用，可以获得显著的疗效。所以在许多针灸歌赋中，根据各人的心得，莫不异口同声地指出它的妙用。例如《席弘赋》说：“久患伤寒肩背痛，但针中渚得其宜。”《胜玉歌》曰：“髀疼背痛中渚泻。”《肘后歌》曰：“肩背诸疾中渚下。”《太乙歌》曰：“久患腰疼背髀劳，但寻中渚穴中调。”

阳陵泉，在腓骨小头之前下部，是足少阳胆经的合穴，也是著名八会穴之一的筋会，可统治一切筋病和肝胆的各种疾患。因为胆经自头至足地循行着，其中在躯干部的，有一支线自锁骨上窝向下走胸中，过横膈膜，联络肝脏，入属于胆，循行胁里；它直行的脉，从锁骨上窝向下沿胸部过季胁。胆与肝相为表里，肝经的分布，自足上行，联络于胆，过横膈膜，散布于胁肋部，“胁下肋边者，刺阳陵而即止”，就是根据经络系统循经取穴的一种远道针法。所以凡胁下肋边各病，包括胸胁痛、胸胁支满、腋肿、胁下痛胀、胁肋疼痛等症。在经络所通，以及上病下取的疗法中，阳陵泉是不可少的要穴，即所谓“刺阳陵而即止”。临床证明，阳陵泉配支沟治胁肋疼痛，效果确甚显著。



**头项痛，拟后溪以安然；腰脚疼，在委中而已矣。**

本条与上条的意义相同，列举了手太阳、足太阳输穴与合穴的主治作用，进一步来说明肘膝关节以下的穴位，根据经络系统，运用在远道针法中的功效。

后溪是手太阳小肠经的输穴。小肠经的分布，自手至头，其中须经过肩后骨缝处，绕行肩胛，再回上交于靠近颈项的肩上，入锁骨窠部；从这里分出支线，循着颈部上行面颊；另一支线，最后和足太阳膀胱经相衔接。膀胱经的循行，从脑顶经颈项下行至足。由于手足太阳经脉互通的关系，头项痛的症状，也是本经脉病变的特征。“头项痛，拟后溪以安然”，就是发挥循经取穴的疗效。但治疗本病，为什么偏要在这两经中选取后溪穴？主要因为在奇经八脉之中，后溪有和督脉直接相通的关系。督脉的分布，有自上至下的一条。《素问·骨空论》说：“督脉者……与太阳起于目内眦，上额交巅：上入络脑，还出别下项，循肩髆内侠脊抵腰中……”由此可知，后溪穴兼与循行在头项的督脉相通，所以对一切由于风寒湿热而使血行郁滞所引起的头项痛，或项强不能回顾等各种头项病，以后溪为主穴，都有显著的效果。

委中，是足太阳膀胱经的合穴。膀胱经的分布，自头至足，其中夹行于脊柱的两旁，直达腰部，深入沿膂内联络着肾脏；另从腰部分出一支脉，夹脊柱穿过臀部，直下入膝弯的腘窝中，委中穴就是在膝腘窝横纹之正中。因此，从经络所通的作用上，要治疗腰脚疼痛，它就是一个著名的有效穴。即所谓“腰脚疼，在委中而已矣”（已，是症状消除的意思）。但是腰痛的原因很多，又有肾虚、瘀血、痰积、闪挫，或风湿、寒湿、湿热等的不同。委中因属泄热而可以放血的穴位，它所主治的腰脚痛，大都偏重于风湿或湿热之类。风湿所致的证候是：腰部重痛，不能转侧，或痛无定处，牵引腿足，或兼有寒热等症；湿热所致的证候是：腰部疼痛沉重，小便赤涩，或兼有发热口渴等症。凡此种种，都可以针泻委中穴，能收显著的疗效。《素问·刺腰痛》篇另有指出一种症状说：“腰痛侠脊而痛至头，几几然，目䀮䀮，欲僵仆，刺足太阳郄中（委中）出血。”像这种腰痛，从脊柱两侧上连头部，颈项强急，两目昏花欲仆，较为严重的症状，即当在委中四围静脉上采用放血的疗法。因此也说明了委中所主治的腰脚疼痛，最适宜于实证，只可针泻或放血，绝对禁用灸治，这是针医在临床上所公认的。

**夫用针之士，于此理苟能明焉，收祛邪之功，而在乎捻指。**

本条各句，是本篇的结语。说明全篇所列举的许多治例，其中包括局部取穴、邻近取穴、循经取穴、上病下取、下病上取，经络所通，穴位的主治作用，以及从阴阳表里、虚实寒热、标本等方面，各种不同的治法，都可作为临床诊断和治疗的依据。由于本篇的内容，含义深长，贯穿了古代医学的理论体系，是相当错综复杂的。所以最后指出了“用针之士，于此理苟能明焉”，认为用针的医者，倘能深入研究，将这些复杂的理论，分析清楚，然后运用在临床上，它的作用甚大。

捻指：是对指与针的捻而言。盖针医运针，非有充实的指力不为功，以指力的强弱和捻运的敏钝，在临床上有着极为重要的关系。如果指力强，则进针迅速，刺痛减少，甚至痛觉全无；捻运熟，则针刺的穴位，易于得气，就觉痠重，局部的感应亦较强，而扩散范围亦更远。这样，针术的疗效，也因之而更显著了。所以说：“收祛邪之功，而在乎捻指”，意即在此。



《通玄指要赋》辨证取穴表

头面五官疾患

头疼不忍——丝竹空

头晕目眩——风池

脑昏目赤——攒竹

目昏不见——二间

眵𥆧冷泪——头临泣

眼痛——合谷

目疾——行间

耳闭——听会

鼻窒无闻——迎香

牙齿痛——太溪

颈项疾患

头项强——承浆

头项痛——后溪

风伤项急——风府

胸腹疾患

胸结身黄——涌泉

胸满血膨——期门

心胸病——大陵

胁下肋边——阳陵泉

胃翻心痛——劳宫

腹膨而胀——内庭

连脐腹痛——阴谷

腰背疾患

肩背病——手三里

脊膂强痛——人中

脊间心后——中渚

腰疼——肾俞

腰脚疼——委中

四肢疾患

两肘拘挛——曲池

肘疼筋紧——尺泽

两臂难任——肩井

股膝疼——阴市

膝肿——行间

腿痛——环跳

转筋——承山

脚腕痛——昆仑

行步难移——太冲

四肢懈惰——照海

其他疾患

心性呆痴——神门

癫痫——后溪

黄疸——腕骨

疟疾——间使

尸厥——中极

五劳羸瘦——足三里

咳嗽寒痰——列缺

气冲——太白

痹肾败——足三里

肾热病——然谷

水道不通——阴陵泉

七疝偏坠——大敦

泻死胎——三阴交

# 三、玉　龙　赋

**简介**　本篇是总辑《玉龙歌》的要旨而成，《玉龙歌》为宋代杨氏所作。元代王国瑞所编撰的《扁鹊神应针灸玉龙经》，首先将此歌搜录在内，托名扁鹊所授，从此乃得以广为流传。考玉龙二字的意思，有好几种解释，例如唐末罗隐诗曰："玉龙无主渡头寒"，将它作为笛名；元代吴澄诗曰："云松偃蹇玉龙寒"，将它比喻为雪。当然这都不是《玉龙歌》定名的由来。但另据唐代段成式《酉阳杂俎》载："杨光欣获玉龙一枚，长一尺二寸，雕镂精妙，不似人作。"将这段记载联系了《玉龙歌》命名的含义，比较吻合。选用玉龙二字，大致是用来强调该歌内容之不易多得，及所选各穴主治作用的神妙。而玉龙的长度是一尺二寸，该歌恰恰选录了一百二十个穴位。由此也可理解《玉龙歌》的命名的来由了。《玉龙赋》即是脱胎于《玉龙歌》，撷取了它的精华，编成赋的体例，不但更易于记诵，而且所介绍的范围很广，对于一般疾病，采用针灸治疗，几乎都已概括地作了说明。其中处方取穴的规律，又多是疗效卓越，切合实用的。历代以来，本赋素被推崇为富有指导性的针灸文献之一，直到现在，临证取穴时，大多也不出这个范围，灵活运用，作为治疗的准绳。



**夫参博以为要，辑简而舍烦，总玉龙以成赋，信金针以获安。**

参博为要，辑简舍烦，是说明编撰《玉龙赋》的写作方式。因为本赋是脱胎于《玉龙歌》而来的，《玉龙歌》虽是前人的经验结晶，总结了许多疗法和有效穴位，内容丰富，但原歌的文句冗长繁复，牵着面又很广，为了适应需要，所以选辑了它的精华，参博为要，舍烦从简，将歌的句子，改成为赋的体例，使可更易记诵，得以普遍地在临床实践中结合应用，从而提高患者对于金针治病的认识，使之在医疗保健事业上发挥更大的作用。所以说："总玉龙以成赋，信金针以获安"。

**原夫卒暴中风，顶门百会；脚气连延，里绝三交。**

"卒暴中风"的症状，是突然发作，昏倒不省人事，兼有半身瘫痪；或半身不遂，痰涎上壅，呼吸迫促；或口眼㖞斜，语言謇涩便溺不觉等。古人认为本病是风邪所引起的，故称中风。按症状深浅的不同，又分为真中、类中、中经络、中血脉、中脏腑的区别。其中大多为针灸适应证，但必须分辨闭证与脱证，治法是大不相同的。凡神昏不语、痰涎涌塞、两手握固、牙关紧急、面赤气粗，或二便闭塞者，属于闭证；如知觉丧失、口开手撒、汗出如珠、二便失禁、肢体厥冷者，属于脱证。一般地说，中风闭证，里有实热者，在头部取穴时，仅宜针治，不适用灸法；脱证，则应以灸治为主。"卒暴中风，顶门百会"，就是说明在头部的两个要穴，对于中风的主治作用。百会，位于颅顶中央，属于督脉，也是督脉、足太阳膀胱经、手少阳三焦经、足少阳胆经、足厥阴肝经五条经脉的会穴，所以它的别名叫做三阳五会。其治疗范围很广，可针可灸，有直达脑部以苏脑的功效。顶门，即督脉总会穴，部位在前头骨与颅顶缝合部，属于禁针穴，仅宜灸治，通常用作治疗颜面苍白、脑虚冷痛、头风肿痛、血虚眩晕、风痫、昏迷不省人事等症，有强壮兴奋的功效。由此可见，取顶门、百会二穴，所主治的"卒暴中风"，是属于脱证之类，以挽回虚脱为主。临床应用对病情严重者，甚至在百会施灸可不计壮数，以苏醒为度。至于属实热的闭证，在百会穴虽可沿皮进针施行刺法，但在宜灸不宜针的顶门穴，当然就不适用了，这是必须辨明的。

连延，是连带延续的意思。这里所说的脚气，不是由于湿邪病从脚起的湿脚气病而言，从本篇先是偏重于头面部诸病的编写顺序来说，可见本条所说脚气连延的意思，是承上“卒暴中风”之句，以脚气二字来形容中风后遗症——下肢麻痹的症状。里，就是足阳明胃经的足三里穴。绝，是绝骨，也就是足少阳胆经悬钟穴的别名。三交，即足太阴脾经的三阴交穴。古人认为中风病的主因，不外是体弱气衰而感受风邪，或五脏阴虚及痰火而起的内风等所致。尤其是肝、脾、肾三经的病变，都能影响到肢体。因为肝主筋，肾主骨，脾主肌肉，肝藏血，肾藏精，脾统血，精血枯槁，失去滋养，就会出现筋骨偏废而不用的现象。因此，取用里、绝、三交各穴相配合，来治疗中风后遗症的下肢麻痹，一方面是按部取穴，一方面也是治本的疗法。因为足三里穴，可以补中益气，增强脾胃运化的功能；三阴交属于脾经，是肝、脾、肾三经的交会穴，有旺盛血行，补养三阴虚损的功效；绝骨的部位，与三阴交相对，是著名八个会穴之中的髓会，统治一切髓病，脑为髓之海，它与中风病有密切的关联，所以绝骨穴可治脑病之外，对于骨痿髓虚，难以步履的下肢疾患，特别有濡阳营络的显著功效。一般地说，中风后遗症属于下肢麻痹者，治愈较易，上述三穴，也确是常用的有效穴位，如再配环跳、风市、阳陵泉、昆仑等穴，则收效尤佳。



**头风鼻渊，上星可用；耳聋腮肿，听会偏高。**

头风，即病程较久，时发时愈，起伏不一的习惯性头痛。鼻渊，即鼻膜炎肿，流出浊涕黄稠如脓，大多兼有头痛、恶寒、发热等症状。上星，属于督脉，部位在前头骨之上方，鼻尖直上，入发际一寸之处，是著名的十三鬼穴之一，有宣泄诸阳热气的功效，也是治疗头目及各种鼻病的要穴。但头痛的部位各有不同，在局部取穴中针刺上星穴，根据穴位所在，如属于前额痛者，尤为适宜。治鼻渊如属于风寒化热所引起的，用它来清热，收效更速。《玉龙歌》说：“鼻流浊涕名鼻渊，先泻后补疾可痊；若是头风并眼痛，上星穴内刺无偏。”这里所谓先泻后补的操作手法，就是阴中隐阳的古法。针刺上星穴时，针尖沿皮向下方刺二三分，即进行旋捻手法，得气后，将针略退出，再继续行旋捻手法，用以增强疗效。

听会，在颧骨弓与下颌关节窝之际，属于足少阳胆经。从它的穴名和所在部位来说，就不难想见是治疗耳病的要穴。耳病的类别很多，主要的是耳聋、耳鸣，轻则重听，重则绝无所闻，完全失去听觉。此外在耳病中有壅塞胀痛的耳耵；有肝风郁滞致耳中生疮流脓；有因风相搏耳中结块；有因肾虚浮毒上攻，耳中痒不可耐，直致出血略愈的耳痒病等。“耳聋腮肿，听会偏高”，就是指一切耳聋包括厥聋、风聋、劳聋、虚聋、湿聋、暴聋等，以及由耳病所引起的腮部红肿疼痛之类。取用听会穴，作局部的直接刺激，只要没有器质性的病变，鼓膜正常，一般都可以发挥疗能，以泄除肝胆的风热上攻，恢复听觉，止痛消肿。由于效果的显著，所以临床上治疗各种耳病，它是往往必不可少的要穴。《玉龙歌》说：“耳聋之症不闻声，痛痒蝉鸣不快情；红肿生疮须用泻，宜从听会用针行”。



**攒竹头维，治目疼头痛；乳根俞府，疗气嗽痰哮**。

攒竹，在眉之内端，属于足太阳膀胱经。膀胱经的循行，起于眼内角，向上过额部，交会于脑顶。所以攒竹的别名叫做明光、夜光、始光。本穴主治一切目疾的要穴，兼能治疗头痛。头维，在额角发际，当前头骨与颅顶骨之缝合部，属于足阳明胃经，也是胃经与起于眼外角的足少阳胆经的会穴。因此，它是治疗偏正头痛不可少的穴位，也能主治目疾。

“攒竹头维，治目疼头痛”，分开来说，这两个穴位，可以专治目疼，亦可专治头痛。关于头痛方面，如属于风热外干、痰湿内郁之类，根据二穴所在的部位，在施行直接刺法时，攒竹治疗眉棱骨痛、前额痛；头维治疗偏头痛。但目疼、头痛也可能成为合并出现的症状，例如临床上常有遇到的一种头痛症，其疼痛部位，由上眼睑、前额或上至颅顶，连及眼窝、眼球、鼻尖、鼻腔等处。类似这种病，在局部疗法中，同时取攒竹、头维二穴，并用置针术，往往可以迅速地缓解疼痛。《玉龙歌》说："眉间疼痛苦难当，攒竹沿皮刺不妨，若是眼昏皆可治，更针头维即安康。"这里所谓攒竹沿皮刺不妨的意思，即在施术时须挤起眉端的肌皮，从眉端横针而入，不进肌肉沿皮刺入的手法。

气嗽痰哮，是咳逆、上气、呼吸迫促，喉头发出如鼾如吼的痰声，也就是哮喘病的主征。本病的原因很多，大致不外是痰热内郁，风寒外束，有阴虚、阳虚、水气乘肺、肺虚夹寒、肺实夹热，或惊忧气郁，或胃络不和，或肾气虚损等所致。《景岳全书》对于多痰的原因，更有较具体的分析说："……多痰者，悉由中虚而然。夫痰即水也，其本在肾，其标在脾。在肾者，以水不归源，水泛为痰也。在脾者，以饮食不化，土不制水也"。由此不难理解，取用足阳明胃经的乳根穴，足少阴肾经的俞府穴，治疗气嗽痰哮，就是增强脾胃与肾气的治本疗法。另一方面，因为治疗哮喘病，一般都适宜直接在胸部或背部取穴。乳根穴，在前胸部第五肋间，乳房直下心尖之部。俞府穴的部位，在胸骨之旁，锁骨与第一肋软骨附着部之间。所以根据胃络不和及肾气虚损的病因，标本兼顾，特别取用这两个胃经与肾经在胸部的穴位，相互配合，便能够发挥强心健脾、补肺益肾、化痰定喘的功效。但治疗本病，必须掌握虚、实、寒、热，以及病程的新久、患者体质的强弱等方面，灵活运用。除了属热、属实者可用针治外，虚寒宜温，应以灸治为主。但必须特别注意的是足阳明胃经自膺窗穴到乳根穴的部位，在胸的左侧皆为心脏部，切不可深针；灸亦不可多。《玉龙歌》说："吼喘之症嗽痰多，若用金针疾自和，俞府乳根一样刺，气喘风痰渐渐磨。”

**风市阴市，驱腿脚之乏力；阴陵阳陵，除膝肿之难熬。**

腿脚乏力，是一种由于感受风寒湿邪所引起的股膝麻痹、足不能提的症状。本病的主征是，直立时大腿不能提起，坐卧时起立困难，下腿不能屈伸，行步难移。取风市、阴市二穴，就是以祛风寒为主的局部疗法。风市，在大腿外侧正中线上之中部，属于足少阳胆经，为主治一切风痹冷痛的要穴。阴市，在大腿前侧之下约四分之一处，属于足阳明胃经，是专用于祛除腰股膝足寒湿的要穴。所以从穴位的作用，及按部取穴的原则来说，取此二穴治疗寒湿所致的腿脚乏力，疗效都很显著。但根据上述病因，可针后加灸，或专用灸法。《玉龙歌》说：“膝腿无力身立难，原因风湿致伤残；倘知二市穴能灸，步履悠然渐自安”（按前篇《通玄指要赋》，有“股膝疼，阴市能医”之句，可参阅该句注释）。

膝肿，就是指鹤膝风，亦即膝关节炎的症状。本病在膝关节周围，发生灼热肿胀，剧烈疼痛，运动障碍，屈伸不得，上下腿肌肉萎缩枯细，膝关节肿大，成为畸形，状如鹤膝而得名。取用足太阴脾经的阴陵泉，足少阳胆经的阳陵泉，两相配合，确是治疗本病的特效穴。从按部取穴的作用来说，阴陵泉的部位，在膝下胫骨内踝的后下方，缝匠肌停止部；阳陵泉的部位，在膝下胫骨尽处，腓骨小头的前下方凹陷处。所以在局部疗法中，不但有其特殊的价值，且本病的原因，多数认为是三阴亏损，或风寒湿热侵袭所致，从治本的意义上来讲，阴陵泉具有清脾热、化湿、通阳行痹、散寒镇痛的功效，其治疗范围之广，往往可与脾经的三阴交穴相提并论。阳陵泉，是八会穴之一的筋会，统治一切筋病，特别是运动障碍，屈伸不得的各种下肢疾患，要祛除风寒湿热，舒筋活络，几非此穴不可。由于阴陵泉和阳陵泉的部位是相对的，针灸这两个穴位，标本兼顾，来治疗膝肿难熬的关节病，当然更有相得益彰之妙。《玉龙歌》说："膝盖红肿鹤膝风，阳陵二穴亦堪攻；阴陵针透尤收效，红肿全消见异功。"针透，是指阴陵泉进针时，可直透阳陵泉，但这种透针法，必须具有熟练针法与临床经验，才能掌握运用的。

**二白医痔漏，间使剿疟疾。**

二白，是经外奇穴，部位在掌后大陵穴直上四寸，郄门穴的两侧各二分，两手共四穴。痔漏病的主症是肛门周围红肿疼痛，瘙痒发胀，或生小核，时有脓水样分泌物流出，或兼有血水。正如《玉龙歌》所说："痔漏之疾亦可憎，表里急重最难禁，或痛或痒或下血，二白穴在掌后寻。"这就是说明对于痔漏的治疗，取用二白穴，具有消除肿痒及止漏的功效。早年承淡安曾有临床实践经验的报道说："痔疾肛门肿起，痛痒难忍，针两手二白穴。各刺七分深，微捻之约五分钟，觉一股紧瘦之气，直达肛门；又历一分钟许，痛痒即止，立时出针，翌日肿消如常。"可供参考。但对于久病有衰弱现象者，仍当酌选配穴，兼作强壮疗法，则收效更佳。



"间使剿疟疾"的意义，在前篇《通玄指要赋》内，有"疟生寒热兮，仗间使以扶持"之句，已作注释，在此不再赘述。

**大敦去疝气，膏肓补虚劳。**

大敦，属于足厥阴肝经，是主治一切疝病的要穴。它的治疗作用，可参阅前注《通玄指要赋》"稽夫大敦去七疝之偏坠"之句。

膏肓，在第四、第五胸椎间外开三寸，第四肋间，属于足太阳膀胱经，是主治各种虚劳病，及一切慢性疾患的要穴。在历代针灸文献中，对于它的卓越功效，莫不一致推崇，例如《类经图翼》所说："膏肓主治百病，无所不疗。"凡属虚羸瘦损，五劳七伤诸病，梦遗失精，上气欬逆，痰火发狂、健忘，胎前产后等症，都在它的主治范围之内。古人认为：膏，是脏腑的膏膜；肓，是肠胃的募原。人体若脏腑调和，气血充实，溢于外，则皮肉膏肥，余于内，则膏肓丰满，这种丰满有余的现象，直接与膏肓穴有着联系，能表现出一定的反应，所以定名为膏肓俞。对身体虚弱，肌肉瘦薄的患者，在该穴施灸，可使阳气旺盛，起到强壮的作用。正如汪省之说："膏肓神明所居，或为邪干，则脂膏销铄，肓膜瘦薄，灸之而病获安者，以三焦主气，为诸阳之府，气病则阳虚，而阴不得相附，膏肓在三焦部分，气之所聚，而行于诸阳，宜其主于气病也。"但虚劳大多属于慢性病，适宜长期治疗，灸膏肓穴之外，并需根据其病因，酌选配穴。同时还有一点需要注意的，灸膏肓穴之后，必须加灸足三里穴，使之引火下降，以免发生目赤、喉肿等火郁于上的现象。

**天井治瘰疬瘾疹，神门治呆痴笑咷。**

瘰疬，是一种常见的慢性顽固病。发病的部位，多在颈项，或耳前后连及颐颔，下连缺盆，或在肩上，或延窜胸前及胸之侧，下连两胁，一疬未消，一疬又起，未几又溃，流脓流血，臭秽不堪。瘾疹，俗称风斑、风疹块，亦即现代所称之荨麻疹。本病的特征，为突然发生剧烈瘙痒，周身有赤色或淡赤色的硬疹隆起，随起随消，来也速，退也快，不遗留任何瘢痕。正如《金匮要略·中风历节病脉证并治》所说："……邪气中经，则身痒而瘾疹"。

"天井治瘰疬瘾疹"，是根据经络系统，宣导气血的治本疗法。天井，是手少阳三焦经的合土穴，三焦属相火，穴属土，土为火所生，亦称为该经的子穴。实者泻其子，凡本经的实证和热证，都可作为泄热之用。由于瘰疬的原因，古人认为多数是属于虚损，郁火邪热，滞于经络，遂使筋缩结核发而为疬，连绵如贯珠者，即名瘰疬，多属于少阳经病。例如《金匮要略·血痹虚劳病脉证并治》说："马刀侠瘿（按：即瘰疬之古名）皆虚劳得之。"《外台秘要》也说："肝肾虚热则生疬。"金代张元素更明确地说："瘰疬不系膏粱丹毒之变，总因虚劳气郁热盛所致。"像这样由虚劳形成气血郁滞，血虚生热，而有火盛血热的现象，所以取相火的三焦经的子穴天井，利用其泄热的功效，就成为治疗本病必要的穴位。至于以奇痒为特征的瘾疹，其原因不外是内有血热，外感风湿所致。热与痒多属阳证，治当清热泻火凉血为主，所以针泻天井穴，也为了这种需要。所以《类经图翼》说："天井穴泻一切瘰疬疮肿瘾疹"。

取天井穴治疗瘰疬，从经络系统上来看，另有一种重要的作用。因为生瘰疬的部位，多在耳下，缺盆、肩上，胁下等处，大多属于手少阳三焦经、足少阳胆经二经分布的所在。《灵枢经·经脉》篇更明白地指出，马刀侠瘿（瘰疬）是胆经"所生病"之一。三焦与胆经手足少阳，是直接互通的。在三焦经子穴天井泄热，通经络，调气血，疗效能直接影响到胆经，因而它就成为治瘰疬的一个要穴。但本病非常顽固，自需长时期治疗，并随症酌选配穴助治。如风池、肩髃、曲池、手三里、支沟、足临泣；另灸肩髃、肘尖，左患灸右、右患灸左。



"神门治呆痴笑咷"，按前篇《通玄指要赋》有"神门去心性之呆痴"句，已作注释，在此不再赘述。

**咳嗽风痰，太渊列缺宜刺；尫羸喘促，璇玑气海当知。**

咳嗽风痰，是指外感风寒引起咳嗽而多痰浊的症状。《素问·咳论》说："皮毛者肺之合。"说明肌表皮肤与肺脏有着密切的关系。若风寒乘于肌表，毛孔闭塞，则肺气不宣，就会出现咳嗽喘满等现象。所以治疗本病，大都注重手太阴肺经取穴。太渊，是肺经的输土穴，亦称原穴，是该经中显现三焦原气最强的所在。肺属金，穴属土，土为金之母，也称为该经的母穴，凡一切肺虚的证候，虚者补其母，都适宜取用此穴，特别是肺脏虚弱为风寒所袭的感冒咳嗽之类，要散邪清肺，它的作用更大。列缺，是肺经的络穴，联络着肺与大肠的表里关系，有疏风散寒解表的功效。所以取太渊、列缺二穴，一般对于外感发热、无汗、咳嗽、气喘等症状，往往可借以宣通肺气，解表发汗，祛邪从皮毛外出，汗出表解之后，咳嗽的症状自可随之消失。同时因太渊属于土穴，土是联系了脾胃，又有补中气的作用，倘感冒咳嗽兼有呕吐者，太渊穴则更不可少。

尪羸，音汪雷，瘦弱的意思。喘促，是呼吸困难、气出急促的现象。“尪羸喘促，璇玑气海当知”，是泛指久年不愈，或虚损瘦弱而有喘急、呼吸困难的症状者，取任脉的璇玑、气海二穴，有平气定喘的功效。任脉的分布，起于中极以下，从脐下直向上行至咽喉部，其中的璇玑穴，位于胸骨柄之前面，胸骨柄端陷凹中，所以它能够主治胸胁满痛，喉痹咽肿，也是治咳逆上气，喘不能言的有效穴。气海，在脐下一寸五分之处，顾名思义，为主治气病的要穴。凡脏虚气惫，一切真气不足，久疾不瘥者，都必须取用此穴，有特殊的功效。尤其是身体衰弱，属于虚证的喘促、欬逆、上气等，在气海穴施灸，往往就可以获得降逆平气而定喘的效果。《玉龙歌》说：“气喘急急不得眠，何当日夜苦忧煎，若得璇玑针泻动，更取气海自然安。”



**期门大敦，能治坚痃疝气；劳宫大陵，可疗心闷疮痍。**

坚痃，坚实的痃癖，即腹中结块之类。疝，泛指腹痛，按其腹部高凸不平，有如山陵起伏，故名。坚痃疝气，是形容腹内有块攻冲，游走无定，痛引心胸的症状。例如《金匮要略》所指出的寒疝腹痛：“心胸大寒痛，呕不能食，腹中寒，上冲皮起，出见（与现通）有头足，上下痛而不可触近。”这也说明了本病的原因是寒邪，主症是心胸腹部疼痛，特征是“上冲皮起，出见有头足”。取用期门、大敦二穴治疗本病，是局部与远隔相配合的有效疗法。期门，在第九肋软骨与第八肋软骨接合部之下际，是足厥阴肝经最终的一穴，为肝、脾、阴维脉三脉之会，也是肝之募穴。临床应用，如胸胁满痛，奔豚上下腹坚，呕酸，饮食不下，以及各种痃癖、积聚、癥瘕结块等症，都在它的主治范围之内。大敦，在𧿹趾之内侧爪甲根部，是肝经的第一穴，肝经由此沿足背上行，相交环绕阴器，再至少腹部，又上行散布于胁肋部。在远道针法中，大敦具有疏泄肝气，使之下行以缓解疼痛的作用，素来是主治一切疝病，睾丸偏坠，及腹部疼痛的特效穴。所以大敦与期门相互配合，上下呼应，来治疗坚痃疝气，就更可发挥散结、行气、疏肝、祛寒、止痛的疗能。但本病的主因为寒邪，二穴都适用灸治为主。

劳宫，在手掌的中央，第二、第三掌骨间，是属于相火的手厥阴心包经的荥火穴，称为火经中的火穴。大陵，在腕横纹正中，两筋间陷凹中，是心包经的输土穴，经属火，穴属土，土为火所生，亦称为该经的子穴，而阴经以输代原，它也就是该经的原穴。凡心经和心包经的一切热证，这两个穴位，特别具有清热泻火的功效。“劳宫大陵，可疗心闷疮痍”（痍，是创伤的意思），所谓心中烦闷的现象，与各种疮疡的形成，主要都是心火的病，以火旺内热，津液消铄，烦闷由是而生，而火郁、气郁，热极生风的风热之类，也都是一般疮疡的发病原因。劳宫、大陵既是清泻一切心热郁火的要穴，所以用它来治疗心闷疮痍，就是一种治本的疗法。其中开郁宁神的显著效果，古人将此二穴都列入统治一切癫狂病的十三鬼穴之内，也就是这个原因。但根据病候与经络表里的关联，劳宫、大陵所主治的疮疡，其发病部位，都属于上部或中部。一般地说，由风温风热所致者，都生于头面、颈项部，气郁、火郁者，都生于胸、腹、腰、背等处。至于心开窍于舌，舌为心苗，如口舌生疮，以及生在手心邻近穴位的疮疡等，从经络所通和局部疗法的作用来说，更非此二穴不可了。

**心悸虚烦刺三里，时疫痎疟寻后溪。**

心悸虚烦，是虚劳病中常见的现象。患者时觉惊恐不安，在动作或闻到响声时，即感心跳加速，睡后亦多恶梦，易于惊醒。同时往往因不能入睡，引起烦躁内热，辗转反侧而失眠。在治疗方面，一般应以养心安神为主，取用足阳明胃经的足三里穴，是偏重于健脾养胃方面的治本疗法。因为营养失调，长期疲劳过度，是心悸虚烦症的主因之一；而招致本病之后，也必将出现食欲不振，消化不良，使精神日益委靡。足三里穴是补中益气，促进营养的要穴，兼有清热除烦的功效。只要中气振作，气血调和，各种虚劳的症状，自易逐渐改善。所以治疗一切虚劳症，足三里常是不可少的穴位。

时疫痎疟，这一种流行性的疟疾，古人亦称疫疟，认为是感受时行不正之气，致寒热往来，一日发作二三次或一次不等。《时病论》说："疫疟……寒轻热重，口渴有汗，大概沿门合境，长幼相似。"治疗本病，取用手太阳小肠经的输穴后溪，因它是火经中的木穴，亦为小肠经的母穴，具有清热解表的功效，所以是截疟的要穴之一。《玉龙歌》说："时行疟疾最难禁，穴法原来未审明，若把后溪穴寻得，多加艾火即时轻。"这里所谓多加艾火，就是针后加灸的意思，与上述寒轻热重的疫疟，宜专用针法者，略有不同。因为以针灸兼治的疟疾，一般是属于寒多热少，或先寒后热的寒疟之类。在后溪穴加灸，不但可解表寒，同时如有头项腰背疼痛的现象，它更有缓解此种疼痛的效果。总之，临床上治疟的特效穴，多数采用大椎、陶道、间使、后溪等穴为主。发热重者，只行针法；恶寒重者，可针后再行灸疗，或行温针法。



**绝骨三里阴交，脚气宜此；睛明太阳鱼尾，目症凭兹。**

脚气病，有湿与干的分别。湿脚气以浮肿为主征，多先见于足部，软弱光亮，渐次延及股膝，瘘重难动，不便行走。恶寒、足冷如冰者，属于寒湿；红肿灼热、口渴溺赤者，属于湿热。干脚气的主征为两脚干瘦无力，皮肤麻痹，肌肉萎缩或挛急，不肿而痛。古人认为脚气病的主因，大多是血虚气弱为湿邪所袭，或病后营养缺乏，邪入足三阴经所致。“绝骨三里阴交，脚气宜此”，就是说明属于湿邪或体虚所引起的脚气病，必须采用这几个穴位，作标本兼顾的治法。三里，是足阳明胃经的足三里，是健全脾胃的要穴。阴交，属足太阴脾经，即肝脾肾三经相交会的三阴交穴，为调整血行，滋养三阴不可少的穴位。它和足三里表里配合来治疗脚气病，特别具有行湿、化湿、退肿的功效。绝骨，即足少阳胆经悬钟穴的别名，亦称髓会，主治一切髓病之外，对于下肢部痿厥各病，更是通经活络的要穴。所以不论干、湿脚气病，可同时取用上述三穴。凡皮肤灼痛者，行针刺法，阴冷麻木者，可针后加灸，或专以灸治为主，皆有良效。《玉龙歌》说：“寒湿脚气不可熬，先针三里及阴交，再将绝骨穴兼刺，肿痛登时立见消。”

“睛明太阳鱼尾，目症凭兹”，说明这三个眼区附近的穴位，在局部疗法中，治疗目疾，有主治的作用。因为足太阳膀胱经的睛明穴，在眼窠内壁与鼻根之间。太阳，属经外奇穴，在眉梢与目外眦的中间，向后一寸许凹陷中。鱼尾，亦属奇穴，在目眦外头（本穴部位各书少有记载，此系据《类经图翼》所考）。目疾的种类很多，关于这三穴的适应证，在《玉龙歌》中说得较为具体：“两睛红肿痛难熬，怕日羞明心自焦，只刺睛明鱼尾穴，太阳出血自然消。”这种双目红肿赤痛、怕日羞明的症状，是属于风热上攻，或火郁于上的实证之类。由于睛明是禁灸穴，仅宜针刺，太阳穴可以放血，对于实证最为适宜，所以用作患部直接刺激，自可获得清热泻火、止痛消肿的疗效。其中鱼尾穴，一般在临床上较为少用，古医家且曾提出针鱼尾时，须针透瞳子髎穴，这非有熟练的手技不可。因此，倘改取攒竹，或丝竹空，或童子髎，亦有同样效果。至于太阳放血的手法，就是另用三棱针在太阳穴部位之静脉上点刺出血，但这也仅适宜于实证，如属虚证的眼睑浮肿，自当不宜在该穴放血。

**老者便多，命门兼肾俞而着艾；妇人乳肿，少泽与太阳之可推。**

“老者便多”，是泛指老年人的小便不禁，尿意频数，夜间尿多等现象。本病多由于肾气衰弱，气虚不摄，及下焦虚寒，不能温化水液所致。命门、肾俞就是适用于治本的疗法。命门属督脉，在第二腰椎之下，含有生气的门户之意，在脉经中称它为“此五脏六腑之本，十二经之根，呼吸之门，三焦之原，一名守邪之神也。”所以治疗肾气不足，精力衰退的患者，它常有固本培元的特殊作用。肾俞，属于足太阳膀胱经，在命门穴旁开一寸五分之处。凡一切与肾脏有关的疾病，都可以用它来治疗。老者便多的主因，既属于肾虚不能约束尿窍，肾与膀胱为表里，所以取用膀胱经的肾俞穴，借以益肾滋阴，更能显出它的功效。但根据虚寒的因素，在此两穴均当以灸治为主，或每日用温灸器温灸之。



“妇人乳肿”，指乳腺炎肿的乳痈之类。本病的主征是乳房内生硬结，焮热、潮红、肿胀、疼痛，甚则化脓外溃，呈有恶寒发高热的现象。“妇人乳肿，少泽与太阳之可推”，就是根据经络系统，以消肿止痛为主的远道针法。少泽，是手太阳小肠经的井穴；太阳，是足少阳胆经童子髎穴的别名（《类经图翼》，童子髎兼少泽能治妇人乳肿），从穴位的性质来说，这两个都是泄热的要穴。例如少泽治中风不省人事时，可作为泻血散热之用。童子髎治一般属于实证的目疾，很有卓效。但为什么取此二穴可以治疗乳肿，其疗效能远达乳部？主要因为少泽在小指之外侧爪甲根部，是小肠经起点的第一穴，这种指端穴位的反射作用，往往能够远达头面躯干。小肠与心经为表里，心经有一经筋，运行在体表筋肉，它的起点，就在少泽穴的附近。《灵枢经·经筋》篇说：“手少阴心之筋，起于小指之内侧，结于锐骨，上结肘内廉，上入腋，交太阴，挟乳里（挟乳内行的意思），结胸中。”古人从实践中证明，在这一经筋分布部位所出现的病变，都可以取用心经与小肠经的若干穴位去主治。乳肿虽是在这经筋上出现的病候之一，但属于阳证，适宜在阳经取穴，所以取指端的少泽，利用它的疗效可放散得很远部位之故，因而成为消除乳肿的要穴。取童子髎的作用，亦与此相同。因为童子髎的部位，在目外眦的外方五分处，是胆经最初的一个穴位，也是胆经、三焦经、小肠经三经的会穴。胆经有一经筋，直达胸乳部，《灵枢经·经筋》篇说得很明白："其直者上乘眇季胁，上走胁前廉，系于膺乳，结于缺盆……支者结于目眦为外维。”经筋的病候，多属筋肉疾患，也都包括在该经穴位主治范畴之内，特别是起点终点和相结处的各穴更为适宜。因此，童子髎能治乳病，不但是由于足少阳经筋的循行通路能够系于膺乳，而且它也是胆经脉气始发处，相当于指端一样，其疗效能够影响到很远部位的缘故。



**身柱蠲嗽，能除膂痛；至阳却疸，善治神疲。**

咳嗽的原因很多，主要是肺脏的病变，在剧烈咳嗽时，往往可影响到肺部周围的肩背疼痛。特别在背部的肺俞穴，当肺脏有病时，会出现一种压痛、坚硬、麻木等感觉，医者不但将它作为治疗的主穴，而其附近诸穴，也都可以作为针灸施术的目标。从督脉的穴位来说，与肺俞横线相并的，就是身柱穴，它的部位在第三、第四胸椎棘状突起间，由此旁开一寸五分即为肺俞穴，再旁开一寸五分为魄户穴，身柱与肺俞有这种相互的关联，所以它也能属于主治肺脏疾患的要穴之一，对于各种原因所出现的咳嗽症状，都可起着宣通肺气而达到止咳的作用。同时因身柱穴属于位在脊柱中央的督脉，疗效能直接影响到脊柱，凡咳嗽而有肩背或脊膂疼痛者，取身柱穴来止咳而消除疼痛，就显得更有重要的作用了。亦即所谓“身柱蠲嗽，能除膂痛”（蠲，音捐，是排除的意思）。《玉龙歌》说：“忽然咳嗽腰背疼，身柱由来灸便轻。”也就是说明对于这类病应以灸治为主的疗法。

至阳，属于督脉，在第七椎下陷凹中，一般亦称上七（在十四椎下之命门穴称为下七），是主治虚劳羸瘦、食欲不振、消化不良等脾胃虚弱疾患，以及黄疸病的要穴。黄疸的原因很多，发病过程也有急性、慢性，甚至由于身体衰弱，年久不愈，因而治法也各有不同。“至阳却疸，善治神疲”，就是指一般慢性发生的，或长期不愈，体力衰弱，表现有食欲不振，精神沉郁，耳鸣脚软，神思困倦等虚象的黄疸。因为至阳穴有健全肠胃、振奋精神的功效，所以对于这类黄疸最为适宜。同时因它有清热退黄的作用，对其他类型的黄疸病，也是必要的配穴。可根据实证宜针，虚证宜灸的原则，灵活运用。

**长强承山，灸痔最妙；丰隆肺俞，痰嗽称奇。**

长强，是督脉的络穴，在骶骨下端与肛门之间的陷凹中，为治疗一切痔疾局部疗法中的特效穴。承山，在下腿后侧中央，腓肠肌丰隆部的下缘，属于足太阳膀胱经。膀胱经的循行，原从头部下行至足小趾，但除了这条经脉之外，另有别行的一部分，自下腿后侧上行至项，叫做经别。这条别行的经，其中有入于肛门之处，正如《灵枢经·经别》篇说：“足太阳之正，别入于腘中（委中），其一道下尻五寸别入于肛，属于膀胱，散之肾。”承山穴联系了这条入于肛门的经别，所以它也是治疗痔疾的名穴。不但如此，痔疾的类别虽多，其主因不外是湿热，或阴虚火炽所致。朱丹溪说：“痔疮专以凉血为主，大抵以解热调血顺气先之，盖热则血伤，血伤则经滞，经滞则气不运行，气与血俱滞，乘虚而坠大肠，此其所以为痔也。”取用长强穴，既可直达肛门，散瘀祛毒，消炎镇痛，同时配合了承山穴，因它有清热、凉血、通脉、顺气的功效，所以这两穴能够相得益彰，成为灸痔最妙的穴位。《玉龙歌》说：“九般痔漏最伤人，必刺承山效若神，更有长强一穴是，呻吟大痛穴为真。”

痰嗽，是以多痰为特征的咳嗽病。《沈氏尊生书》说：“痰嗽，嗽动便有痰声，痰出嗽止也……胸膈满，痰涎多，或寒热交作，面浮如盘。”对于本病的治疗，“丰隆，肺俞，痰嗽称奇”，就是根据湿痰在胃，上干于肺的病因，所作最适当的标本配穴法。丰隆，是足阳明胃经的络穴，别走入足太阴脾经，联络着脾与胃的表里关系。因为痰生多由于脾湿，生于脾脏、聚于胃腑，流动不定。丰隆穴既有兼通脾胃的作用，可以清胃热，涤痰浊，化湿，降逆，所以不论哪一种痰病，它都是不可少的有效穴。肺俞，属足太阳膀胱经，在背部的许多俞穴中，它是直接与肺脏相联系的穴位。肺主周身之气，任何咳嗽病，都和肺脏有密切的关联，因此肺俞穴，也就成为治疗一切咳嗽病的要穴。取丰隆、肺俞二穴相配合治疗痰嗽，它的显著疗效，当然就不难想见了。《玉龙歌》说：“伤风不解嗽频频，久不医时劳便成，咳嗽须针肺俞穴，痰多宜向丰隆寻。”



**风门主伤冒寒邪之嗽，天枢理感患脾泄之危**。（著者按：伤冒寒邪之嗽，《针灸大成》将“伤冒”二字误为伤胃，今据《类经附翼》校正之）

风门，在第二、第三胸椎横突起间，脊柱之旁一寸五分，属于足太阳膀胱经，是膀胱经与督脉的会穴。古人认为此处是风邪出入的门户，如在此进行适当的治疗，可以祛邪外出，所以称它为风门。但风的含义很广，病症亦有轻重不同。“风门主伤冒寒邪之嗽”，就是指伤风感冒所引起的咳嗽之类。张景岳说：“风寒外感，邪轻而浅者，此犯皮毛，即为伤风，皮毛为肺之合，而上通于鼻，故其在外则为鼻塞声重，甚者并连少阳，阳明之经而成为头痛，或为憎寒发热，其在内则多为咳嗽，甚则邪实在肺，而为痰为喘，有寒胜而受风者，身必无汗，而多咳嗽，以阴邪闭郁皮毛也。”在治疗方面，根据邪在肌表皮肤的病理，通常是采用解表发汗的治法，驱邪外出，由此而引起的咳嗽，亦可随之而愈。风门穴因有解表退热的功效，所以治疗这种感冒病，尤其是恶寒发热时，有着重要的作用。《类经图翼》说："此穴能泻一身之热，常灸之，可无痈疽疮疥之患。"临床证明，在外感初期，如有恶风发热的现象时，风门穴的泄热疗效，确甚显著。

脾泄，是脾胃虚弱，消化不良所引起的泄泻症。《金匮翼》说："脾胃气衰，不能熟腐水谷，而食物完出，经所谓脾病者，虚则腹满肠鸣，飧泄食不化是也。"本病一般是每日腹泻数次，排泄稀薄恶臭的大便，如失于调治，可能会经年不愈，引起全身的衰弱现象。"天枢理感患脾泄之危"，就是以帮助消化，促进吸收为目的的疗法。天枢，属于足阳明胃经，也是大肠的募穴（所谓募穴的含义，即各脏腑经气聚集的地方，每一脏腑都有一个募穴，分在胸腹部，是主治该脏腑病变的要穴）。天枢穴既属胃经，又为大肠之募，所以对于各种肠胃病，几乎都包括在它的主治范畴之内。尤其是一切腹泻的病症，针灸天枢穴，可以祛肠胃之寒，化脾胃之湿，也可以攻逐积滞而化肠胃之湿热。只要辨证论治，掌握病情的虚实寒热，或针或灸无不适宜。至于脾胃虚弱所引起的脾泄症，因属虚证，自当以灸治为主，如久病者，可轮流加灸脾俞、大小肠俞、足三里、气海等穴，预后大多良好。



**风池绝骨，而疗乎伛偻；人中曲池，可治其痿伛。**

伛偻，是泛指由于筋脉拘急，成为背曲身俯，难以伸直的形态。《素问·生气通天论》说："阳气者，精则养神，柔则养筋，开阖不得，寒气从之，乃生大偻。"《素问·脉要精微论》说："膝者，筋之府，屈伸不能，行则偻俯，筋将惫矣。"说明伛偻的形成，主要是筋脉不柔和，阳气失其濡养所致。筋为肝所主，筋脉拘急，而屈伸偻俯，也是肝脏精气衰弱的现象。肝与胆相为表里，治疗本病，要发挥通阳濡筋的作用，一般都适宜在足少阳胆经选取穴位。“风池绝骨，而疗乎伛偻”，就因为二穴皆属胆经，一在项肌，一在下腿，不但可上下呼应，使疗效从胆经的循行通路上，自头至足地贯通起来。而其中更重要的因素，风池是手少阳三焦经、足少阳胆经、阳维、阳跻四脉的会穴。这里除三焦经之外，其余经脉，都是从头到足地分布着，所以在局部疗法中，风池既为疏散头部风邪的要穴，且从经络所通方面，即使是腰背俱痛、肘力不收、脚弱无力、半身不遂等症，下病上取，也都在它的主治范围之内。绝骨，即胆经的悬钟穴，亦称髓会。《甲乙经》说：“此穴为三阳之大络。”袁古益说：“人能健步，以髓会于绝骨也。”所以在临床应用，对各种原因所引起的颈项强直、手足不随、筋骨挛疼、膝胻痛、足不收等症状，它都有显著的疗效。由此可见，要治疗筋脉拘急，背曲难以伸直的伛偻现象，取风池、绝骨二穴，是有其重要的作用了。

痿，是肌肉松弛，百节缓纵不收，痿弱无力的现象。痿伛，就是肌肉筋脉枯萎，以背脊弯曲为特征的一种病变。例如腰脊不举的骨痿症，或胸廓柔软，脊柱弯曲，旧称鸡胸龟背的佝偻病之类。古人认为胃乃五脏六腑之海，胃气虚，则脏腑无所禀，不能行气血，润筋骨，利关节，所以治痿的方法，一般皆应以治胃为主，促进营养吸收，调补气血，筋骨润，关节利，痿亦自愈。取人中与曲池穴，治疗本病，就是加强脊柱与筋脉的活动力，以调补气血为目的的一种疗法。人中，即督脉水沟穴，是手阳明大肠经、足阳明胃经、督脉三脉的会穴。督脉循行于背部正中，起于下极之俞，并于脊里，上至风府，入脑，上颠，循额至鼻柱人中穴。所以人中穴的作用，相当于各经在指端的井穴那样敏感，从经脉系统上说，它的疗效，不但能远达背脊，也能影响到本穴所交会的胃经与大肠经，从而可消除脊柱的软弱无力，又可达到促进营养吸收的目的。曲池，是手阳明大肠经的合土穴，大肠属金，穴属土，土为金母，故亦称大肠经的母穴，可主治该经的各种虚证。临床应用，如筋缓不收、肘细无力、半身不遂等症，它常是一个不可少的穴位。用它来治疗痿伛症，主要也是借以恢复筋骨屈伸活动的能力。但是痿病的原因很多，例如湿热、湿痰、血虚、气虚、食积、瘀血、脾气太过或不及等，皆能发为痿病，倘随症酌选配穴助治，灵活运用，则收效更佳。

**期门刺伤寒未解，经不再传；鸠尾针癫痫已发，慎其妄施。**（著者按："妄施"二字，《针灸大成》误为"委施"，今据《类经附翼》更正之）

期门，属于足厥阴肝经，为肝、脾、阴维三脉的会穴，也是肝之募穴。用它来治疗伤寒病，在《伤寒论》中提出当刺期门者共有五条，另有配巨阙者一条。其中包括肝乘脾、肝乘肺、误汗、热入血室，以及须配巨阙的少阴尸厥等症。例如太阳中篇所说："伤寒，腹满、谵语，寸口脉浮而紧，此肝乘脾也，名曰纵，刺期门。""伤寒发热，啬啬恶寒，大渴欲饮水，其腹必满。自汗出，小便利，其病欲解，此肝乘肺也，名曰横，刺期门。"这两条取用期门穴的主要目的，都是泻肝经之盛气的疗法。又如太阳下篇所说："太阳与少阳并病，头项强痛，或眩晕，时如结胸，心下痞鞕者……发汗则谵语脉弦，五六日谵语不止，当刺期门。"这是由于误汗而津伤，阳邪乘燥入胃，热结发谵语，且兼有弦脉，为土病见木脉的现象，刺期门，就是直泻肝木的疗法。太阳下篇另有一条说："妇人中风，发热恶寒，经水适来，得之七八日，热除而脉迟身凉，胸胁下满，如结胸状，谵语者，此为热入血室也，当刺期门，随其实而泻之。"阳明篇也说："阳明病下血谵语者，此为热入血室，但头汗出者，刺期门。"这是用期门穴来泻瘀通结，或清除血热郁蒸的疗法。如上所述，可见期门穴用于伤寒病都以泻法为主，而有泻肝气、清热、宽胸等功效。所谓"期门刺伤寒未解，经不再传"，就是泛指如上述伤寒未解时，需用针泻期门的疗法而言。"经不再传"，是消除了疾病传变的因素，使这一经的证候，不至传变为另一经的证候，也就是祛邪扶正，治疗适当，病即可因此转愈的意思。

鸠尾，别名尾翳，属任脉，是治疗癫痫病的要穴。本病发作时，失神猝倒，有筋肉痉挛、牙关紧闭、口吐泡沫等特征。针刺鸠尾穴，可借以散郁导气，清心宁神，而消除各种症状。“鸠尾针癫痫已发，慎其妄施”，这不但说明了鸠尾穴治癫痫的功效，也是特别指出取用鸠尾穴时，必须非常慎重，不可妄施针术，轻率地进行操作手法。关于鸠尾穴应该慎重操作的警告，历代针灸文献，记载很多。例如《甲乙经》说：“任脉之别，不可灸刺。”《外台秘要》曰：“宜针不宜灸。”《铜人腧穴针灸图经》曰：“禁灸，灸之令人少心力，大妙手方针，不然，针取气多，令人夭。”《经脉图考》曰：“禁刺灸，此穴大难下针，非甚妙高手，不可轻刺。”古人如此郑重地提出警戒，推其原因，主要是为了鸠尾穴的部位，在胸骨剑尖之直下，腹白线起始部，腹直肌起始部之间，位当枢要，不易掌握。由于现代针具的改进，对此禁针灸的古说，虽已可不必拘泥，但非有丰富的经验和熟练的手技，确不宜轻易操作。至于在进针时，亦必须先使患者的两手举起，然后进针。针五至八分为度，切不可深。灸则不过三五壮。这样方能避免发生意外，此即所谓“慎其妄施”的意思。



**阴交水分三里，蛊胀宜刺；商丘解溪丘墟，脚痛堪追。**

蛊胀，即臌胀。蛊，是形容本病的顽固，如中蛊毒那样难治的意思。张景岳说：“单腹胀者名为鼓胀，以外虽坚满，而中空无物，其象如鼓，故名鼓胀。又或以血气结聚，不可解散，其毒如蛊，亦名蛊胀。且肢体无恙，胀惟其腹，故又名为单腹胀。”由此可见，蛊胀与臌胀的意义，基本上是相同的。但由于受病原因与症状表现的不同，一般可分为水鼓、气鼓、实胀、虚胀等几种类型。“阴交（指三阴交）水分三里，蛊胀宜刺”，就是指一种水蛊而言。巢氏《诸病源候论》说：“此由水毒气结聚于内，令腹渐大，动摇有声，常欲饮水，皮肤粗黑，如似肿状，名水蛊也。”本病因属脾肾阳衰，脾不运输，肾不分利，水郁于内而不泄，溢于腹部所致，所以取用足太阴脾经的三阴交穴（为肝脾肾三经之交会处）与足阳明胃经的足三里穴，表里配合，主要是用作调整脾胃，以运化水谷，加强吸收与输布的功能，来达到利水、行湿、消肿的目的。在局部治疗方面，特别是用了任脉的水分穴，更属必要。水分，在脐上一寸之处，别名分水。顾名思义，可见它是宣泄水液，分利小便的要穴。临床实践中，在该穴连续施灸数十壮，往往可迅速促使小便畅通，因而在治疗水蛊症时，要促进利尿作用，它更有特殊的价值。

这里所指的脚痛，从取用各穴的部位来说，主要是指足关节附近，包括外伤扭挫，或因风湿所引起的足背肿胀灼热，剧烈疼痛之类。治疗本病，大多适宜于患部周围取穴。商丘，在内踝的前下部，前胫骨筋腱之内侧。解溪，在足关节前面横纹，两筋之间凹陷中。丘墟，在外踝的前下缘，胫腓关节的下端。由此可见，这都是脚痛病局部疗法中的要穴。同时就穴位的主治作用来说，商丘，是足太阴脾经的子穴（经属土，穴属金，金为土所生，故称子穴）。解溪，是足阳明胃经的母穴（经属土，穴属火，土为火所生，故称母穴）。脾与胃相为表里，这种表里配穴法，可适用于一般的风温、湿热，或风湿病，多能获得祛风行湿清热的功效。丘墟，是足少阳胆经的原穴，不论胆经的虚证、实证，以及和肝经有关的病变皆可主治，例如胸胁满痛、小腹坚、疝气，腰胯痛、腿胫痠、转筋、痿厥，及各种足病等，往往能有迅速获得镇痛的疗效。所以这三个穴位配合起来，对于各种原因所引起的足背肿胀疼痛的证候，自可发挥其相得益彰的妙用，这也就是所谓“脚痛堪追”的意思。

**尺泽理筋急之不用，腕骨疗手腕之难移。**

筋急，指上肢的筋脉挛急，不能自由伸屈，取肺经尺泽穴治疗本病，按前篇《通玄指要赋》有“尺泽去肘疼筋紧”之句，与本条内容相同，请参阅前注，在此不再重复。

腕骨，是手太阳小肠经的原穴，它的部位在手背内侧，第五掌骨与钩状骨之间。在局部疗法中，是主治上肢疾患的要穴。“腕骨疗手腕之难移”，就是说手腕无力，或疼痛，屈伸不如，难以移动等症状之类，都可以取用腕骨穴来治疗。特别是根据手太阳小肠经的循行通路，从手小指外侧，沿手外侧至手腕，直上，沿前臂骨下缘、肘后内侧及上臂外侧的后缘等处所发生的疼痛，其效果更为显著。《玉龙歌》说：“腕中无力痛艰难，握物难移体不安，腕骨一针虽见效，莫将补泻等闲看。”这里所谓“莫将补泻等闲看”的意思，就是因为本病的原因很多，必须辨证论治，掌握病情的虚实寒热，灵活运用，才能相应地获得一定的效果。关于这一点，《类经图翼》有较具体的说明：“……腕骨，凡心与小肠火盛者，当泻此，浑身热盛，先补后泻，肩背冷痛，先泻后补。”先补后泻，即先浅入针，进行提插旋捻，得气后再行深入，并再行提插旋捻手法（阳中隐阴），可治先寒后热之症。先泻后补，即先深入针，进行提插旋捻，得气后将针提起，再行提插旋捻手法（阴中隐阳），可治先热后寒之症。



**肩脊痛兮，五枢兼于背缝；肘挛疼兮，尺泽合于曲池。**

肩脊痛，是指肩胛下端背部一带的疼痛。从五枢穴的治疗作用来说，所谓肩脊痛，还包括着腰部疼痛在内。因为五枢的部位，在髂前上棘前缘，腹内外斜肌附着部，属于足少阳胆经。它的主治症，和带脉穴相同，对于腰部、侧腹部、下腹部所发生的疼痛，在局部疗法中，往往有很好的效果。所以治肩脊痛，要取用五枢穴，显然是指兼有腰痛的症状而言。这在

《玉龙歌》中说得较为明白："肩背风气连臂疼，背缝二穴用针明，五枢亦治腰间痛，得穴方知疾顿轻。"歌后并有注明："背缝二穴，在背肩端骨下，直腋缝尖。"这里所说背缝穴的部位，既不属十四经范围之内，其他医籍亦少见记载，考《针灸集成》，虽载有类似上述背缝穴所在之处，但叫做胛缝穴："胛缝二穴，在背肩端骨下，直腋缝尖及臂，主肩背痛连胛。"由此可见，背缝与胛缝，名异实同。不过它的具体操作手法，一般仍不大清楚，临床上亦少有采用。在《现代针灸资料选集》一书中有《介绍针灸疗法中两个穴位》一文，对胛缝穴的应用，叙述颇详，兹摘录数节，以供参考："①胛缝穴的部位：在肩胛骨之内缘上下皆是。②取穴法：令患者挺胸正坐，两手曲肘横平放案上，肩胛冈即突起，内缘有缝一直条，是其处。③针法：固定体位后，嘱病人切勿移动，左手指按其处，右手持针着穴上，向外横刺寸许，达肩胛骨之下面。④作用与疗效：肩胛神经痛，肩胛风湿病，特别是急性痛，针此立可获效。"这一报道，值得作为临床实践和研究的参考之用。

尺泽，在肘窝横纹外方的凹陷中，是手太阴肺经的合水穴，经属金，穴属水，水为金所生，亦称为肺经的子穴。曲池，在肘窝横纹的外端，近肘关节部之处，是手阳明大肠经的合土穴，经属金，穴属土，土为金之母，亦称为该经的母穴。肺与大肠有表里的关系，如同时取此二穴，叫做表里配穴法，或母子配穴法，往往可提高疗效。尤其是二穴的部位都在肘部，在按部取穴的疗法中，更是治疗肘臂各种疾患的要穴。"肘挛疼兮，尺泽合于曲池"，就是说明了两穴配合起来的重要作用。所谓肘挛疼，也就是包括风寒湿热等邪的侵袭，发生在肘关节周围，筋肉挛急，屈伸不如，并有肿胀疼痛的现象之类。二穴的疗效，不但可直达患部，同时依穴位的性质来说，尺泽是肺经子穴，能泻上焦的瘀血及郁热，并有舒筋活络的卓效。曲池，是大肠经母穴，更有解表清热，和搜除风邪的功用。所以肘臂挛疼的症状，不论是哪一种原因所引起的，取此二穴，都可以发挥舒筋镇痛的疗能。

**风湿传于两肩，肩髃可疗；壅热盛乎三焦，关冲最宜**。

风湿传于两肩，是关节风湿病中常见的现象。本病发作时，关节部肿胀疼痛，先由一个关节而逐渐蔓延至许多关节，此愈彼起，尤以肩胛、肘、腕各关节为最多见，患部的皮肤潮红灼热，自发疼痛，动作时疼痛更剧。另有一种肌肉风湿病，局限于一定的肌肉作痛，肩胛肌亦为其发病最多之处，治疗这种肌肉或关节风湿病，大多以按部取穴为主。肩髃，属于手阳明大肠经，位于肩端，在肩峰与肱骨大粗隆之间，三角肌的中央，正对肩关节，在局部疗法中，凡肩胛部的肿胀疼痛，及挛痹等疾患，它常是不可少的有效穴。尤其它是手太阳小肠经、手阳明大肠经、阳跻脉三脉的会穴（一说亦为足少阳胆经、阳跻脉之会）。它所相通的都是可用于疏风、化湿、清热的阳经，所以从经络的作用上，它更是具有消肿镇痛的功效。急性发作者可用针法，慢性者针后兼用艾条灸治。



关冲，是手少阳三焦经的井穴，它的部位在第四指小指侧的爪甲根部，是感觉最为敏锐之处，可治疗急病剧症，尤其是泄三焦之热的要穴，即所谓“壅热盛乎三焦，关冲最宜”。这里所说的三焦壅热，是指三焦热病中逆传心包的现象。由于三焦的每一部分，都包括着一定的脏器，其所出现的证候，上焦包括了肺与心包络的病变，中焦为脾胃，下焦为肝肾。三焦热病的传变过程，一般由上焦手太阴肺开始，传入中焦足阳明胃，这叫做顺传，如果不传中焦，而传入上焦的心包络，就叫做逆传，像这种逆传到心包络所出现的症状，为舌色绛赤，烦躁口渴，神昏谵语，夜寐不安等现象。心包络和手少阳三焦经有表里的关系，所以取用三焦经的井穴关冲，就特别显出它能泄热的重要作用。正如《玉龙歌》所说：“三焦热气壅上焦，口苦舌干岂易调，针刺关冲出毒血，口生津液病俱消。”不但如此，凡在心包经循行通路上，为热邪所袭而出现的各种病变，均可针泻关冲穴，借以清热祛邪。《灵枢经·热病》篇对于这一点，早曾明白地指出："喉痹舌卷，口中干，烦心，心痛，臂内廉痛，不可及头，取手小指次指爪甲下，去端如韭叶(即关冲穴)。"这也就是从经络表里关系上，说明以表经的穴位，治疗里经病变的一种取穴规律。

**手臂红肿，中渚液门要辨；脾虚黄疸，腕骨中脘何疑。**

手臂红肿，是属于阳证，根据一般辨别肿痛所属阴阳的原则，阳证的特征，患部是红肿，灼热焮痛，皮色红赤，来势暴急，即俗称火肿之类，治疗不但以泻火为主，一般也多在阳经或邻近患部取穴。中渚、液门，同属手少阳三焦经，三焦经称为相火，它的主治范围，以阳性的热病实证诸多，尤其是腕关节以下的关冲、液门、中渚等穴，泄热的效果更为显著。"手臂红肿，中渚液门要辨"，就是说明取此二穴时，必须辨证论治。火肿与一般风湿性肿痛的取穴，略有不同，这二穴对于火肿以退热消肿为目的者，最为适宜。同时根据三焦经在上肢部的循行通路，它是起于无名指的尖端，上出小指与无名指的中间，循手背至手腕，出前臂外侧之肘，上臂外侧之肩部，在这些部位中发生的肿痛，从循经取穴的作用上，中渚、液门二穴，收效尤佳。

脾虚黄疸，指慢性发作，或体力衰竭，长期不愈属于阴黄之类。古人对于阴黄的病因性质，认为是由于湿多热少，或脾肾虚寒，脾家寒湿郁抑而成。其主征除皮肤黄色黯滞无光之外，另有身寒、胸痞、腹满、呕吐、四肢乏力等现象。"脾虚黄疸，腕骨中脘何疑"，就是说明本病的治疗，一般多以调补心肾脾之虚，培复血虚为主。腕骨、中脘，即是根据这一证治原则的两个有效穴位。腕骨，是手太阳小肠经的原穴，小肠与心经为表里，原穴能补能泻，凡此表里二经属虚属实的病变，皆可适应主治。尤其是对于各种类型的黄疸病，更具有疏通血行、清热散瘀祛黄的功效。中脘，属于任脉，是手太阳小肠经、手少阳三焦经、足阳明胃经、任脉四脉的交会穴，也是胃之募穴，及八会穴之一的腑会。用它来治疗脾虚黄疸，不但可以宽胸和中，化脾胃之湿热，同时因调和中焦，更能促进食欲，恢复强壮。所以对于黄疸久病衰弱者，中脘穴既属必需的穴位，再配合了腕骨，标本兼治，自可获得补虚祛黄的效果。

**伤寒无汗，攻复溜宜泻；伤寒有汗，取合谷当随。**

伤寒无汗或有汗，是泛指各种感冒风寒，外邪初犯肌表所出现的证候。张仲景《伤寒论》太阳篇，就汗之有无方面，将它区分为恶寒、无汗、脉紧的是伤寒；恶风汗出，脉缓的是中风。明代张景岳对于一般外感风寒与无汗有汗的现象，也有较具体的说明："有寒胜而受风者，身必无汗，而多咳嗽，以阴邪闭郁皮毛也；有热胜而受风者，身必多汗，恶风而咳嗽，以阳邪开泄肌腠也。"这里所说的皮毛肌腠，就是指肌表皮肤而言，它本来是能够随着外界气温及体温的变化，而起调节作用，遇冷则收缩而无汗，遇热则弛缓而汗出，这种适应功能，又都与肺脏有密切的关系。《素问·痿论》说："肺主一身之皮毛"。《素问·咳论》说："皮毛者肺之合。"所以当感冒风寒外邪初犯肌表时，直接与肺气的强弱有关。徐灵胎在其《医学源流论》里有《伤风难治》一文，对这一点说得较为明白："……盖伤风之疾，由皮毛以入于肺，肺为娇脏，寒热皆所不宜，太寒则邪气凝而不出，太热则火铄金而动血，太润则生痰饮，太燥则耗精液，太泄则汗出而阳虚，太涩则气闭而邪结"。综上所述，也就不难进一步去理解复溜、合谷二穴，为什么能够发汗止汗的原因了。



"伤寒无汗，攻复溜宜泻"，就是因为无汗是腠理收缩，毛孔闭塞，属于表实证，可针复溜穴，用泻的手法，以达到发汗的目的。复溜，是足少阴肾经的经金穴。古人认为在井、荥、输、经、合的特定穴位中，每穴所分配的五行，分别代表它与五脏相联系的作用。复溜是水经中的金穴，也就是肾经中能直接和属金的肺脏相通的穴位，肾的属性是寒冷的，它联系了各种阴寒偏胜的现象，因为肌表皮肤，是人体外卫阳气所敷布的地方，如果寒邪侵入肌表，卫阳被束，出现恶寒无汗的证候，既可在属寒的肾经取穴，泻其阴邪，以振发肾阳的温煦作用。特别是取用与肺脏相通的复溜穴，根据表实的情况，用泻的手法，使宣散的疗效，直达肌表，促成其开发皮肤毛窍之功，疏泄外卫之阳，驱邪从皮肤外出，汗出表解之后，则症状亦可随之消失了。

“伤寒有汗，取合谷当随”，因为有汗是腠理疏松不固，汗腺弛张，属于表虚证，宜在合谷穴用补的手法，借以止汗。随，随而济之，即补的意思。合谷，是手阳明大肠经的原穴，大肠与肺为表里，原穴能补能泻，它的疗效，不但通达大肠与肺的表里二经，可主治肺脏疾患，同时因它是阳经的原穴，阳为表，在手三阳经之中，合谷穴特别具有轻清走表，宣行气分之热的功用。所以对于外感病具有阳经发热症状，见有汗腺弛张，毛孔不闭而出汗的表虚现象，在合谷穴施行补的手法，轻轻捻转，往往可以解表清热，收缩汗腺，而达到固表止汗的目的。



合谷虽能止汗，但亦能发汗，对于无汗的患者，如用泻的手法，使痠感扩散至上臂，待腠理开发，毛窍宣通，往往即因此渐有汗泄。这种止汗与发汗的作用，其关键就在乎补泻的手法不同。根据文献记载，也有将复溜、合谷二穴并用，以发汗止汗的。如《兰江赋》说：“无汗更将合谷补，复溜穴泻好施针，倘若汗多流不绝，合谷收补效如神。”至于手法的先后及宜补宜泻方面，根据不同的病情，还可灵活运用。例如《针灸大成》所载：“多汗，先泻合谷，次补复溜；少汗，先补合谷，次泻复溜。”《医学纲目》曰：“伤寒汗不出，合谷、复溜，俱针泻之。”这种不同的手法，也就是因为无汗多汗的原因很多，必须从体表的虚实，热多汗少，汗多热少，以及四季时令，和属于外因内因等方面，辨证论治，通其经脉，调其气血，营其顺逆出入之会，经脉气血通调之后，自可有汗则止，无汗则汗解了。

**欲调饱满之气逆，三里可胜；要起六脉之沉匿，复溜称神**。

饱满，是形容胃腹部胀满不舒。气逆，即气向上壅，包括气喘在内。巢氏《诸病源候论》腹胀候说："腹胀者，由阳气外虚，阴气内积故也……虚则胀，故腹满而气微喘……阴实者，病腹胀满，烦扰不得卧也。"所以饱满气逆的症状，主要是胃腹部气分郁滞，属于脾胃功能失常的一种表现。足三里，是足阳明胃经的合土穴，凡一切脾胃疾患，几乎都在它的治疗范围之内，尤其是它有通阳、理气、和胃、降逆的功效，"欲调饱满之气逆"更为适宜。不过本病应有虚实的不同，仍须辨证论治。正如《玉龙歌》说："忽然气喘攻胸膈，三里泻多须用心。"根据《金匮要略》所指出的鉴别法，如病者腹满，按之不痛者为虚，痛者为实。腹满时减，又复如故，此为寒。能掌握这个原则，也就可以作为宜针、宜灸的依据。



"要起六脉之沉匿，复溜称神"，这里所说的六脉沉匿，就是指沉脉伏脉而言。沉脉主寒，要重按才能取得，为阴邪所胜，阳气不舒，血气困滞不振之候。伏脉主痞塞，为脉沉至极，须推筋着骨乃得。戴同父对这一点说得很明白："伏脉，初下指，轻按不见，次寻之中部又不见，次重手极按，又无其象，直待以指推其筋于外，而诊乃见，盖脉行筋下也……伏与沉相似，沉者重按乃得，伏者重按亦不得，必推筋乃见也。"这种伏脉，常见于病邪深沉在里之证。取用复溜穴，能够起沉伏的脉象。主要因它是足少阴肾经的经金穴，肾经属水，穴属金，金为水之母，亦称为该经的母穴。虚者补其母，所以它不但是主治各种肾虚证的要穴，可借以振作肾阳，由肾阳的温煦，即能使气血畅行，消除气血困滞不振的现象。同时在此穴泻除阴邪，更有发汗的功效（其作用可参阅前条）。根据中医处理伏脉的原则，如果由于阴邪外遏，阳气内伏，而见有伏脉者，往往于得汗以后，脉象即显。针刺复溜穴，能起伏脉，所谓“复溜称神”的意思，也就是因它有舒阳开滞发汗的功用之故。这种治疗原则，例如萧万舆所说：“每见表邪初感之际，风寒外束，经络壅盛，脉必先见沉紧，或伏或止，是不得以阳证阴脉为惑，惟亟投以清表之剂，则应手汗泄而解矣。”至于在伤寒六经病证中，以脉微细，但欲寐，恶寒，四肢厥冷等为主征的少阴病，属于心肾阳气不足的重证，虽脉象已见微细，正气衰弱，倘辨证论治取用复溜穴，亦常有很好的效果。《医学纲目》说：“伤寒六脉俱无，复溜补之，大回六脉。”《针灸大成》说：“六脉微细不见，或有或无，宜于少阴经复溜穴上，用圆利针针至骨处，顺针下刺，候回阳脉，阳脉生时方可出针”。

**照海支沟，通大便之秘；内庭临泣，理小腹之膜。**（著者按：小腹之膜的“膜”字，《针灸大成》误为“脂”，今据《类经附翼》校正之）



大便之秘，即大便燥结坚硬，排便困难的现象。本病不但在腹部常觉压重、膨满、紧胀，一般习惯性便秘的患者，且时有发生头痛、头重、眩晕、呕吐、心悸、食欲不振、倦怠、失眠等症状。从便秘的原因来说，如见有上述衰弱情况者，多数属于虚秘之类，是由于阴虚血耗，津液不足，肠的蠕动功能减弱，传导失职，渐成燥结所致。取照海、支沟二穴，就是以调血顺气为主的治本疗法。照海属于足少阴肾经，也是阴跻脉的起点，对滋阴养血的作用很大，所以常被用作治疗一切妇人病，及其他倦怠、失眠症的要穴，同时也有缓解肠疝痛的卓效。因此，对于阴虚血耗，大便燥结，兼有少腹胀满及其他衰弱现象者，它就能够发挥补虚而通便的疗效。支沟，是手少阳三焦经的火穴，三焦属于相火，它亦即火经中的火穴，如有相火炽盛，水虚火实的病症，在此穴泻火，特别有效。正如《类经图翼》所说："凡三焦相火炽盛，及大便不通，胁肋疼痛者，俱宜支沟泻之。"由此可见，支沟与照海二穴，上下肢配合并用，就是以泻火与补虚相结合的疗法。气血调和，消除了燥结的现象，恢复传导的能力，大便亦随之而畅通。其疗效的显著，正如《玉龙歌》所说："大便闭结不能通，照海分明在足中，更把支沟来泻动，方知妙穴有神功。"

䐜，音嗔，肌肉胀起的意思。小腹之䐜，即腹部周围胀满的现象。《灵枢经·胀论》说："小肠胀者，小腹䐜胀，引腰而痛。"这里所说的小肠胀，并非小肠有胀的病变，是因胀的病候与其邻近而定名的。本病有虚胀实胀的分别，其主因不外是《素问·阴阳应象大论》所说的："浊气在上，则生䐜胀。"取内庭、足临泣二穴来治疗，从穴位的作用说，是属于实证之类。它的主要症状，为腹胀坚硬，大便秘结，小便赤涩，行动呆滞，且发作急骤，常起于旬日之间。内庭，是足阳明胃经的荥水穴，具有清热利湿和通利大便的功效。它的部位虽在第二趾第一节之后外侧，但根据胃经分布于胃腹部，挟脐孔两侧的循行通路，所以从经络系统上，以趾端的远道刺法，更可发挥散郁消胀的作用。足临泣，在第四、第五跖骨接合部之前，是足少阳胆经的输木穴，为主治胸胁支满，湿滞四肢，足跗肿痛不消等症的常用穴。它和奇经八脉中环腰横行一周的带脉，有直接相通的关系，所以它不但可以消除《灵枢经·胀论》中所谓"小腹䐜胀，引腰而痛"的症状，同时在本病发作前后，如有湿滞两足的现象，它的作用就更大了。《玉龙歌》说："小腹胀满气攻心，内庭二穴要先针，两足有水临泣泻，无水方能病不侵。"水，指湿浊，病不侵，就是化浊利湿之后，可不致有"浊气在上，则生䐜胀"的病理变化了。



**天突膻中医喘嗽，地仓颊车疗口㖞。**

天突，属任脉，在喉头之下二寸陷中，为任脉、阴维脉的会穴，是主治气管咽喉疾患，及各种原因所引起的咳嗽气喘病的常用穴。膻中，属任脉，在胸骨体的中央，是脾、肾、三焦、小肠经四脉之会，也是心包络之募穴。在局部疗法中，除治疗胸部疾患之外，凡与气有关的病，如咳逆上气、喉鸣哮喘，以及各种呼吸微弱（气少）、呼吸迫促（气短）之类，都在它的主治范畴以内，因此，它的别名称为上气海。“天突、膻中医喘嗽”，就是泛指各种哮喘咳逆症，取此二穴来标本兼治，往往可以迅速获得止咳、平气、定喘的疗效。但必须特别注意的是，针刺天突穴针尖向喉管进至分许时，须斜向下方而深入至一寸余，切忌直刺，否则会刺伤气管，发生医疗事故。在膻中针刺时，如无熟练的经验，便会刺到胸骨内，所以古人将它列为禁针穴，多认为宜以灸治为主。因此，《类经图翼》说：“膻中刺之不幸，令人夭。”《玉龙歌》说：“哮喘之证最难当，夜间不睡气遑遑，天突妙穴宜寻得，膻中着艾便安康”。

“地仓颊车疗口祸”，即风寒侵袭络脉所引起的口眼㖞斜之类。本病发作时，口角倾斜，下眼睑弛缓下垂，眼闭合不全，言语与咀嚼均有妨碍，不能作皱额皱眉、鼓腮、吹哨等动作。在局部疗法中，属于足阳明胃经的地仓、颊车，确都是治疗本病的有效穴。颊车，在耳垂下曲颊之端陷中。地仓，在口角之旁，去赤肉四分，是足阳明胃经、手阳明大肠经、任脉、阳跻脉四脉的会穴。所以在按部取穴时，特别具有调和气血的作用。但本病在治疗时，应根据证候的轻重、病程的久暂而施术，针刺目标与口㖞的部位，也应该分辨清楚。例如㖞右者，其实是左面有病，施术要重在左面。因此，一般轻证宜先针病侧，即㖞左治右，㖞右治左，针刺的痠麻感觉，要使之通上达下向旁放散，针后再在此二穴隔姜灸三五壮。至于重证及病程较久者，先以轻微的雀啄术，针刺健侧，即㖞左治左，㖞右治右，然后再针刺对侧，施以间歇的旋捻术，每隔 3～5 分钟加捻一次，留针 10～20 分钟，钟后仍隔姜灸三五壮，隔日连续施治，往往能获得良好的效果。《玉龙歌》说：“口眼㖞斜最可嗟，地仓妙穴连颊车，㖞左泻右依师正，㖞右泻左莫令斜”。

**迎香攻鼻窒为最，肩井除臂痛如拏。**

拏，与拿通，捉除了的意思。

本条迎香、肩井二穴的主治作用，可参阅《通玄指要赋》“鼻窒无闻，迎香可引”，“肩井除两臂难任”；《标幽赋》“肩井曲池，甄权刺臂痛而复射”等句，均已作详明注释。

**二间治牙疼，中魁理翻胃而即愈。**

二间，属于手阳明大肠经，在井、荥、输、经、合五门之中，列为荥水，大肠经属金，穴属水，水为金所生，故亦称该经的子穴。凡该经的实证，实者泻其子，针泻二间穴，更可发挥疗效，所以它素被称为清热泻火的要穴。由于大肠经的分布，有一支脉，从缺盆处分出，上走颈部，通过颊部，走入下齿龈部。因此，在经脉上如有郁热，往往会出现牙床红肿疼痛，多兼有发热的现象。“二间治牙疼”就是指这种红肿疼痛的症状而言。其治疗目的，主要是根据经络所通，主治所在的作用上，来泄除阳明经的郁热，制止疼痛。同时因经络循行所及，如属于下颌齿痛者，收效更佳。



中魁，原是手阳明大肠经阳溪穴的别名，但这里所说治疗翻胃的中魁穴，属于经外奇穴，部位在中指第二节骨尖上，屈指取之。正如《玉龙歌》说：“若患翻胃并吐食，中魁奇穴莫教偏。”这种主治作用，散见于各家医籍者，也是很多。例如张氏《类经图翼》说：“中魁主五膈反胃。”《针灸大成》说：“治五噎，反胃吐食，可灸七壮，宜泻之。”《学古诊则》说：“中魁主反胃噎膈，及崩衄。”《外治寿世方》另有指出它治鼻血的卓效说：“鼻血，用线扎紧手中指第二骨节弯屈之处即止，左流扎右，右流扎左，双流双扎，极效。”如上引述各节，可见中魁穴对于胃疾患，是有其一定的疗效的。

**百劳止虚汗，通里疗心惊而即瘥。**

百劳，即督脉大椎穴的别名，是手太阳小肠经、手阳明大肠经、手少阳三焦经、足太阳膀胱经、足阳明胃经、足少阳胆经、督脉七脉的会穴，能泄胸中之热，为治疗诸虚劳损的名穴。“百劳止虚汗”就是指虚劳症状中的自汗盗汗而言。汗为心之液，自汗盗汗，基本上都是心虚的症状。心虚必由于肾虚，这种症状，也就是心、肾俱虚的表现。而阴虚者，阴分火盛，必有发热，例如在大病之后，阴气未复，遗热尚留，或劳役、七情，色欲之火消耗阴液，或因饮食药物，积成内热，都足以损其真阴，耗伤阴气，成为自汗盗汗的主因。出汗是由于腠理疏松，肌表不固，里为阴，表为阳，大椎穴既属于总督一身之阳的督脉，手三阳和足三阳经的分布，又都在此穴有着交会的关系，所以它特别具有清热益气固表的重要作用。热清即不致迫液外泄，卫气和则肌表固，表固则腠理致密，自可获得止汗的功效。

“通里疗心惊而即瘥”，是指心气不宁，心旌摇撼等各种惊悸怔忡病之类。本病患者动辄有心跳现象，惊恐不安。其致病的原因，不外是忧愁、恐怖、失望、不安等七情所伤，或阴虚火盛，营血不足，或过劳衰弱所引起的。治疗方面，一般都以安神定志，养阴补血为主。通里，是手少阴心经的络穴，它不但可以发挥清心宁神的疗能，特别因它的脉气，别走手太阳小肠经，连络着心与小肠的表里关系，有调和二经气血的重要作用。小肠经的循行自手至头，所以治疗惊悸怔忡病，如有伴发头痛、眩晕、眼花、胃部压重感等症状者，取通里穴更为适宜。由于它的主治范畴包括了这些头面疾患，如与一般取用神门穴，仅以镇静安神为主的疗法相较，其稍有不同之处，亦即在此。



**大小骨空，治眼烂能止冷泪；左右太阳，医目疼善除血翳。**

眼烂，即眼眶沿边赤烂的症状，旧称烂弦风。本病很是顽固，常有经年或十数年不愈者，患者大多有贫血及衰弱现象，上下眼睑的边缘经常湿润，垢腻肿痒并分泌多量的泪液。本病的治疗，取大小骨空二穴，虽都属经外奇穴，却有不容漠视的重要作用。大骨空的部位，在拇指背侧中节关节中央。小骨空，是在小指背侧第一、二节的关节中央。二穴都可以主治一切目疾。尤其对于眼烂及一般迎风流泪的病症，用它来消除赤烂，调整局部血行，收敛冷泪，其效果往往非常显著，但二穴多宜采用直接灸法，以小炷灸五壮七壮不等。必要时可在眼睑边缘用针尖点刺放血，则更可加强消炎止泪的疗效。

太阳，左右各一，在眉梢与目外眦的中间，向后一寸许凹陷中，亦属经外奇穴，是治疗偏头痛及一切目疾的重要穴位，特别对眼目疼痛，血翳（即赤脉贯睛），暴赤等火眼之类，收效更佳。即所谓“左右太阳，医目疼善除血翳”的意思。由于目赤而发痛的病因，大多是风热火郁或肝胆之火上越所致，皆属于实证，应以清热泻火为主。所以针泻太阳穴之外，如再在太阳穴部位之静脉上（旧称太阳紫脉），用三棱针点刺出血，尤可迅速发挥放散血热而镇痛的疗能。



**心俞肾俞，治腰肾虚乏之梦遗；人中委中，除腰脊痛闪之难制。**

梦遗，就是在夜梦中遗精，有一日数遗，或数日一遗，如失于调治，往往会出现神思恍惚、精神疲惫、心悸气促、四肢倦怠、腰痠背疼、耳鸣头昏、记忆力薄弱等各种虚劳的现象。取足太阳膀胱经的心俞、肾俞二穴，对于这种腰肾虚乏已成衰弱的患者，确是有效的治本疗法。因为梦遗的主要原因，不外是房事过度，欲念妄动，致肾虚精关不固。肾藏精，心藏神，一是属水，一是属火，肾阴不足，会引起心火上炎，导致心神不安；相反的，妄念过劳，使心力耗损，神气衰弱，也容易影响到肾病。心为君火，肾为相火，心肾俱虚所谓君火摇于上，相火炽于下，水火不能互济，就出现了夜梦颠倒，精液自泄的证候。正如朱丹溪所说："主闭藏者肾，主疏泄者肝，二脏皆有相火，而其系上属于心，心为物感则动，心动则二脏之相火亦随之而动，动则精自走失，强不交会，亦暗流而疏泄。"因此，治疗梦遗症，根据心肾不足的病理，取心俞、肾俞二穴，就特别显出了它的重要作用。心俞可清心宁志，肾俞能补肾益精，隔日连续施治，行补的手法，通过了这种滋阴清火的疗法，往往能显著地获得补虚固摄的效果。

"人中委中，除腰脊痛闪之难制"一句，腰脊痛闪，指脊背强痛、腰痛腰痠，及外伤性挫闪所引起的腰脊痠痛之类。难制，是形容剧烈痠痛，难以克制的意思。本条的治疗作用，可参阅前注《通玄指要赋》"人中除脊膂之强痛"，"腰脚疼，在委中而已矣"等句，在此不再重复。

**太溪昆仑申脉，最疗足肿之迍；涌泉关元丰隆，为治尸劳之例。**

迍，音屯，难行不进的样子。足肿之迍，是指因足部肿痛而导致运动障碍的现象。太溪，在足内踝后下方跟骨上，属于足少阴肾经。昆仑，在足外踝后侧跟骨上陷凹中；申脉，在足外踝直下，外转小趾肌的上端处，二穴都属于足太阳膀胱经。从按部取穴的作用来说，用这几个穴位治疗足肿，它的适用范围，是包括了不论何种原因所引起的足踝及跟骨部肿痛之类。根据肿的形态与色泽的不同，一般的辨别法是：火肿色红而灼热，皮肤有光泽；寒肿肿而不硬，皮色青黯；风肿则肿势宣浮而善走；湿肿则皮肉重坠而固定；瘀血作肿则色微红而青紫等等。由于太溪、昆仑、申脉三穴的同时并用，是肾与膀胱相表里的配穴法，可以发挥多方面的作用。所以从穴位的性质来说，它的主治范围，就更较广泛了。太溪是肾经的原穴，可补可泻；昆仑是火穴，有清热泻火，消肿止痛的功效；申脉也是阳跻脉的起点，可散瘀开郁，行血理气，这三穴的疗效，不但能远达头面，也常用于主治腰腿各病。现在用它来作为局部疗法，以宣导气血壅滞，消除足踝及跟骨部的肿痛，当然更可获得显著的效果了。

例，是同类相比的意思。尸劳，亦称传尸劳、劳瘵传尸、尸疰、鬼疰，是以为病人死后尸虫传注他人而成。宋代严用和《济生方》说："夫劳瘵一证，为人之大患，凡受此病者，传变不一，积年疰易，甚至灭门，可胜叹哉。大抵合而言之，曰传尸；别而言之，曰骨蒸、殗殜、复连、尸疰、劳疰、虫疰、毒疰、热疰、冷疰、食疰、鬼疰是也。"这是说明了传尸等名称，就是一种以普遍传染，甚至灭门的劳瘵病。从古人所描述本病的症状来说，相当于现代所称的肺结核病。例如《外台秘要》节录《苏游论》说："大都男女传尸之候，心胸满闷，四肢无力，每至旦起，即精神尚好，犹似无病，从日午以后，即四肢微，面好颜色，常怀愤怒，行立脚软，夜卧盗汗，或多惊悸，有时气急，有时咳嗽，饮食减少，渐就羸瘦，以至于死。"本病的治疗，取涌泉、关元、丰隆三穴，即是以补虚益损，调气降逆为主的治本疗法。因为对劳瘵的治疗措施，根据阴伤阳浮，水泛金燥，以及脾胃虚弱，不能制水，水泛为痰等病例，一般多以滋阴养肺，健胃益气，以促使水旺气复为目的。涌泉、关元、丰隆三穴，就是从这个治疗原则中，产生出来的适当配穴法。涌泉，位于足心，是足少阴肾经的井穴，有补肾益精，清热养阴的功效。关元，在腹下部的中央，属于任脉，可补虚而固下元，为强壮的要穴。丰隆，在下腿前外侧约中央之处，是足阳明胃经的络穴，连络着脾胃二经的表里关系，有化痰涤浊，平胃逆而降气的重要作用。由此可见，这三个穴位配合起来，治疗劳瘵病，在养阴益气，止渴化痰等方面，有其相得益彰的妙用。

**印堂治其惊搐，神庭理乎头风。**

惊搐，即小儿惊风，手足搐搦的现象，有急性、慢性的区别。急惊风是由于内夹实热，外感风邪，所谓心受热则积惊，肝生风则发搐，从肝风心火的交争中，血乱气并，痰涎壅盛，致出现牙关紧闭、窜视反张、搐搦颠动等症状；而以面赤唇红，口气热为其特征。慢惊风的面色则是淡白青黄、目光昏暗、口鼻气微，兼有肢体逆冷、昏睡露睛、倦怠少神、大便溏薄等现象，多属脾损阳伤，或脾肺两虚，为肝木所乘之故。印堂的部位在两眉的正中，属于经外奇穴，是治疗急慢惊风，安神开窍的有效穴。对于急惊风，可用针治，慢惊风则宜针后加灸，或专以灸治为主。《玉龙歌》说："孩子慢惊何可治，印堂刺入艾还加。"就是说明了虚证宜灸的原则。对于这种慢惊风，在印堂穴上可先用针尖轻刺，再以小炷艾灸三壮，如病儿因针灸而有哭声，即可奏效，否则当加灸神阙、关元等穴，借以振阳强心，并挽救虚脱的危象。

神庭，属于督脉，在前额部的中央，鼻尖直上入发际五分之处，也是足太阳膀胱经、足阳明胃经、督脉三脉的会穴。在历代针灸文献中，一般都认为是禁针穴。例如《甲乙经》曰："神庭禁不可刺，令人癫疾，目失精。"《千金翼方》曰："神庭一穴，在于额上，刺之主发狂，灸之则愈癫疾。"《圣济总录》曰："神庭不可伤，伤则令人命绝，宜治百会。"现代虽有人认为在神庭穴可斜针二三分，但如果没有熟练的操作手技，仍不宜轻易针刺。不过本穴的主治作用相当广泛，所谓"神庭理乎头风"就是它的适应证之一。头风，即时发时愈，起伏不一的习惯性头痛。这种头痛的原因很多，由于神庭是属于禁针穴，仅适宜于灸治，如属于风热上攻，或头部充血、瘀血所引起的头痛，绝对不适宜在头部灸治，可见神庭穴所能主治的头风，是属于血虚头痛之类。本病的主征，是经常有头重、头痛、眩晕、眼花、耳鸣、倦怠、健忘等症状，病情较严重的患者，如急剧起立，甚至有猝然昏倒现象。在局部疗法中，取用神庭穴，施行灸治，主要是在于以养血苏脑，促进血行畅旺，制止疼痛为目的。对于急性发作，猝然昏倒者，灸神庭穴亦可作为急救之用。至于慢性的血虚头痛，可经常灸神庭或加灸百会，并选用风池、合谷、内关、心俞、肝俞、脾俞、关元等穴，作为长期治疗。头昏失眠者，可加用风府、大陵。食欲不振者，可加用足三里、神门，常能获得良效。

**大陵人中频泻，口气全除；带脉关元多灸，肾败堪攻。**

口气，是指口中有臭气，或口舌生疮而发出如粪秽的臭气之类，大多为心脾之火上逆，熏蒸于口舌所致。因为心开窍于舌，舌为心苗，脾开窍于口，脾脉布于舌下，如脏腑热盛，热乘心脾，气冲于口舌，就会发生口舌生疮，及口气臭秽的现象。治疗方面，应以清心脾之热为主。大陵，是手厥阴心包经的输土穴，心包络属于相火，穴属土，土为火所生，亦称为本经的子穴。实则泻其子，凡该经的各种热证，都可以在此作清热泻火之用。由于心包络是心的外卫，和心有密切的关系，凡心经的一切证候，都可以取用心包经的穴位进行治疗。而六阴经之中，都是以输穴代原穴，大陵不但是心包经的子穴，且是该经具有代表性的原穴。又因它的五行属土，直接联系了属土的脾、胃二经，所以用它来清除心脾之热上攻所引起的口臭，自有其重要的作用。人中，即督脉水沟穴，部位在鼻柱下唇沟中央，是手阳明大肠经、足阳明胃经、督脉三脉的会穴，也是十三鬼穴之一，统治一切热病，并可作为急救之用的要穴。用它来治疗口臭病，一方面是根据局部疗法，使泄热的疗效，能够直达口部，同时因它所交会的胃经，其经脉的分布，环绕口唇。胃与脾有表里的关系，所以人中穴能具有清泄脾胃之热上炎的功用。正如《玉龙歌》说："口臭之疾最可憎，劳心只为苦多情，大陵穴内人中泻，心得清凉气自平。"



肾败，是泛指各种由于肾阴不足、肾阳虚羸、阴亏火旺等所引起的肾虚证候。例如遗精、腰痛、腿软、痿弱、夜热盗汗、腹部胀满，以及肾虚不能纳气，气逆上脱，发生两足厥冷、气逆喘息等症状。带脉穴，在第十一肋前端直下与脐相平之处，属于足少阳胆经，也是胆经与带脉的会穴。在局部疗法中，是主治腰部、下腹部、侧腹部诸疾患的要穴，有止痛消胀化湿散寒的功效。关元，位在脐下三寸，约在腹下部的中央。属于任脉，是足太阴脾经、足少阴肾经、足厥阴肝经、任脉四脉的会穴，也是小肠经的募穴。《类经图翼》对于关元穴的重要性，曾明白指出："此穴当人身上下四旁之中，故又名大中极，乃男子藏精，女子蓄血之处。"又指出它的主治症，包括诸虚百损、冷气入腹、小腹奔豚、夜梦遗精、五淋七疝，以及妇科赤白带下、月经不通等，皆有卓效。由于肾是输精的所在，也是真阴的根源，其中又蕴涵着命门的真阳，如肾气泄露亏耗，则诸病丛生。关元穴既为肝、脾、肾三经交会的所在，又称为藏精之处，所以对于各种肾虚病，它都可起到益肾补虚，充实下元，和恢复强壮的作用。特别是关元、带脉二穴并用，其效果更为显著。但根据积冷与虚乏的现象，自当以灸治为主，每日或隔日连续施治，一般皆有良效，所谓"陷下则灸之"。



**腿脚重疼，针髋骨膝关膝眼；行步艰楚，刺三里中封太冲。**

髋骨，经外奇穴，在膝盖之上，梁丘穴外开一寸陷中。膝关，属于足厥阴肝经，在胫骨后内侧的上端。膝眼，经外奇穴，在膝盖之下，两旁陷中，两足共四穴。取用这几个穴位，治疗腿脚重疼（重，是运动障碍，难以举步的意思），从按部取穴的原则来说，这主要是指膝关节风湿病而言，症状是在膝关节周围肿胀，肌肤有光泽，潮红灼热，疼痛不可屈伸，即现代医学所称膝关节炎。本病适宜于患部附近取穴，为了达到消除炎症与镇痛的目的，所以取髋骨、膝关、膝眼等穴，就更可显出它直达患部的功效。急性者，可每日针治一次，并在两膝眼及膝头两侧加用吸筒。慢性者，可间日针治一次，并用艾条灸治之，亦须用吸筒，收效更佳。《玉龙歌》说："髋骨能医两腿疼，膝头红肿不能行，必针膝眼膝关穴，功效须臾病不生"。

三里，就是足阳明胃经的足三里穴。中封、太冲都属于足厥阴肝经。肝藏血，有贮藏血液与调节血量的功能，四肢关节的屈伸运动，又和筋的活动有关，筋为肝所主，因此，如属于久行伤筋，或各种原因使血凝气滞，形成屈伸不如，步行困难的现象，一般都可在肝经取穴，作治本的疗法。太冲，是肝经的原穴，可主治本经一切疾患，它和中封穴配合起来治疗足病，在局部疗法的取穴原则中，尤有重要的作用。因为肝经的分布，起于足大趾，从此而上，循着足背的跗骨上侧，在与内踝相去一寸处上行，而进入下腿的足胫，这段共有大敦、行间、太冲、中封四穴。太冲的部位，在足背部第一、第二跖骨连接部的前方。中封的部位，在足踝关节的前内侧，舟状骨结节部，当胃经解溪与脾经商丘穴的中间。所以，如有足背部及足踝关节周围发生肿痛，而出现行步艰楚的症状，取此二穴，针感直达患部，自可获得良好的效果。同时加针足三里穴，不论其病因为寒湿或湿热，因它有清热、祛湿、退肿等功效，更有相得益彰的妙用。《玉龙歌》说："行步艰难疾转加，太冲二穴效堪夸，更针三里中封穴，去病如同用手抓"。



**取内关于照海，医腹疾之块；搐迎香于鼻内，消眼热之红。**

腹疾之块，是泛指气血痰浊在腹内凝结而成的痞块之类。因其形态和部位的不同，可分为阴阳脏腑、五积、六聚、七癥、八瘕等多种多样的类别。其中有积块牢固不移，按之应手，或游走无定，上下攻冲，或散或聚，或痛或胀等不同的现象。取内关、照海二穴，上下肢配合来治疗本病，主要因为内关是手厥阴心包经的络穴，别走手少阳三焦经，联络着三焦与心包络的表里关系，古人把三焦称为阳气之父，心包络称为阴血之母，也就是将此表里二经，认为有统调全身气血的重要作用。腹内痞块，既由于气血郁滞凝结而成，所以针刺内关穴，是借以发挥活血行气的疗能。同时在奇经八脉中，内关是和阴维脉直接相通的穴位。阴维，是维络手足各阴经的联络线，它的分布，发于内踝上五寸筑宾穴处，循大腿内侧上行至小腹，经过胁部、胸部，再向上行，至头顶之前而终。胸腹部既是它循行经过之处，所以在这些部位上，如有胀痛，以及痞气的游走和痞块的攻冲，内关穴就有宽胸平冲，缓解胀痛的功效。正如《玉龙歌》说："腹中气块痛难当，穴法宜向内关防，八法有名阴维穴，腹中之疾永安康。"至于照海穴，属足少阴肾经，也是阴跻脉的起点，是常用于调整血行，具有强壮滋补镇静作用的重要穴位。阴跻脉的循行，自足至头，从照海穴开始，其中自大腿内侧，经过阴部，向上行，从胸部而上入于锁骨上窝部，所以它治疗腹中结块的疗效，和内关穴一样，不但可行瘀散结，同时利用它在足部的远导针法，尤能获得调气降逆的功效。但本病非一朝一夕所成，也非短期内所能痊愈，取内关、照海二穴，虽着重在宣导气血，疏通经络，但要完全消除这种痞块，仍须酌量病情的久暂，邪正兼顾，攻补同施，选择适当配穴，如灸痞根穴，轻针中脘、章门、气海、足三里、意舍等穴，针后再以艾条灸治，必须坚持长期治疗，才能根治痊愈。



"搐迎香于鼻内，消眼热之红"，是指一种由于心火上炎，或风助火郁所引起的眼目红赤等实证之类。治疗方面，应以清除血热，泻散郁火为主。取鼻孔上端的内迎香穴（经外奇穴），用长三棱针刺入鼻内，搐刺放血，便是一种较特殊而有效的泄热法，尤其对于急性发作暴赤肿痛的目疾，更有卓效。如患者怕用针刺，亦可改用草茎，或芦管、竹叶，搐刺出血，使血热放散。倘病情较严重者，可选取攒竹、太阳、睛明、风池、合谷、光明、行间等穴助治，自能加强疗效。《玉龙歌》说："心火炎上两眼红，迎香穴内刺为通，若将毒血搐出后，目内清凉始见功。"

**肚痛秘结，大陵合外关于支沟；腿风湿痛，居髎兼环跳于委中。**

肚痛的原因很多，如外感寒邪、脾虚气滞、食滞、血凝以及湿热阴寒等，都能引起腹部疼痛。取大陵、外关二穴，是以原络穴相配法。根据脏腑经络的表里关系，着重在调和气血的一种治本疗法。大陵，是手厥阴心包经具有代表性的原穴。心包络和心有密切的关系，心主血脉，凡与血行有关的各种病变，都可以选取心包经的穴位去治疗，特别是原穴大陵，可补可泻，适应的范围更广。心包络与三焦为表里，外关是三焦经的络穴，联络着二经的表里关系。《难经》三十八难曾指出："三焦为原气之别，主持诸气。"这就是说明它有导引原气出纳运化于一身之中的功能。所以，如有气的运行失常而出现的症状，三焦经的络穴外关，也就特别具有调理的作用。由此可见，大陵、外关原络穴相配合，对于血凝气滞所引起的腹痛，其缓解疼痛的功效，也更为显著了。至于腹痛的症状，除腹部膨胀，时发剧痛之外，大多亦伴有便秘或泻痢的情况，治疗便秘方面，三焦经的火穴支沟，是不可少的穴位（详见上文注"照海支沟，通大便之秘"句）。这三穴配合起来的功用，正如《玉龙歌》说："腹中疼痛亦难当，大陵外关可消详，若是胁疼并闭结，支沟奇妙效非常。"



腿风湿痛，即旧称腿股风、腰腿痛、大腿痛之类，都是按疼痛的部位而定名的。腿股风的疼痛，大多自上而下放散，从腰部经臀部、大腿后侧、下腿外侧及后面，以至足外缘及足背间，有痛至脚趾者，如灼、如裂、如绞，不堪忍受。单纯的大腿痛，疼痛在大腿的外面，一直痛至膝关节部，步行与直立时，痛更加剧。针灸治疗，一般都着重在患部直接取穴，"腿风湿痛，居髎兼环跳于委中"，就是根据这一原则，按部取穴的疗法。居髎，在髂骨前下棘内缘之际，属于足少阳胆经。环跳，亦属胆经，在大腿外侧，大转子的前上部，臀大肌附着部，如在该穴用力强压之，痠胀的感应，可从外股部到达足尖，所以它是治疗一切腿股疾患的必需穴。委中，在膝腘窝横纹正中，属于足太阳膀胱经，不但在局部疗法中有镇痛的功效，而且它是可用以放血泄热的穴位。倘属于火热、气结、血瘀，及一切壅闭有余的实证现象，在该穴四围静脉上，用三棱针点刺放血，更可获得清热、泻火而缓解疼痛的效果。《玉龙歌》说："环跳能治腿股风，居髎二穴认真攻，委中毒血更出尽，愈见医科神圣功。"

**上脘中脘，治九种之心痛；赤带白带，求中极之异同**。

九种心痛，就是饮、食、风、冷、热、悸、虫、疰以及去来痛等九种类别。按其不同的病因性质，其实是包括了心、腹、胸、胁部各种疼痛的症状而言。在局部疗法中，任脉的上脘、中脘二穴，也就是缓解这许多疼痛的重要穴位。上脘，在腹上部中央之上方一寸处，是足阳明胃经、手太阳小肠经、任脉三脉的会穴，它对于胸腹部疾患的主治作用，据历代文献记载，包括心中烦热、痛不可忍、心疼积块、腹痛胀急、心下有痞、呕血、蛔虫心痛、气胀积聚、上冲心胸、饮食不化、腹中雷鸣，以及翻胃呕吐等症，皆有良效。中脘，在上脘穴下一寸，脐上四寸，即脐眼与胸骨尖的中间，是手太阳小肠经、手少阳三焦经、足阳明胃经、任脉四脉的会穴，也是胃之募穴，在中焦的一切脾胃疾患，几乎都在它的主治范畴之内。有攻积、和中、调气、止痛、消胀、温中暖腑、逐肠胃之寒，以及清脾胃湿热、开胸膈之蕴热等功效。由于上脘、中脘二穴配合起来，从穴位所在直达患部的作用上，对于九种心痛，也就是不论属虚属实，及任何原因所引起的心、腹、胸、胁部疼痛之类，都可以适用。属实属热者用针法，属虚属寒者以灸法为主，辨证论治，往往都能显著地获得缓解的疗效。《玉龙歌》说："九种心痛及脾疼，上脘穴内用神针，若还脾败中脘补，两针神效免灾侵。"这里所说的脾疼脾败，疼是实证，败是虚证，都是指胃病而言。

“赤带白带，求中极之异同”，所谓异同，即殊途同归的意思。也就是说，赤带、白带的病因性质虽是各异，但在中极穴施行治疗，却能同样地获得满意的效果。因为赤带、白带同是妇女阴道排出的分泌物，色白者称为白带，兼有血液而色赤者，称为赤带，大多皆由于湿热所致。其中以白带的病因，较为复杂，例如虚热、虚寒、风冷、气郁、脾虚、肾虚以及痰湿等，均足以引起本病，但也都属于中极穴的治疗范围之内。中极穴的部位在耻骨弓的上方，当脐下四寸之处，属于任脉。在局部疗法中，不但是治疗妇科疾患的重要穴位，同时因它为膀胱母穴，也是足太阴脾经、足少阴肾经、足厥阴肝经、任脉四脉的会穴。从这种兼通肝、脾、肾三经的作用上来看，对各种原因的赤带、白带，在中极穴利用不同的手法，往往可使湿热者得以清热化湿；气郁者可疏肝解郁；风冷虚寒者，可温下去寒；虚热者可滋阴清热；脾肾虚者可健脾补肾。其关键所在为，掌握病情的虚实寒热，来分别施行针灸及补泻手法。一般地说，从患者特有的见症方面，可归纳为寒热两种类型，属热者，阴道黏膜发赤肿胀，腹部有压痛感，排出的脓液，夹有恶臭；属寒者，腹部无痛，排出的黏液，以白色为多，且无恶臭。在中极穴施术原则，属热者宜针，属寒者以灸治为主；再根据其他症状，实者用泻法，虚者用补法，辨证论治，灵活运用，自可获得显效。



**又若心虚热壅，少冲明于济夺；目昏血溢，肝俞辨其实虚。**

心虚热壅，是表现在虚实两方面的心病证候。心藏神，心主血，心为君火，凡有关神志与血液的疾患，以及各种热病，多与心脏有密切的关系。根据不同的症状，一般也可区分为心虚与心热两种类型。心虚证：脉多细弱，舌多淡红，心悸怔忡，多忧，健忘，多梦颠倒，心中似嘈似饥，或心下暴痛，或胁下牵引腰背疼痛等。心热证：舌干，尖赤，脉数，面赤，口渴欲饮，两目赤痛，舌下胀突，或心中烦热，不能睡眠，或喜笑不休，谵语如狂，或心胸部热闷，痛如针刺等。关于这许多虚与热的心病，少冲穴皆可适应治疗。少冲，在小指之拇指侧爪甲根部，是手少阴心经的井木穴，经属火，穴属木，火为木所生，故亦称该经的母穴。虚者补其母，凡心经的各种虚证，都可以在此穴施行补的手法，而获得补虚强心的功效。正如《玉龙歌》说："胆寒心虚病如何，少冲二穴功最多，刺入三分（应系一二分）不着艾，金针用后自平和。"相反的，如果在少冲穴施行泻的手法，从五行所属母子的关系上，不但泻木之后，火势自消，再从少冲在指端的部位来说，利用指端的远导针法，往往可以发挥更强的清热泻火的疗能。因此，少冲穴是可补、可泻的穴位。其关键只要掌握病情的虚实而已。所以说，"心虚热壅，少冲明于济夺"。济，就是补。夺，就是泻。意思是根据不同的病情，补泻分明，自可获得一定的疗效。

目昏血溢，就是眼病中虚实不同的两种症状。《内经》曾指出："肝开窍于目"，"肝藏血"，"目得血而能视"。凡各种目疾，大多与肝脏有关。目昏，即视力减退的现象，视物昏花，如在云雾中，甚至黑花飞舞，物成二体，这多是由于七情太过，六欲之伤，使肝肾不足，血虚气衰所致，属于虚证。血溢，即眼目充血的现象，是由于肝胆实火上冲，其主要表现为目赤不痛，或仅在夜间疼痛，无眵无泪，亦不甚羞明（与风热所致的目赤、疼痛、羞明、多眵泪，有明显不同之处），这是属于实证。因为目疾，多与肝脏有关，所以取用背部的肝俞穴，确是一个主治的重要穴位。但需辨明虚实，分别施治，才能发挥高度的疗能。如属于虚证，宜用灸治，以补益肝血为主，实证宜用针治，并用泻的手法以泄肝热，引火下降（针向上斜刺深入八分为度）。像这样辨明虚实，或针或灸，运用得宜，也就是保证疗效的一个关键。

**当心传之玄要，究手法之疾徐。或值挫闪疼痛之不足，此为难拟定穴之可祛。辑管见以便诵读，幸高明而无哂诸。**

心传：心，是泛指人类的智慧、思想、意识、感觉等，先进者传授出来的学说和经验，叫做心传（如宋代于恕编其舅张九成语录，谓之《心传录》）。疾徐：疾就是快，徐就是慢。这两个字在针刺手法中，含义很广：①是指各种手法中的配合动作，不论是提插捻运，都应该有快有慢的区别。②以进针出针的快慢，作为补泻的手法，疾进徐出，紧按慢提，即进针时较快而有力，提起或出针时较为缓慢，属于补法；相反的，徐进疾出，慢按紧提，即进针时较缓慢，提起时较有力，出针时较快，属于泻法。③从补泻的作用上，专用于出针后的一种动作。《素问·针解》篇说："徐而疾则实者，徐出针而疾按之，疾而徐则虚者，疾出针而徐按之。"这是说明缓慢地出针后，立即很快地甩手将针孔按闭，使正气不泄而实，就是补虚的方法。反之，很快地将针退出，慢慢去按揉针孔，使邪实可泄而虚，就是泻实的方法。"难拟定穴"就是不定穴，并无确定的部位与名称，仅以压痛点为针灸穴位，亦称阿是穴、天应穴。



本条各句，可合并语译如下：

"当我们接受了先哲遗留下来的丰富经验，其中有高深的学理和主要的治疗原则，再能进一步去研究操作手法的疾徐，就可在临床上切合实用了。如果遇到了外伤性的挫闪，及出现在浅表的局部疼痛，除了一般常用的经穴之外，在没有固定部位与名称的不定穴上，即以痛处为穴，亦可获得祛邪止痛的功效。因此，就短浅的见解所及，选辑了若干病例和穴位，编成《玉龙赋》，以便于初学者的记诵阅读。如有未尽完善之处，希望高明者不要见笑。"

## 《玉龙赋》辨证取穴表

头面五官疾患

头风——上星、神庭

目疼头痛——攒竹、头维

目症——睛明、太阳、鱼尾

眼热之红——内迎香

目昏血溢——肝俞

眼烂冷泪——大小骨空

目疼血翳——太阳

耳聋腮肿——听会

鼻渊——上星

鼻窒——迎香

口㖞——地仓、颊车

口臭——大陵、人中

牙疼——二间

颈项肩背腰部疾患

瘰疬——天井

两肩风湿——肩髃

肩脊痛——五枢、背缝

膂痛——身柱

伛偻——风池、绝骨

痿伛——人中、曲池

腰脊痛闪——人中、委中

腰肾虚乏——心俞、肾俞

胸腹疾患

九种心痛——上脘、中脘

心闷——劳宫、大陵

翻胃——中魁

肚痛——大陵、外关、支沟

腹中结块——内关、照海

小腹膜胀——内庭、足临泣

蛊胀——三阴交、水分、足三里

气逆饱满——足三里

四肢疾患

手腕难移——腕骨

手臂红肿——中渚、液门

臂痛——肩井

肘挛疼——尺泽、曲池

臂肘筋急不用——尺泽

膝肿痛——阴陵泉、阳陵泉

腿风湿痛——居髎、环跳、委中

腿脚重疼——髋骨、膝关、膝眼

腿脚乏力——风市、阴市

脚痛——商丘、解溪、丘墟

脚气——绝骨、足三里、三阴交

足肿难行——太溪、昆仑、申脉

行步艰楚——足三里、中封、太冲

妇女小儿疾患

乳肿——少泽、太阳（瞳子髎）

赤带、白带——中极

小儿惊搐——印堂

诸风伤寒疾患

卒暴中风——顶门（囟会）、百会

伤寒未解——期门

伤寒无汗——复溜（泻）

伤寒有汗——合谷（补）

伤寒六脉沉匿——复溜

痰喘咳嗽疾患

气嗽痰哮——乳根、俞府

尪羸喘促——璇玑、气海

喘嗽——天突、膻中

咳嗽风痰——太渊、列缺

痰嗽——丰隆、肺俞

冒寒之嗽——风门

咳嗽引背痛——身柱

诸虚劳损疾患

虚劳——膏肓

神疲——至阳

尸劳——涌泉、关元、丰隆

虚汗——百劳

心虚热壅——少冲

心惊——通里

心悸虚烦——足三里

肾败——带脉、关元

梦遗——心俞、肾俞

疝痔及大小便疾患

疝气——大敦

坚痃疝气——期门、大敦

老者便多——命门、肾俞

痔漏——二白

痔疾——长强、承山

脾泄——天枢

大便秘——照海、支沟

肚痛秘结——大陵、外关、支沟

其他疾患

癫痫——鸠尾

呆痴笑咷——神门

三焦壅热——关冲

痎疾——间使

时疫痎疟——后溪

黄疸——至阳

脾虚黄疸——腕骨、中脘

瘾疹——天井

疮痍——劳宫、大陵

# 四、百 症 赋

**简介** 本篇最初刊载于《针灸聚英》，该书为明嘉靖年间四明针灸家高武所编著。名为百症赋的意义，主要是表示本篇有较丰富的内容，其中包括治疗百病的法则和配穴的规律等等。因为疾病的种类繁多，症状也是千态万变，要在错综复杂的情况中，确定治疗措施，颇非易事，但只要掌握若干的具体法则，能够灵活运用，仍可以保证切实有效。所以本篇虽仅是提供了一部分常见病的治法，却将许多复杂的证候，分成若干类型，有局部的，有全身的，有由于外感六淫、内伤七情，以及饮食、房室、跌仆、外伤等等原因所引起的，在阴阳、表里、虚实、寒热八纲的基础上，指出了如何治疗的方针。另一方面，本篇将头面、躯干、四肢，及出现于全身的疾患，自上而下，顺序编写，不但可易于掌握每一穴位的主治要点，同时对于局部和循经取穴的治疗原则，通过这些病例，能得到一个明确的认识。至于所选录的穴位，大多偏重在井、荥、输、经、合、原、募、络、郄母子穴方面，列举了多种多样的配穴法，使可以举一反三，进一步去了解处方配穴的基本规律。这种主要的精神，也正如本篇在结话中所说："先究其病源，后攻其穴道，随手见功，应针取效，方知玄里之玄，始达妙中之妙。此篇不尽，略举其要。"这就是说明本篇所举病例和取穴的纲要，也就是治疗百病的基本法则，能善为运用，则百病的处方配穴问题，亦因此迎刃而解，故以百症赋为名。

**百症俞（腧）穴，再三用心。**

腧穴，是泛指分布在全身的孔穴，包括背部的脏腑各俞，以及在四肢部的井、荥、输、经、合等特定穴位；凡所有经穴、经外奇穴等，统可称为腧穴。腧，有转输的含义；名为腧穴，就是指该处与脏腑相通，为经络脏腑之气转输、流注、出入、聚结于体表的所在，具有内外相应的作用。当某些内外因素阻碍了气机的转输出入而发生病变时，往往会在有关的腧穴上，表现出不同的病理反应。这些部位，也可作为针灸疗法攻邪扶正的施术目标，宣导其出入顺逆之气，调整经络与脏腑的功能，从而治愈疾病。但疾病是千变万态的，每一个腧穴，也都有它不同的主治作用，要通过腧穴去治疗全身的病症，怎样去掌握运用，如何对症选穴，是一个比较繁复而细致的问题，必须从多方面细心地结合研究，才能运用适当，获得一定的疗效。“百症腧穴，再三用心”，也就是这个意思。

**囟会连于玉枕，头风疗以金针。**

囟会（囟音信），在前头骨与颅顶缝合部，属于督脉。玉枕，在后发际正中直上二寸五分，旁开一寸五分，属于足太阳膀胱经。在按部取穴的作用上，这两个穴位，都是主治头部疼痛昏重、眩晕等症的要穴。头风，即病程较久，时发时愈，起伏不一的习惯性头痛。本病的原因很多，如痰涎风火郁遏经络，气血壅滞，以及血虚等等，皆能导致头风。取囟会、玉枕二穴，来进行治疗，首先要辨明病因，才能获得效果。因为这两个都是禁针穴，仅适宜于灸治。本条所谓“头风疗以金针”，如无丰富的经验，与熟练的手技，切不可轻率针刺。至于痰涎或风热上攻，或头部充血、瘀血，属于实证的头痛，又绝对不适宜在头部直接施灸。所以取此二穴适用于以灸治为主者，是属于血虚头痛之类。本病患者，一般是颜面苍白，常伴有眩晕、眼花、耳鸣、心悸、倦怠、呕吐等症状，其病情严重者，甚至会发生猝倒，人事不省的现象。因此，在局部疗法中灸囟会、玉枕二穴，可以旺盛血行，制止疼痛，如属猝然晕倒者，更有开窍急救的作用。

**悬颅颔厌之中，偏头痛止；强间丰隆之际，头痛难禁。**

偏头痛，是偏于半侧的头痛。《金匮翼》：“偏头痛者，由风邪客于阳经（少阳经），其经偏虚也，邪气凑于一边，痛连额角，久而不已，故谓之偏头痛。”由于本病的主因，为肝胆风热所致，取用足少阳胆经的悬颅、颔厌二穴，就是根据经络系统，按部取穴的直接疗法，悬颅，在前额部的两旁，颞颥窝之前部，是手足少阳和阳明经的会穴。

颔厌，在悬颅穴上方，即颞颥窝之前上部（额角部），当发际处，亦属手足少阳及阳明经的会穴。因此，对于肝胆风热，邪袭少阳经络而引起的偏头痛症状，以悬颅、颔厌二穴配合治疗，使针感直达患部，自可发挥宣泄风邪、清热、开郁，而制止疼痛的疗能。但二穴都不宜深刺，进针时针尖沿皮向下方，斜针二三分（《铜人腧穴针灸图经》：深刺令人耳聋）。至于本病症情较严重者，必要时亦可轮刺风池、头维、曲鬓、太阳、列缺、合谷、行间、足临泣等穴，每日或隔日施治一次，收效更佳。

头痛难禁的症状，从强间、丰隆二穴的主治作用来说，是指一种由于痰火上扰而起的痰厥头痛。《得效方》说：“痰厥头痛者，每发时两颊青黄、眩晕、目不欲开、懒于言话、身体沉重、几几欲吐。”治疗这一种痰厥头痛，与治一般头痛的取穴略有不同，应特别着重在涤痰化湿为主。取强间、丰隆二穴，就是从局部和远道相结合的标本兼顾的疗法。因为造成痰厥头痛的主因，是脾胃的功能失调，正如《金匮翼》所说：“痰厥头痛者，病从脾而致胃也，夫脾主为胃行其津液者也，脾病则胃腑不能宣行津液，积而为痰，随阳明之经，上攻头脑而作痛也。”

丰隆，就是专治这种痰湿在胃的要穴，因为从经络脏腑相互关联的作用上，丰隆不但是足阳明胃经的络穴，别走入足太阴脾经，联络着脾与胃的表里关系，疗效可通达脾胃二经；同时因它的部位，在下腿前外侧中央之处，对于脾湿生痰，循着阳明经上攻头脑作痛的症状，在上病下取的原则中，尤其可以发挥化湿涤痰，降逆镇痛的主要作用。另一方面，在局部疗法中，再配合督脉的强间穴，因它有缓解剧烈头痛，消除烦心呕吐等现象的功效，所以丰隆、强间二穴，上下呼应，治疗痰厥头痛就更可获得止痛的效果了。不过强间穴的部位，在后头颅顶之缝合部，进针时针尖宜向上或向下沿皮刺入，针二三分，不宜深刺，如无熟练的手技，尤不可轻率操作。《儒门事亲》："后顶、强间、脑户、风府四穴，不可轻用针灸，以避忌多故也，若有误不幸，令人瘖。"像这样提出慎重操作的警戒，也是临床上应该注意的。

**原夫面肿虚浮，须仗水沟前顶；耳聋气闭，全凭听会翳风。**

面肿虚浮，是指因肾病而引起的颜面及眼睑浮肿，即《内经》所称的风水面肿。《素问·平人气象论》曰："面肿曰风，足胫肿曰水。"风属肝，水属肾，并认为"肝肾脉并浮为风水，肾脉本沉，今因肝风鼓动而浮。"其主要表现是面目肿大，身中有热。《金匮要略》将水气病分为风水、皮水、正水、石水四类，从症状上可以区别为表里二纲，风水、皮水属于外，正水、石水属于内，而在治疗方面也提出了一个原则："诸有水者，腰以下肿当利小便，腰以上肿当发汗乃愈。"取水沟、前顶二穴，就是根据这个病在上属于表的治疗原则，以疏风发汗为主的疗法。水沟，别名人中，在鼻柱下唇沟中央，属于督脉，也是手阳明大肠经、足阳明胃经和督脉三脉的会穴。前顶，在矢状缝合前半部之中央，亦属督脉。二穴同具有开窍的作用，凡一切由于肝风而起的猝倒失神，及小儿搐搦等症，在疏散风邪与急救方面，水沟、前顶都是常用的有效穴。所以用它来祛除由肝风鼓动而浮的风水面肿，自能获得显著的功效。同时因水沟是胃与大肠经的会穴，疗效能贯通二经，大肠经可以解表发汗，胃经能够使脾胃加强健运，宣泄水分，以利水、行湿、消肿。因此，在《景岳全书》中说："水沟主一切水肿。"《类经图翼》也记载着："若风水面肿，针此一穴，出水尽即顿愈。"但水沟穴是知觉敏锐处，操作时针尖宜向上斜进，针二三分，以剧痛为度，不可深刺。前顶穴当以灸治为主。还有必须注意的，张仲景对于治疗水气病曾特别指出："诸病水者，渴而小便数者，皆不可发汗。"像这种病例，水沟、前顶二穴，也就不适用了。

耳聋气闭，是两耳绝无所闻，或耳内闭塞、重听等症状。起于猝暴者属于实证，多属肝胆风火上攻；发病进展缓慢者，属于虚证，多为肝肾阴虚所致。本病的治疗，不论属虚属实，在循经取穴的作用上，由于手少阳三焦经、足少阳胆经的经脉，在耳部上下前后，散布最多，所以大多也是在这两经上选用穴位，尤其是胆经在颧骨弓与下颌关节窝之际的听会穴，三焦经在耳垂之后面的翳风穴，更是局部疗法中，用作疏泄与通调胆经及三焦经的经气必需的重要穴位。但在操作的技术方面，宜用平补平泻法，施用轻微的提插和捻转，必须达到病者有痠麻胀的感觉为目的。同时再根据症状的虚实，分别在四肢选用适当配穴，如属实证，应配肝俞、行间、侠溪、足临泣。如属虚证，应加配肾俞、照海、太溪、金门等穴，轮流作反射刺激，如无器质性病变，一般都有良好的效果。



**面上虫行有验，迎香可取；耳中蝉噪有声，听会堪攻。**

面上虫行，是血分有热而发痒，如同皮肤内有虫在行走一样。《内经》说："诸痒为虚，血不荣肌。"刘河间也明白地说："人近火微热则痒，热甚则痛，痛多实，痒多虚。"由此可见，皮肤发痒的主因，就是血虚生热，由热而痒，所以在治疗方面，大多也着重清热养血为主。迎香，在鼻根的外端，鼻唇沟之上部，属于手阳明大肠经，也是大肠经与足阳明胃经的会穴，是主治各种鼻病的有效穴。用它来治疗面上如虫行般的发痒，一方面是根据穴位所在的局部取穴法，同时因热痒的现象，一般多属于阳证，适宜在阳经取穴。手足阳经的大肠与胃经，多血多气，同称为阳明燥金，对热盛血燥的各种证候，具有清热泻火解燥的重要作用。由于迎香是手足阳明的会穴，其疗效能够贯通二经，所以在此穴利用泻的手法治疗由血热而引起的面痒症，就更可获得凉血止痒的功效了。

蝉噪，主要是由于情欲妄动，激动肝胆之火；或劳伤过度，水竭火盛，风火痰气上乘，邪正相搏，颤动鼓膜，致耳内发生如有蝉声的噪鸣。其中属痰火者，其鸣甚，肾虚者其鸣微；又可用手按耳部作为辨别虚实的方法：按之愈鸣者属实，按之不鸣或减少者属虚。取用足少阳胆经的听会穴，因它的部位，在颧骨弓与下颌关节窝之际，可从经络所通，及耳部直接刺激的作用上，来攻泻肝胆之火的上逆，消除耳内的蝉鸣现象。但对于虚证方面，应加刺肝俞、肾俞、太溪等穴，以补益肝肾的不足；标本兼顾，攻补同施，更有良好的效果。



**目眩兮，支正飞扬；目黄兮，阳纲胆俞。**

支正，在前臂尺侧，外尺骨肌之中央部，是手太阳小肠经的络穴。小肠经的循行，“其支者，从缺盆循颈上颊至目锐眦，却入耳中，其支者，别颊上䪼（目下为䪼），抵鼻至目内眦（睛明穴），斜络于颧。”所以从经络循行上达眼区的关系上，支正穴能治疗目疾。飞扬，在足之外踝上方七寸之处，当腓肠肌的外缘，是足太阳膀胱经的络穴。膀胱经承接着小肠经的脉气，起于目内眦（睛明穴），自头下行至足，所以在循经取穴的作用上，飞扬穴的疗效，也可以上达目部。取用手足太阳的络穴支正、飞扬，上下肢配合起来，治疗眼昏目眩的症状，从经络所通主治所在的意义方面，虽有很好的效果，但目眩的原因很多，取此二穴必须掌握症状的虚实，才不致误用。因为络穴大多适用于清热开郁，特别是支正，是主治头部充血、瘀血及热病的要穴；飞扬也是治头面五官部热病的有效穴。而上病下取的远导针法，主要是为了引火下降，因此，支正、飞扬二穴所主治的目眩症，是属于血热上攻所引起的实证之类，与血虚的眩晕昏花者不同，这也是临床上必须辨明的一个关键。

目黄，是黄疸病的特有见症，黄疸的形成，全身发现黄色最早的部位，就是目部，染色亦最为明显，继则口唇及全身皮肤俱现黄色。这种黄色的出现，主要也是胆热夹湿，湿热熏蒸，血热上行，或脾肾虚寒所致。“目黄兮，阳纲胆俞”，就是根据这些病因所作的治本疗法。阳纲、胆俞，同属于足太阳膀胱经，二穴横线相并。胆俞的部位，在第十第十一胸椎横突起间，脊柱之外方一寸五分处；由此旁开一寸五分第十肋间处，就是阳纲穴。它是主治肝胆脾胃疾患，包括身热目黄、四肢怠惰、食欲不振、腹满䐜胀、肠鸣腹痛等症，具有卓效的主治穴。胆俞是背部的特定俞穴，认为也是胆腑的精气输注聚集之处，凡是一切肝胆疾患，它是必不可少的特效穴位。因此，当黄疸初期发现有目黄的证候时，针刺这两个穴位，自可获得疏通胆道，调整脾胃，清热化湿而祛黄的显著疗效。可根据症状虚实，辨证论治，每日或隔日针治一次，有时亦可采用灸法，一般皆能达到消除黄色的目的。



**攀睛攻少泽肝俞之所，泪出刺临泣头维之处。**

攀睛，旧称胬肉攀睛，即西医所称的翼状胬肉，主要是在内外眦生有红色肥厚的胬肉（生于鼻侧者较多）。如继续发展，胬肉的头部，能伸入角膜和瞳孔边缘，即所谓攀睛；其严重者，甚至会妨碍眼球运动及胬肉遮盖瞳孔，以至失明。本病是常见的眼病，《审视瑶函》说：“凡性情暴悖，嗜辛热，芳心劳力之人患者居多。”并指出它的病因是：“脾胃热毒，脾受肝邪。”《医宗金鉴》：“目中胬肉心火成。”基于这种原因，也说明了取少泽、肝俞二穴，是基于脏腑经络系统的一种治本疗法。少泽，在小指之外侧爪甲根部，是手太阳小肠经的井穴，也是常用于泄热的要穴。由于手太阳小肠经的分布，起于手小指外侧端上，从少泽穴开始，自手上行至头，它的支脉，经颊部，到眼外角；又一支脉，从颊部别出走入眼眶的下部（䪼部），经鼻至眼内角。一般地说，指端穴位的反射作用，往往能远达头面、躯干；而小肠经的循行通路，围绕眼区，所以在指端的少泽穴，特别具有治疗目内外眦病变的功效。小肠与心有表里的关系，手少阴心经的循行“起于心中，出属心系，下膈络小肠，其支者从心系上挟咽，系目系（眼球的深部）。”因此，属于心火血热，在目内外皆结成胬肉攀睛的症状，针刺少泽穴泄热，疏通经络，疗效直达患部，就能够促使炎赤的胬肉逐渐消除。另一方面，任何目疾，都与肝脏有密切的关系，正如《灵枢经·脉度》篇说：“肝气通于目，肝和则目能辨五色矣。”《灵枢经·五阅五使》篇：“目者肝之官也。”而在背部的各俞穴中，位于第九第十胸椎横突起间的肝俞穴，古人称它为肝脏的精气输注之处，也就是直接与肝脏相关联的穴位，具有和肝、清热、调血及补虚等作用。不论是属虚属实的目疾，在治本疗法中，它是一个不可少的要穴。所以少泽与肝俞配合起来，治疗胬肉攀睛，自可发挥相得益彰的疗效了。但在胬肉发展期中，有充血炎症现象时，宜用针法，如胬肉已成，经久不愈者，肝俞穴宜针后加灸，或专以灸治为主。



泪出的现象，约可分为迎风流泪与目泪自流二种。迎风而流泪者，以老年妇人居多，主要因老年人的泪腺硬化，伸缩力减退，或泪腺弛张，不能收制，遇到风寒的刺激，泪即外流。目泪自流者，大多是由于感受热邪，或肝热上激泪腺，泪液分泌过多而向外溢出所致。头临泣，在眉之中央直上入发际五分之处，属于足少阳胆经，也是胆经、膀胱经和阳维脉三脉的会穴。胆经的分布，起于眼外角，膀胱经的分布，起于眼内角。胆与肝相为表里，目为肝之窍，所以头临泣穴，因其相通的经脉，多与眼目有关，就特别成为主治目疾的要穴。头维，在额角发际，当前头骨与颅顶骨之缝合部，属于足阳明胃经，也是胃经与胆经的会穴。胃经的别支，“还系目系（目内深处），合于阳明”；胆经的别支，“系目系，合少阳于外眦”（《灵枢经·经别》篇）。因此，头维穴也是常用于治疗目疾的有效穴位，它和头临泣穴配合起来，具有疏风清热、祛寒止泪及收敛等功效，对各种属于虚实寒热的泪出现象，皆可适用。至于辨别寒热的原则，流出泪液冷而不粘手者属寒，泪热而微觉粘手者属热。根据寒与热的不同类型，也就可作为补泻手法，及宜针宜灸的准则了。

**目中漠漠，即寻攒竹三间；目觉**䀮䀮**，急取养老天柱。**

目中漠漠，即视物不明，如纱遮睛的现象（见《银海精微》）。本病的原因很多，证候与治疗亦各不同，所谓“即寻攒竹三间”的疗法，从穴位的作用来说，二穴所主治的目中漠漠，其实就是一种由于风热而成的目生翳膜之类。

攒竹，在眉之内端，属于足太阳膀胱经，它的别名叫做明光、夜光、始光，在局部疗法中，对各种风热火郁等属于实证的目疾，是常用的有效穴。三间，在食指之拇指侧，本节后凹陷中，属于手阳明大肠经，是主治发作急骤的目疾，具有清热、镇痛、去翳、明目等作用的要穴。所以，攒竹、三间二穴，以局部和远道的配穴法，来治疗由风热而致目生外翳的症状，一方面因疗效直达病所，可以泄局部之血热而退翳，同时根据大肠经自手至头的循行通路，利用在手部间接刺激的诱导法，疏风散热，尤可借以消除外翳，恢复视觉。但对于病程较久者，仍当酌选配穴（如风池、委中、合谷等穴），攻邪与扶正兼顾，其效果也就更为显著了。

目觉䀮䀮，也就是视觉异常的一种病变，例如眼前有黑影、视物不真、视正反斜、视定反动、视物颠倒、视大为小、视一为二，以及眼前蜚蝇黄黑等等现象。本病的原因，大多为断丧真元，血气不足，如《证治准绳》所说：“此乃阴阳偏胜，神光欲散之候。”治疗方面，从整体观点出发，亦着重于培本扶元，如《目经大成》所提出的益阴、补肾、壮水涵木等法，取用养老、天柱二穴，来治疗本病，其主要目的也是为此。养老，位于尺骨茎状突起直上的中央凹陷部，是手太阳小肠经的郄穴，治疗因气血亏损而致视物不明的症状，是临床上常用的有效穴。天柱，在项窝之旁，僧帽肌起始部之外侧，属于足太阳膀胱经；它治疗目疾的卓越疗效，《灵枢经·口问》篇曾特别指出：“心者五脏六腑之主也，目者宗脉之所聚也，上液之道也……液者所以灌精濡空窍者也，故上液之道开则泣，泣不止则液竭，液竭则精不灌，精不灌则目无所见矣，故命曰夺精，补天柱，经挟颈（指膀胱经挟颈项之后的意思）。”这主要也是说明七情所伤，精液耗损，能使目无所见。膀胱与肾为表里，肾为五脏六腑精气聚藏之处，补天柱穴，可以壮水涵木，促进脏腑的精气上灌于目，借以增强视觉。同时，因手足太阳小肠与膀胱经脉的别支，也都分布于眼部，因此，针刺养老、天柱二穴，从循经取穴的作用上，以调整视觉异常的病变，当然更可发挥高度的疗能了。



**观其雀目肝气，睛明行间而细推；审他项强伤寒，温溜期门而主之。**（著者按：“肝气”二字，《针灸大成》误为“汗气”）

雀目，亦称夜盲症，即在夜间或光度不足时，视力衰弱，不能见物，如同鸟雀在夜间瞑目不见一样。本病患者大多有阴血亏虚的现象，因为眼目是肝脏之窍，肝藏血，目得血而能视，如血虚则生内热，热邪入肝，阻碍了肝血的濡养作用。正如《圣济总录纂要》中所说：“夫卫气昼行于阳，夜行于阴，阴血受邪，肝气不能上荣于目，肝受血而能视，今邪在于肝，阴血涩滞，至暮则甚，故过夜目睛昏，不能视物，世谓之雀目。”所以，雀目的主因，不外是肝热肾虚所致。取睛明、行间二穴上下配合起来，就是以补虚泄热为主的疗法。睛明，在眼窠内壁与鼻根之间；属于足太阳膀胱经，也是膀胱经、手太阳小肠经、足阳明胃经、阴跻脉和阳跻脉五脉的会穴，具有去翳、明目、镇痛、消肿、去赤止泪止痒等功效，是主治各种目疾在局部疗法中的重要穴位。至于用它来治疗雀目，在操作手法方面，《明堂灸经》曾特别指出：“睛明穴针一分半，留三呼，雀目者可久留针，然后速出针，禁灸。”这种久留针，和疾速出针，属于泻的手法，主要因睛明穴所属膀胱经与肾经为表里，雀目为肾虚证，里虚必是表实，实者宜泻，所以针泻睛明穴，间接也合有补肾的作用了。行间，在蹈趾与第二趾之间，伸蹈长肌腱间，是足厥阴肝经的荥火穴；肝属木，穴属火，火为木所生，亦称为肝经的子穴。实者泻其子，凡是肝经的一切实证，针泻此穴，皆有卓效。由于雀目的主因，是血虚肝热，所以针刺行间穴，也就是为了要达到泄除肝热的目的，所谓“雀目肝气，睛明行间而细推”。细推，就是要根据病因，正确地掌握补泻手法的意思。

项强伤寒，即外感寒邪侵袭肌表，所出现的头项强痛而恶寒等等，属于伤寒太阳病的症状。取温溜、期门二穴治疗本病，按其不同的主治作用来说，虽同是治疗伤寒病，但二穴的适应证，其病情是截然不同的。温溜，是手阳明大肠经的郄穴。在大肠经之中，温溜与合谷、三间等穴一样，具有解表退热的作用，所以对于头项强痛、恶寒、体痛呕逆、无汗、脉紧等太阳病属于表实的症状，针刺温溜穴，主要是疏卫通阳，开泄腠理，在汗出表解之后，邪从外解，亦可控制疾病的转变，达到早期治愈的目的。至于期门穴，属于足厥阴肝经，不但是肝、脾和阴维三脉的会穴，也是肝之募穴，有疏肝、清热、宽胸、泻瘀、通结等功效。用它来主治伤寒病，张仲景《伤寒论》曾有明白记载，例如太阳中篇所说：“伤寒腹满谵语，寸口脉浮而紧，此肝乘脾也，名曰纵，刺期门。”又“伤寒发热，啬啬恶寒，大渴欲饮水，其腹必满，自汗出，小便利，其病欲解，此肝乘肺也，名曰横，刺期门。”这两条取用期门穴的主要目的，就是因它为肝之募穴，借以泻除肝经之盛气的一种疗法。又如太阳下篇所说："太阳与少阳并病，头项强痛，或眩冒，时如结胸，心下痞鞕者，当刺大椎第一间、肺俞、肝俞，慎不可发汗，发汗则谵语脉弦，五六日谵语不止，当刺期门。"这是由于太阳和少阳两阳归并未定的病状，误发其汗，两阳之邪，乘燥入胃，津伤热结，则发谵语，且兼有弦脉，五六日谵语不止，显示出土病见木脉的现象，刺期门，也是直接泻肝的疗法。在《伤寒论》中，另又指出用期门穴的还有太阳下篇及阳明篇各一条，都是热入血室的症状，所以温溜与期门二穴，主治项强伤寒，虽各有其一定的疗效，但其作用不同，必须辨证论治，才能各尽其宜，发挥妙用。

**廉泉中冲，舌下肿疼堪取；天府合谷，鼻中衄血宜追。**

舌下肿疼，主要是心经火盛血壅所致。"心主血"，"心开窍于舌"，"舌为心之苗"，所以舌肿舌红的现象，一般都属于心病。但古人亦有"心不受邪"的说法，心包络是心的外卫，和心脏有密切的关系，心脏的证候，基本上也就是心包络的证候。"廉泉、中冲，舌下肿疼堪取"，就是根据这种原则，局部与治本相结合的疗法。中冲，在中指的指端，是手厥阴心包经的井木穴，心包络属于相火，穴属木，火为木所生，亦称为该经的母穴。虚者补其母，不但可作为补虚强心之用，如在此穴用泻的手法，木被泻之后，火势自平，尤其可以发挥清心脏之热，以及泻火、开郁的疗能。舌下肿疼，既属于心热病，火盛血壅所致，针泻中冲穴，利用指端的末梢神经能发挥很远的反射作用，就更可获得清热、凉血、消肿止痛的功效。廉泉，在前颈部之正中线，喉头结节上方陷中，属于任脉，也是任脉和阴维脉的会穴。在该处进行针刺，疗效能直达患部，在局部疗法中，是治疗一般舌下肿、舌根急缩、喘息上气等症的有效穴。所以它和中冲穴配合起来，泄热退肿的效果，就更为显著了。

衄血，就是鼻出血。本病的主因，多为风热壅盛，由外感或劳伤阴虚动火等所致。巢氏《诸病源候论》说："肺开窍于鼻，热乘于血，则气亦热也，血气俱热，血随气发，出于鼻为鼻衄。"取用天府、合谷两穴，就是根据这些主因所作的治本疗法。天府，在腋下三寸，臂臑内廉动脉中，属于手太阴肺经。"天气通于肺"，名为天府，就是形容此处为肺脏精气聚藏的所在。肺开窍于鼻，古法取用天府穴时，特别以鼻尖作为取穴的准绳。例如《医学原始》所说："用鼻尖点臂上到处是穴。"《针方六集》也明白地说："以手伸直，用鼻尖点到处是穴，又法垂手与乳相平是穴。"这都是说明了古人认为鼻与天府穴有着特殊的紧密关系。《灵枢经·寒热病》篇对于它的主治作用，更有明白记载："暴瘅内逆，肝肺相搏，血溢鼻口，取天府。"由此可见，天府穴对于急剧发作的鼻衄血之类，来疏通阳热怫郁，血热妄行的现象，具有重要的作用了。另一方面，肺与大肠为表里，合谷就是手阳明大肠经的原穴，大肠经的循行，自手至头，挟行于鼻孔两侧，并与起于鼻梁两旁的陷凹部，下沿鼻外的足阳明胃经相衔接。所以从经络系统上，合谷穴的疗效，能上达鼻部，同时它有疏风、清热的功效，与天府穴表里配合起来，治疗由风热壅盛而引起的鼻衄血，自可获得泄热止血的效果了。



耳门丝竹空，住牙疼于顷刻；颊车地仓穴，正口喎于片时。

耳门，在耳珠之前上方凹陷处。丝竹空，在眉之外端。二穴都属于手少阳三焦经，是分别主治风火上攻的耳病和眼病的要穴，用它来治疗牙疼，主要是指一种火牙痛而言。本病时发时止，牙龈红肿，阵阵作痛，针刺耳门穴以泻火，在按部取穴的作用上，如属于上下颌最后边的大臼齿痛，更为有效。丝竹空，有疏风清热的功效，凡头面部的血热，风助火郁等症状，皆可取用。所以用它配合耳门穴，来清除局部的郁火，能够相得益彰，“住牙疼于顷刻了”。

颊车与地仓，这两个穴位，都属于足阳明胃经，在局部疗法中，确是主治各种原因所引起的口眼㖞斜症的特效穴。关于它的治疗作用及手法等等，可参阅前篇《玉龙赋》有“地仓颊车疗口㖞”之句，已作注释，在此不再赘述。

**喉痛兮，液门鱼际去疗；转筋兮，金门丘墟来医。**

喉痛的原因很多，有虚实寒热等各种类型，治法亦各不同。取液门、鱼际二穴所主治的喉痛，就穴位的性质而言，是指肺胃之火上炽，咽中痒痛，燥辣红肿；或阳明积热，咽喉大红大肿，疼痛如烧如灼；或痰火上涌，咽喉肿塞疼痛，痰声如锯等属实属热的喉痛之类。液门，在第四、五指的本节前歧缝之间，是手少阳三焦经的荥水穴，它的作用与三焦经在指端的关冲穴一样，凡是由于上焦中焦壅热所导致头面五官咽喉部的疾患，它都具有清火散热的显著功效。鱼际，在大指本节后内侧，赤白肉际，是手太阴肺经的荥火穴，对一般与肺脏有关而属于阳证的热病之类，它不但具有清热的功效，且可作为放血泄热之用。因为在井、荥、输、原、经、合的特定穴位中。荥穴都是主治热病的要穴，取液门、鱼际两个荥穴，从经络系统上以远道的反射作用，来消除属于热证的喉痛，自可获得一定的效果。



转筋，即腓肠肌强直性痉挛的现象。本病的原因，一般是由于下肢过劳，气血失调，或寒冷乘袭所致。也有因各种中毒及吐泻病脱水而引起的霍乱转筋（俗称吊脚痧），发作急骤，症情严重。“转筋兮，金门丘墟来医”，就是指这种由吐泻而引起的霍乱转筋之类。金门，在跟骨与骰子骨之间，是足太阳膀胱经的郄穴，也是阳维脉的起点，膀胱经的循行，自头至足，其中须经过腓肠肌以及跟部，出外踝骨的后方，至小趾端。凡本经发生的急性病症，都适宜取用郄穴去治疗。阳维脉的分布自足至头，是维络手足诸阳经的联络线，它的主治作用很广。

金门的主治症，包括霍乱转筋、癫痫、暴疝腹痛、小儿搐搦，以及眩晕、衄血等症，都是常用的有效穴。丘墟，在外踝之前下隅，胫腓关节之下端，是足少阳胆经的原穴，也是胆经具有代表性的穴位。凡该经的虚证、实证，皆可主治，尤其是下肢方面，如腿胫痠疼、转筋痉挛，以及各种肿胀疼痛的足病等。在局部疗法中，特别具有舒筋活络、镇痛消肿的功效。所以它和金门穴配合起来，以缓解霍乱转筋及吐泻、疼痛等症状，更有相得益彰的功效；但在必要时，治转筋著名的承山穴，亦宜酌加配用。

**阳谷侠溪，颔肿口噤并治；少商曲泽，血虚口渴同施**。（著者按："同施"二字，《针灸大成》误为"向施'）

颔肿口噤，即在颐颔间发生红肿疼痛，皮肤灼热，口腔稍动时疼痛更为剧烈，致不能张口，咀嚼和言语也感到困难，如同口噤一样。本病的名称很多，如发颐、颐毒、痄腮、腮肿、时毒等，不胜枚举；其中有一时的流行症者，在冬春两季以儿童患者为多。发病原因大多认为内有湿痰，外感风热，或温毒侵袭所致。初起时焮痛，寒热往来，色红焮热者热重，色淡不鲜者湿重。另有一种症情较严重者，是由于伤寒发汗未尽，或病邪未透，壅积而成。全身发高热，肿核剧痛，渐致溃脓。"阳谷侠溪，颔肿口噤并治"，就是以祛风清热解毒消肿为主的一种远道针法。阳谷，在腕关节的外侧，尺骨茎状突起之前下际，是手太阳小肠经的经火穴，小肠经属火，亦称为火经中的火穴。治一般热病，针泻此穴，即有退热的作用。侠溪，在第四趾第一节的后外侧，是足少阳胆经的荥水穴。荥穴都可以主治身热，临床上治疗热病汗不出的症状，针侠溪之后，能有疏风发汗的功效。所以，阳谷、侠溪二穴，上下肢配合起来，不但能消除由于风热壅积的本病主因，同时从经络循行的关系来说，手太阳小肠经的循行，自手至头，其中有一条支脉，从缺盆沿颈上颊，至眼外角转入耳内。足少阳胆经的分布，自头至足，从耳后沿颈入于缺盆，也有一支脉，从眼眶下颊车之上，再下颈与前一脉相合于缺盆。因此，取小肠经的阳谷，胆经的侠溪穴，来主治颔肿口噤的症状，由于二穴都能循经而通达病灶，自能高度发挥清热、解毒、消肿、散结的作用了。尤其对于体实表热的患者，更为适宜。因体虚者不可滥使发汗，这也是取此二穴时，应该注意的。

这里所谓血虚口渴，是指一种内有伏邪、血虚生热、化燥灼阴的温热病征象。从少商、曲泽二穴的主治作用来说，这也就是三焦热病中上焦病的症状之类。上焦包括了肺、心二经，当新感或伏邪发作时，如出现头痛、微恶风寒、身热自汗、口渴等，是属于肺经的症状。如果逆传至心包经，就会有舌色绛赤、烦躁口渴、神昏谵语、夜寐不安等现象。取少商、曲泽二穴，治疗这种邪在上焦的热病，从经络所通的意义上，确是最适当的有效穴位。少商，在大指端内侧，是手太阴肺经的井穴，为十三鬼穴之一，可以泄诸脏之热，统治一切癫狂病，及肺经热病，并可作点刺放血之用。曲泽，在肘窝之正中，是手厥阴心包经的合穴，主治心痛、身热、烦渴、逆气等症，为常用的要穴。所以，对于热盛伤津，血虚口渴的病变，在这两个穴位上，同时施行泻法，一方面使疗效可直接通达到上焦部分，以散温热之邪，且又可消除邪热之上犯咽喉口舌，以获得清热养津而解口渴的效果。



**通天去鼻内无闻之苦，复溜祛舌干口燥之悲。**

鼻内无闻的原因，主要为风寒客邪所侵，致有呼吸不利、鼻塞多涕、嗅觉减退等等的痛苦。通天，属于足太阳膀胱经，从穴名来说，即可体会到它是宣通鼻窍的要穴，因为肺司呼吸，鼻是呼吸出入的门户，呼吸之气，所受于天，所以《内经》指出："天气通于肺"，"在脏为肺，在窍为鼻"（《素问·阴阳应象大论》)。"肺气通于鼻，肺和则鼻能知臭香矣"（《灵枢经·脉度》篇)。"肺藏气，气舍魄，肺气虚则鼻塞不利，少气”（《灵枢经·本神》篇）。由此可见，名为通天穴的意思，主要就是根据天气通于肺，肺气通于鼻的意义，说明它是专治各种鼻病的要穴。如鼻衄、鼻窒、鼻疮、鼻痔、鼻渊、鼻流清涕、喘息而鼻翼扇动等症，都包括在它的主治范畴之内。尤其是肺气被风寒所侵袭，出现鼻塞流涕、不闻香臭的症状时，针灸通天穴，效果很好。必要时，加针迎香、口禾髎、合谷等穴，往往能迅速地宣通鼻窍，恢复嗅觉。

舌干口燥，因舌为心苗，舌干而赤，口渴欲饮，虽是心脏有热，为一般热病中常见的证候，不过也有因肾虚而引起的。心属火，肾属水，水火必须互济，如肾阴亏虚而心火上炎，或肾阴不足，水不涵木，引起肝火亢盛，都能够导致舌干口燥的现象。取用复溜穴，就是专治这种由于肾阴亏虚而出现的舌干口燥之类。复溜，在足内踝后上方二寸之处，是足少阴肾经的经金穴。肾属水，穴属金，从五行相生的关系上，水为金所生，故亦称为肾经的母穴。根据虚者补其母的原则，凡一切属于肾虚的病症，都适宜取用复溜穴，而有特殊的效果。由于肾经的分布，自足上行至腹；其中直行的经脉，从肾脏向上行，经过肝和横膈膜，走入肺部，沿喉咙，挟舌根部。又从肺部分出一支脉，联络心脏，再贯注于胸中。因此，从经络系统上，如水亏火旺影响到肝、心和肺脏方面的病变，复溜穴不但可以起到调整的作用，特别是因肾经的循行，沿喉咙，挟舌本，对肾虚而引起的舌干口燥，补复溜穴就更有滋阴降火、生津止渴的功效。



**哑门关冲，舌缓不语而要紧；天鼎间使，失音嗫嚅而休迟。**

哑门，在项后入发际五分第一、第二颈椎之间，属于督脉，也是督脉和阳维脉的会穴，可泄诸阳盛热，不但是主治言语涩滞及哑病的必需穴，又可治中风、癫疾、尸厥暴死、不省人事，以及各种舌病，而称为回阳九针穴之一。关冲，在第四指小指侧爪甲根部，是手少阳三焦经的井穴，具有泄三焦热邪的卓效。根据三焦经自手至头的循行通路，凡在头面五官部出现的热证，也包括在它的主治范畴之内。“哑门、关冲，舌缓不语而要紧”，就是指三焦壅热上冲舌本，舌不能运动，语言难出的现象。取此二穴，一方面从治本疗法中，可清除三焦热邪，同时根据经络系统方面，二穴的疗效，都可以直达舌根部，以恢复舌的运动力，使言语如常。例如《甲乙经》所指出的：“瘖门（即哑门）入系舌本”；“舌缓瘖不能言，刺瘖门。”而在《灵枢经·经筋》篇对于手少阳三焦经有一条经筋，由关冲穴起，上行联系着舌本，更有着明白的记载：“手少阳之筋，起于小指次指之端（关冲穴）结于腕，上循臂，结于肘，上绕臑外廉，上肩走颈，合手太阳，其支者，当曲颊，入系舌本……其病当所过者，即支转筋舌卷，治在燔针劫刺。”由此可见，关冲与哑门二穴，以远道和局部相结合的疗法，标本兼顾，来消除舌缓不语的现象，是特别具有重要的作用了。



这里所说的失音，是指为风寒所袭突然发作的失音现象。嗫嚅，即言语謇涩，想说话，一时说不出来的样子。《灵枢经·忧恚无言》篇对于失音、嗫嚅的原因，有较具体的分析：“会厌者，音声之户也……厌大而厚，则开阖难，其气出迟，故重言也（即嗫嚅），人卒然无音者，寒气客于厌，则厌不能发，发不能下，至其开阖不致，故无音。”张景岳注：会厌者，喉者之薄膜也，周围会合，上连悬雍（俗称小舌）咽喉食息之道，得以不乱者，赖其遮厌，故谓之会厌，能开能阖，声由以出，故谓之户……寒气客于会厌，则气道不利，既不能发扬而高，又不能低抑而下，开阖俱有不便，故猝然失音。由此可见，失音、嗫嚅，主要是指咽喉与舌肌方面的病变，即所谓喉喑舌喑之类，取天鼎、间使二穴，也就是局部和远道相结合的治本疗法。

天鼎，在锁骨上窝之上部中央，当胸锁乳突肌之后缘，属于手阳明大肠经，它的主治症，包括暴喑、气梗、喉痹、喉鸣、咽肿、不得息、饮食不下。在局部疗法中，它是一个重要的经穴。间使，在腕横纹正中直上三寸两筋间，是手厥阴心包经的经金穴，在脏腑与五行的关系上，肺属金，它也就是在心包经中，代表着直接与肺脏相联系的穴位。心包络与手足少阴心肾二经，又都有密切的关联，舌为心之苗，肾经的分布，沿喉咙，挟舌根部。所以间使穴的疗效，兼通肺、心、肾各经，对于喑不能言，咽中如梗等咽喉及舌根部的疾患，也都包括在它主治范畴之内。尤其它有清热、祛寒的作用，更可借以消除风寒所袭而导致喉喑舌喑的主因，获得恢复发音的疗效。

**太冲泻唇祸以速愈，承浆泻牙疼而即移。**

唇祸，即口唇歪斜的现象，本病有单独出现，或为其他病症中合并出现的一种证候，取用太冲穴来治疗，从穴位的作用说，主要是指因肝阳暴逆，血气偏亢，属于中风症状中的口眼祸斜之类。太冲，在足背部第一、第二跖骨连接部之前方，是足厥阴肝经的输土穴，阴经以输代原，也就是肝经的原穴，为主治本经虚实病症，可补可泻的重要穴位。肝主风，“诸风掉眩，皆属于肝”。肝藏血，有贮藏血液和调节血量的功能。同时因足厥阴肝经的循行，自足至头，其中有一支脉，从目系分出向下行于颊里，环于唇内。所以根据肝主风、肝藏血，以及循经取穴的作用上，太冲因属肝经的原穴，对于肝阳偏亢的中风猝倒现象，在远道针法中，也就常被用作息风降逆的必需穴。尤其是经脉的循行环于唇内，用它来消除口眼祸斜的症状，更有着重要作用，所以说：“太冲泻唇祸以速愈”，意即在此。

牙齿痛的原因与症状很多，“承浆泻牙疼而即移”，从穴位所在，及经络所通的作用上，是指一种由阳明郁热而引起的牙疼。发作时红肿疼痛，舌黄口渴，多兼有发热现象。取用承浆穴，主要因它是任脉和足阳明胃经的交会穴，根据经络系统，不但可用来泄除阳明郁热，制止牙痛。同时因承浆的部位，在下唇的下方，颐唇沟的中央，在局部疗法中，治疗下颌牙痛时，有直达病所而镇痛的功效。又因它所通胃经的经脉分布，入于上齿，所以治上颌牙痛时，也是不可少的要穴。

**项强多恶风，束骨相连于天柱；热病汗不出，大都更接于经渠。**

项强多恶风，是伤寒太阳病的一种证候。张仲景《伤寒论》说："太阳之为病，脉浮，头项强痛而恶寒"，"太阳病，发热汗出，恶风脉缓者，名为中风。"这里所称的中风，与猝倒失神的中风判然不同，主要是风寒外邪初犯肌表所出现的表证。太阳为一身之表，邪束太阳经脉，血液滞涩，故头项强痛；而风属温化，促进汗腺的排泄，故汗出；由于汗腺弛张，毛孔不闭，肌腠疏松，不耐风袭，所以表现出恶风的现象。"项强多恶风，束骨相连于天柱"，就是根据足太阳膀胱经的经络系统，以通阳疏卫为主的一种疗法。



足太阳膀胱经的分布，其中直行的经脉，从巅顶向内深入络脑部，复还出，向下行颈项后，由此经背部下行至小趾端而终。该经的天柱穴，位于项窝之旁，僧帽肌起始部的外侧，在局部疗法中，是疏散头部风邪，宣导气血，以缓解头项强痛常用的要穴。束骨，在小趾外侧本节之后陷中，是足太阳膀胱经的输木穴。按井、荥、输、经、合特定穴的性质，输穴一般都有主治体重节痛的作用，束骨穴也是这样。凡属膀胱经的经络循行所过之处，如有头腮项痛、项强不可回顾、腰脊痛如折、髀不可曲、腘如结、腨如裂，以及背生疔疮痈疽等症，不但都包括在它的主治范畴之内，尤其对于身热恶风者，更有祛风解肌的功效。所以，束骨与天柱二穴，以局部与远道的针法，上下配合，来消除太阳病初期项强多恶风的现象，自有良好的效果。

热病的类型很多，如表热、里热、表里俱热、血虚发热，及潮热等等。原因各有不同，治疗的方法，亦不一致。但对于热病汗不出应采用发汗为主要疗法者，仅适宜于外感初期具有表证的热病，可借发汗来开泄腠理，逐邪外出。反之，如表邪已经传里，就不属于发汗法的范围了。不过发汗的疗法，也要根据各人体质的不同，而灵活运用。例如本属虚弱的患者，感受了外邪，虽宜以发汗来祛散表邪，但汗为阴液所化，倘一意发汗，或强令汗出，反将促成津液耗竭，产生不良后果；如采用滋阴法，则又将黏滞外邪，表证留连不去，而不利病情。在这种情况之下，必须滋阴与发汗并进，才是标本兼顾的疗法。大都与经渠二穴，就是具有这种作用的上下肢配穴法。大都，在足大趾第一节之后内侧，是足太阴脾经的荥火穴；脾属土，穴属火，火为土之母，亦称为该经的母穴，虚者补其母，有增强健运的作用。一般地说，荥穴都可以主治热病，但如有元气不足的现象者，必须邪正兼顾，则取大都穴最为适宜。经渠，在拇指侧腕上高骨之内缘，是手太阴肺经的经金穴；肺属金，穴亦属金，也就是肺经中具有代表性的穴位。肺主皮毛，由于外邪的侵入人体，大多是始于皮毛，然后由表入里，所以肺经的列缺、经渠、太渊等穴，都有发汗退热的功效，当邪在肌表皮肤，还没有深入时，就因此可使汗出表解，驱邪从皮毛外出。尤其是井、荥、输、经、合的特定穴中，属于经穴的，一般都有主治喘咳退热的作用。所以经渠穴不但能够发汗，如外感病兼有喘咳的现象者，它更是一个可作为定喘止咳的重要穴位。用它和大都穴，上下肢配合起来，治疗热病汗不出的症状，其卓效也就不难想见了。但二穴都宜采用先补后泻的手法，即在操作时，先浅入针，进行提插旋捻，得气后再略行深入，并再行提插旋捻手法。这也就是阳中隐阴的古法，一般适宜于先寒后热，或热多寒少的疾患。



**且如两臂顽麻，少海就傍于三里；半身不遂，阳陵远达于曲池。**

两臂顽麻，指由于五脏有热，消铄津液皮肉，热伤元气所引起的两臂顽钝麻木，不能动弹，或不知痛痒的现象。“少海就傍于三里”，就是在肘关节附近，根据本病为热伤的原因，作为标本兼治的疗法。少海，在肘窝横纹的内端，肱骨内上髁之前内侧，是手少阴心经的合穴。心主血，心属火，凡有关血热的病变，如发狂、头痛、心痛、腋下痛，以及上肢麻木等症，都包括在它的主治范畴之内。三里，在肘窝横纹端曲池穴之下方二寸（即通常所称之手三里穴），属于手阳明大肠经。大肠经从腕外上侧至肘外上侧，即自阳溪穴至曲池穴的一段中，共有偏历、温溜、下廉、上廉、手三里等五穴，手三里也就是这段中最后的一穴。由此承前启后，将脉气贯通到肘外侧，而进入曲池穴。所以它主治前臂疾患，不论是麻痹疼痛，都是常用的有效穴。手三里和少海穴，阴阳相配，在局部疗法中，借以调经活络，自有消除两臂顽麻的重要作用。但本病在热势尚存在时，只宜先泄其热，暂不用灸，俟之热势已退，则宜针灸并用，以补其虚。

半身不遂，是中风后遗症偏瘫的现象。但也有并无跌仆昏迷状态，就出现半身不遂，口眼㖞斜，或言语謇涩等症状。按中风所中的程度深浅来区别，这叫做中经络。《灵枢经·刺节真邪》篇说：“虚邪偏容于身半，其入深，内居荣卫，荣卫稍衰，则真气去，邪气独留，发为偏枯。”这就是指出偏枯（半身不遂）的病因，主要为正气不足，中了虚邪贼风，损害了人体的经络，致使荣卫气血不能畅流而枯萎不用。治疗本病的常用有效穴，在上肢方面，大体以手阳明大肠经的合谷、曲池、肩髃为主穴；在下肢方面，多采用足少阳胆经的环跳、风市、阳陵泉、悬钟等穴为主，其中特别是上肢的曲池，下肢的阳陵泉，为必不可少的重要穴位。曲池穴的部位，在外肘部之中央，当肘窝横纹端靠近肘关节部，在局部疗法中，舒筋活络，可主治一切上肢疾患。同时，它又是手阳明大肠经的合土穴。经属金，穴属土，按五行的关系，土为金母，故亦称为该经的母穴。虚者补其母，凡属于大肠经分布部位上所出现的虚证，在该穴施行补的手法，可以益其不足，扶补正气；如用泻的手法，亦可损其有余，逐邪外出。又因大肠与肺有着表里的关系，肺主皮毛，联系了肌表皮肤，所以如有邪在体表部的情况，大肠经尤其具有祛邪的作用，曲池是该经的合穴，更有卓效。阳陵泉的部位，在膝外侧关节之下，腓骨小头前下端陷中，是足少阳胆经的合土穴；胆与肝相为表里，肝藏血，有贮藏血液与调节血量的功能。筋为肝所主，四肢及关节的屈伸运动，是与筋的活动有一定的关联，所以有关四肢运动障碍的病变，一般都适宜在肝经，尤其在胆经上取穴来调和荣卫气血。阳陵泉就是其中较为特殊的一穴，有统治一切筋病恢复运动的功效，而被称为八会穴之一的筋会。因此，阳陵泉与曲池二穴，上下肢配合起来，不但是主治半身不遂症状的必需穴，而且根据十二经的循行顺序，由胆经传注到肝经，肝经的支脉，与肺经相衔接，由肺经再转入大肠经。通过这种经络挨次传注的关系，阳陵泉与曲池之间，也就能够迅速地上下贯通起来，发挥高度的疗能，即所谓“阳陵远达于曲池”的意思。又按：曲池与阳陵泉治半身不遂，以灸为主；但针刺二穴，宜同时捻提，艾灸并宜同时着火，则疗效更为显著（此系承淡安的积累治验，特附注于此，以供读者临床参考）。



**建里内关，扫尽胸中之苦闷；听宫脾俞，祛残心下之悲凄。**

胸中苦闷，即胸膈间气塞满闷，也就是属于痞满病的特征，主要为脾胃虚弱，运化失常，痰凝食积，忧思郁结，气滞不宣，或湿热太盛等原因所致。建里，在脐上三寸，即中脘下一寸之处，属于任脉，在局部疗法中，有健运、和中、调气、攻积等作用，也是主治痞满病的常用穴，再配合内关穴的远导针法，疗效就更为显著。

内关，是手厥阴心包经的络穴，又和阴维脉有密切的联系。心包经的循行，起于胸中，出属心包络，向下过横膈膜，从胸至腹，挨次联络上、中、下三焦。阴维脉的走向，自足部上行至小腹，经过胁部胸部。因为这两条经络直接与胸腹部相通，所以内关能成为主治胸腔一切疾病的要穴，而尤具有宽胸、利膈、行气、散郁的特效。由此可见，它和建里穴相互呼应，来治疗各种原因所引起的痞满病，能够“扫尽胸中之苦闷”，也确非虚语了。

心下悲凄，是指因心气虚怯，表现出悲哀、忧愁、颓废、消极等精神上的不安情绪。《灵枢经·本神》篇说：“心气虚则悲。”《素问·调经论》说：“神不足则悲”，“血不足则恐”。这都说明悲哀忧恐是属于心虚病出现的证候之一。本病患者，大多有失眠、多梦、心悸、怔忡、记忆力减退、多愁善惊的现象，精神上稍受刺激，即悲哀动中，惊惧不能自解。取听宫、脾俞二穴来治疗本病，一方面因为导致这种心虚病的主因，多由思虑过度，即《内经》所谓“心藏神”，“怵惕思虑则伤神”。同时因思虑是属于脾之志，心为脾之母，母气不行，病及其子，所以思虑过度亦能伤脾，影响到消化功能，使食欲不振，精神困顿。取用脾俞穴，就是以养血健脾为主的治本疗法，如能中气振作，其他虚劳症状，即可逐渐改善。另一方面，配用了手太阳小肠经的听宫穴，主要因它是手少阳三焦经、足少阳胆经、手太阳小肠经三脉的会穴。小肠与心经有表里的关系，耳又是心之窍（《素问·金匮真言论》曰：南方赤色入通于心，开窍于耳），心是内脏的主宰，全身精神活动和脑的一部分病变，都与心脏有关。听宫穴与心脏具有这种密切的关联，所以如一般癫狂病及脑力衰退等症，通常也都包括在它的主治范畴之内。现在用它来治疗由于心虚病而引起的多愁善悲的现象，自可发挥其宁心安神的作用了。



**久知胁肋疼痛，气户华盖有灵；腹内肠鸣，下脘陷谷能平。**

气户，在胸前部锁骨之下，属于足阳明胃经，主治有关肺脏及呼吸障碍等疾患，包括哮喘、咳逆上气、胸背痛、胸胁支满疼痛等症，是常用的穴位。华盖，在胸骨柄与胸骨体之接合部，属于任脉，也是主治哮喘咳嗽、胸胁满痛，以及喉痹、咽肿等症的常用穴。“久知胁肋疼痛，气户、华盖有灵”。所谓久知有灵，虽是通过长期实践确有疗效的意思，但取此二穴，首先仍必须掌握胁肋疼痛的病因，才有一定的疗效。胁肋痛的原因颇多，总的来说，由于肝胆二经都分布于胁肋部，所以本病大多为肝胆之气抑郁而引起的。属于内伤方面，如暴怒感触，悲哀气结，或饮食失节，冷热欠调，或痰积流注于胁，与血相结，皆能由此而发生疼痛。另有属于外伤性的跌仆殴斗瘀血而引起的。此外，如肺痿、肺痈、肺疡、咳血等肺脏病，也能直接影响到胁肋部发生疼痛。所以，病因不同，选取穴位时，亦有区别。取气户、华盖二穴，从穴位的作用来说，主要就是指由于肺脏疾患，而发生的胁肋疼痛之类，最为适宜。在治本疗法中，二穴都能具有宣肺行气而缓解疼痛的功效。至于因肝胆之气所导致的胁肋疼痛，若以期门、章门、阳陵泉、支沟、肝俞、胆俞等穴为主，就更可获得疏肝舒络而止痛的显著疗效了。



腹内肠鸣，是肠间有声，不但患者能自觉肠间有咕噜之声，旁人有时亦可以听到。本病不是主症，是附属于肠胃病的证候之一，例如脾胃虚寒所导致的腹泻症，肠鸣腹痛等，就是其中的一个主要征象。“腹内肠鸣，下脘、陷谷能平”，也就是以温中化湿为主的一种疗法。下脘，在脐上二寸，属十二指肠部，也是任脉与足太阴脾经的会穴。主治六腑寒气、谷不转化、胃胀、腹痛、肠鸣等症，是常用的有效穴。陷谷，在第二、三跖骨间之前方中央，是足阳明胃经的输木穴，有化湿行湿，止腹痛，消水肿，及发汗的作用。所以，针刺该穴，同时在下脘穴针灸并施，以局部和远道的疗法相配合，来调节脾胃的功能，对于因脾胃失调，中有水气而引起的腹内肠鸣症状，也有平复的可能。

**胸胁支满何疗，章门不容细寻；膈痛饮蓄难禁，膻中巨阙便针**。（著者按："不容"，系穴名，《针灸大成》误为"不用"）

胸胁支满，即胸胁满闷，肋间撑支不舒的现象。大多属于肝胆的病变。取章门、不容二穴，主要因为章门属于足厥阴肝经，又是肝经和胆经的会穴，它的部位在第十一肋骨前端之下际，也称为脾之募穴。古人曾将全身的脏、腑、气、血、筋、脉、骨、髓，用八个会穴，来分别代表其精气的聚会之处。章门，就是八会穴之一的脏会，可统治一切脏病，特别是肝、胆、脾、胃方面的疾患，收效更佳。肝经的循行，自足至腹，挟胃、属肝、络胆，然后上过横膈膜，散布于胁肋部，再上行至头。胆经的分布，自头部起，由锁骨上窝部，向下走于胸中，贯膈、络肝、属胆，循行胁里，下行至足。胸胁部既都是肝胆二经循行所过之处，章门是二经的会穴，对于肝胆抑郁而出现的胸胁支满证候，章门是疏肝、行气不可少的有效穴。不容，在季肋部，第八肋软骨附着部之下端，属于足阳明胃经。它对于胸胁部方面的疾患，有宽胸止痛的作用。例如《甲乙经》所说："胁下痛、口干、心痛与背相引不可欬，欬则肾痛。不容主之。"《类经图翼》也指出，不容可主治腹满、痃癖、胸背胁引痛、心痛等症。所以不容与章门二穴相配合，来消除胸胁支满及疼痛的现象，可获相得益彰的妙用。

所谓膈痛饮蓄，饮是指水分，也就是胸膈有水停滞，而发作疼痛的症状。《金匮要略》曰："饮后水流在胁下，咳唾引痛，谓之悬饮。"巢氏《诸病源候论》云："诸饮者，皆由荣卫气否涩，三焦不调，因而饮水多，停积而成，饮水过多，留注胁下，令胁间悬痛，咳唾引胁下痛，故云悬饮。"本病的治疗，一般以攻逐停滞的水气为主。取膻中、巨阙二穴，也就是清肃肺气，运化水湿，并以缓解胸膈部疼痛为目的的一种疗法。膻中，属任脉，位于胸骨体的中央，是任脉与脾、肾、三焦、小肠四脉的会穴，也是心包络的募穴。在全身八个会穴之中，它称为气会，亦称上气海。凡有关上焦的气机不利，如咳逆上气、哮喘、短气、少气、胸痛、痞满等症，都包括在它的主治范畴之内。巨阙，在腹上部之上方，即脐上六寸之处，属任脉，是心之募穴，主治一切心痛、胸满、短气、咳逆、痰饮、腹胀、腹痛等症，是常用的有效穴。所以膻中和巨阙二穴相配合，治疗膈痛饮蓄的症状，不但使疗效能够直达病灶，以缓解疼痛，同时在本病初期，或积水时期，必有气逆咳喘、短气、咳嗽有痰的现象，二穴更可以宣肺、止咳、停喘、降气，促进肺的宣发和传布水谷精气的功能。因为膻中是气会，它能够加强气机，运化水液，对于水液停滞的悬饮症，就特别显出了它的重要作用。但针刺膻中穴时，针尖宜向下方沿皮刺，并须慎重操作，以免刺到胸骨内；如改以灸治为主亦可。必要时仍当选取脾俞、肝俞、期门、章门、中脘等配穴，则收效更佳。

**胸满更加噎塞，中府意舍所行；胸膈停留瘀血，肾俞巨髎宜征。**

噎塞，即饮食入咽，不得顺利通下的病变症状。李士材说："反胃噎膈，总是血液衰耗，胃脘干槁，槁在上者，水饮可行，食物难入，名曰噎塞。"又指出它的病因说："大抵气血亏损，复因忧思悲恚，则脾胃受伤，血液渐耗，郁气生痰，痰则塞而不通，气则上而不下，如碍道路，饮食难进，噎塞所由成也。"由此可见，本病多数为七情忧郁过度，脾胃气血两虚所致。"胸满更加噎塞，中府、意舍所行"，就是指这种脾虚气逆而导致咽喉噎塞、胸膈膨满的证候之类，可取中府、意舍二穴，作标本兼治的疗法。中府，在胸壁前的外上部，第一肋骨之下，属于手太阴肺经，不但是手足太阴肺经与脾经的会穴，也是肺之募穴。它的主治范围，包括了肺、脾二经，有利气、散郁、清热、祛痰、止呕等功效，所以由于脾虚气逆引起胸满而噎塞的症状，用它来进行治疗，至为适宜。意舍，属于足太阳膀胱经，它的部位，在第十一第十二胸椎间外开三寸，第十一肋间处，与脾俞穴平。古人认为五脏各有所藏，意舍就是其中与脾脏有关联的穴位，所以它的主治症，如腹胀虚满、呕吐食不下、大便滑泄等症，多数也属于脾病之类。用它与中府穴相配合，治疗胸满噎塞，也就是根据本病属于脾虚的主因，借以发挥养血、健脾、补虚、利膈、豁痰、止吐的作用。但本病须作长期治疗，按照病情酌选膈俞、胃俞、中脘、天枢、内关、足三里等穴助治，收效更佳。

瘀血，就是血气壅结不行。这种瘀血阻滞在上焦的，多见胸满烦躁、漱水不欲咽；瘀血在下焦的，则小腹胀满，脉必沉实。“胸膈停留瘀血，肾俞巨髎宜征”，就是指瘀血阻滞在上焦的症状。从巨髎、肾俞二穴的主治作用来说，也就是指阳盛阴虚的鼻衄血患者，元气本虚，误用寒凉止涩，致停瘀胸膈不散，即《千金方》所谓“鼻衄吐血不尽，内余瘀血”之类。

巨髎，在鼻孔旁八分，属于足阳明胃经，也是胃经和阳跻脉的会穴，是治疗目生障翳、眼睑瞤动、泪出、鼻衄、齿痛等症的有效穴。《金匮要略》曾将鼻衄与眼目的特征联系在一起，指出：“尺脉浮，目睛晕黄，衄未止，晕黄去目睛慧了，知衄今止。”目黄就是指内热而言。目与鼻既有这样密切的关联，巨髎也正是治疗眼鼻疾患，具有清热、止衄作用的要穴。所以对于鼻衄未尽，瘀血在上焦的症状，它能够发挥行血化瘀调气的效果。肾俞，在十四椎下，命门穴旁开一寸五分之处，属于足太阳膀胱经，是治疗肾气不足，为滋阴补虚的必需穴。瘀血阻滞在上焦者，多有烦满口燥等属热的征象。针补肾俞穴，虽不是直接用于破瘀行血，但为了消除阴虚生火、瘀血滞气的原因，由此来滋补肾水，复元活血，间接即用以清热降火，而达到润养津血、化瘀利气止血的目的。

**胸满项强，神藏璇玑已试；背连腰痛，白环委中曾经。**

神藏，在胸骨外缘第二肋间，属于足少阴肾经，是主治咳逆喘满等症的要穴。璇玑，位于胸骨柄之前面，胸骨柄端陷凹中，属任脉，为主治咳逆上气、胸胁满痛、喉痹咽肿等症的有效穴。取此二穴治疗所谓胸满项强的症状，从穴位的主治作用来说，是指一种因风寒郁于肺脏，不得发散，致有咳嗽气喘、胸膈满闷，及头痛项强等现象的胸满之类。神藏、璇玑二穴相配合，就是着重在宣肺降气、止咳定喘，以消除喘咳胀满为主要目的的一种疗法。这样，使肺气清肃，恢复气机运化的功能，不但在局部能治愈胸满，同时因气血郁滞而引起的项强，亦能随之缓解。所以二穴虽不是主治项强的穴位，但清除了内郁的风寒，胸满的症状既除，利用疏泄及和解的作用，调和阴阳，助正却邪，项强亦得以解。所以说："胸满项强，神藏、璇玑已试。"试，是表示这种治胸满的配穴法，也可以兼治项强的意思。

背连腰痛的症状，致病的原因，不外是风湿、湿热、寒湿等侵入腰背，或肾气不足，或为挫闪跌仆等外伤所引起的。由于足太阳膀胱经的经脉，挟行于脊柱的两旁，直达腰部，深入沿膂内联络到肾脏去，再入属膀胱部；又一支脉挟脊柱穿过臀部，直下入膝弯的腘窝中（委中），所以从循经取穴的作用上，治疗腰背痛，大多偏重在膀胱经取穴，委中更是不可少的有效穴。"背连腰痛，白环、委中曾经"，就是指由于肾虚引起的腰背痛之类。白环俞与委中相配合，曾经通过实践，证明有着特殊的功用。白环俞，亦属足太阳膀胱经，位于骶骨管裂孔之外方，臀大肌中，即二十一椎下腰俞穴旁开一寸五分陷中。所谓白环，是包裹一身精粹之用的，例如张紫阳《玉清金华秘文》，论神仙结丹处曰："心下肾上，脾左肝右，生门在前，密户在后，其连如环，其白如绵，方圆径寸，包裹一身之精粹，此即玉环也。"所以白环俞的别名，叫做玉环俞、玉房俞。古人以此作为穴名，就是认为它和全身精粹有关的意思。巢氏《诸病源候论》将它联系了症状，也有明白记载："玉房蒸，男则遗沥，女则月候不调"；"精藏于玉房，交接太数则失精。"这都是说明白环俞的重要作用。临床证明，用它来主治遗精、白浊、崩中、带下、腰髋痛、脚膝不遂等症，也确是常用的有效穴。《灵枢经·五癃津液别》篇说："……髓液皆减而下，下过度则虚；虚，故腰背痛而胫痠。"由此可见与全身精粹有关的白环俞和委中配合起来，治疗这一类肾虚腰痛，是最为适宜的。至于一般虚证，虽以灸治为主，但白环、委中二穴，都是禁灸穴，仅宜针治，这也是临床上应该注意的事。

**脊强兮水道筋缩，目瞤兮颧髎大迎**（著者按："目瞤"二字，《针灸大成》为"目眩"。由于颧髎、大迎二穴的功效，能治目瞤动，并非治目眩的穴位，且本篇前文已有目眩兮支正飞扬之句，当不致将病症前后重复，所以按穴位的作用，应更正为"目瞤"较宜）

脊强，即脊柱强直，不利前俯，甚至反而后仰，成为角弓反张的反折状态，这是督脉的主要病变。筋缩，在第九第十胸椎棘状突起间，属于督脉。由此处旁开一寸五分为肝俞穴，它就是位于左右肝俞穴之间，肝主筋，筋脉的柔和，需要肝阴的濡养，及阳气的温煦，名为筋缩穴即表示与这种作用有关。例如癫痫、小儿惊痫、肝阳暴逆，以及其他原因所引起的筋脉挛急、脊柱强直等症状，针灸此穴，可以消除强直，恢复正常的活动，故以筋缩穴得名。"脊强兮水道筋缩"，这是一种治疗督脉病变较特殊的配穴法。



水道的部位，在天枢直下三寸之处，当腹直肌的外缘，属于足阳明胃经。它是主治三焦膀胱肾气热结、大小便不利、小腹胀满、狐疝偏坠等症的有效穴。脊柱强直的症状，并不属于它的主治范畴之内，但是为什么说它与筋缩穴配合，可以治疗脊强呢？要说明这一点，首先须了解督脉的病变及其分布概况。因为根据《素问·骨空论》的记载，任、督、冲脉一源三歧，督脉的行走路线，有从下而上，行于腰背和行于胸腹以上面部的两条，另有从上而下，行于头顶以至腰背的一条。该篇并指出它的主要病变是："此生病，从少腹上冲心而痛，不得前后（大小便不通）为冲疝，其女子不孕，癃痔遗溺嗌干，督脉生病，治督脉，治在骨上，甚者在脐下营。"这意思就是说，督脉的病变，主要可以表现有大小便不得通利，少腹部积有冲疝作痛，上冲至心部上下牵连而痛，若在女子便不能成孕，也有小便癃闭，痔或遗溺，或咽嗌干燥等现象。如督脉生病，脊强反折，当以治督脉为主，治在骨上，若有较严重者，则当在脐下取穴。因此，"脊强兮水道筋缩"，就是根据这一节经文的含义，说明对于脊柱强直的督脉病变，如兼有大小便不利、小腹胀满、气攻胸腹等症状时，同时采用水道、筋缩二穴，可获得前后呼应的疗效。

目瞤，即眼睑瞤动的症状。本病常发现于一侧的眼区，眼睑时时震颤瞬霎，开阖甚快，发作与停止仅一瞬间。这种瞤动现象，甚至有波及一侧或全部面部，呈难以形容之状。针灸治疗，大多也适宜在面部直接取穴。颧髎，在下眼窠孔部，眼外眦直下之颧骨际陷中，属于手太阳小肠经，也是小肠经与手少阳三焦经的会穴。小肠经的支脉，经颊部到眼外角。另一支脉，从颊部别出走入眼眶的下部，经鼻至眼内角，斜行而络于颧骨部。三焦经的分布，绕颊部至眼眶之下。另一支脉，于颊部相交而至眼外角。所以，从经络系统上，颧髎穴的疗效，能够直达眼区，而成为治疗眼睑瞤动的要穴。大迎，在下颌骨腭舌沟之下端咬肌部，属于足阳明胃经，也是胃经与手阳明大肠经的会穴。胃经的循行，起于鼻梁凹陷部，旁纳太阳之脉，即通过目内眦角属足太阳膀胱经的睛明穴而相与结束，复下而循鼻外入上齿龈内，回出来环绕口唇，交叉于唇下沟的承浆穴处，再退沿腮下后方出大迎穴，由此沿颊车上行至额颅。所以在局部疗法中，大迎穴的主治症，包括口噤不开、口眼㖞斜、唇吻瞤动、颊肿、牙痛等症，是常用的有效穴。针泻此穴，以镇静为目的，治眼睑瞤动症之外，如兼有咀嚼肌及口肌方面的痉挛现象，就更为适宜了。

**痓病非颅息而不愈，脐风须然谷而易醒。**

痓病的名称，首见于《金匮要略》，痓，音翅，据《广雅》注，是恶的意思。历代医家认为《金匮要略》所描述的本病症状，其实是属于痉病，且巢氏《诸病源候论》和《千金方》也都是写作痉病，所以疑痓字为痉字传写之误，多主张改称痉病为妥。痉，是一种不柔和的背强反张的症状。其致病的原因很多，如《素问·至真要大论》所说："诸痉项强，皆属于湿，诸暴强直，皆属于风。"又如《金匮要略》所指出的太阳病发汗太多、疮家汗后、风病误下等，均可成痉。本病都属热性病范围，主要因高热造成津血枯燥，不能营养筋脉，如《景岳全书》所说："筋脉拘急故反张，血液枯燥故筋挛。"所以在治疗方面，也都着重以退热为主。"痉病非颅息而不愈"，就是根据这一个治疗原则而立方取穴的。颅息，在颞颥骨部，耳翼根之后上方，属于手少阳三焦经。它和瘈脉穴一样，在耳后青络脉上取穴，治身热头痛等热病时，可作为微刺泻血放热之用。所以将它称为治痉病的要穴，也就是有这种退热的作用之故。但本穴的局部解剖，有耳后动脉，须有丰富经验，才易于掌握，正如《甲乙经》和《明堂灸经》所说："颅息灸三壮针一分不得多出血，出血多则杀人。"这种宜慎重操作的警戒，也是临床上应该注意的。



脐风，多见于婴儿出生后四至七日，亦称七朝风，大多为断脐的时候，为风寒水湿之气侵袭，或污物混入血中所致。本病在初起时，多嚏善啼，眼角及鼻准发黄色，吮乳不紧，继则脐突、腹胀，并出现噤口咬牙、筋骨拘挛、角弓反张等症状。"脐风须然谷而易醒"，就是以散风、调气、清热、开窍为主的疗法。然谷，在足内踝前下方，舟状骨之下际，是足少阴肾经的荥火穴。荥穴一般都可以主治热病，特别是然谷穴，不但是主泄肾脏之热的要穴，同时在然谷前的小静脉放血，更有泄热的重要作用。由于肾经的循行，自足上行，通过脊柱，入属肾脏，络于膀胱，再上行，经过肝和横膈膜，走入肺部，由肺部分出一支脉，联络心脏，贯注胸中，与心包经相衔接。所以从经络系统上，然谷穴泄热的作用，也能够包括心、肝、肺、肾各经的病变在内。小儿脐风的主要症状，也就是肝风、心火二脏交争，血乱气并，关窍不通，风气无所发泄，致有搐搦及角弓反张等现象。取然谷穴治疗本病，就是因它的疗效，能通达心、肝各经。针刺该穴，可借以消除脐风的所有心热积惊、肝风发搐的主因，而获得息风开窍，引热下行的功效。但在脐的周围及青筋，须同时施行灸法，口噤者加针颊车、地仓，收效更佳。

**委阳天池，腋肿针而速散；后溪环跳，腿疼刺而即轻。**

天池，在第四肋间，乳头之外一寸处，属于手厥阴心包经，也是心包经和足少阳胆经的会穴。心包经的分布，从胸中走出胁下，当腋缝下三寸处上行抵腋窝部，再沿着上臂内侧，下达中指的指尖。所以如有腋窝部肿胀或疼痛的现象，也就是本经脉的主要病候之一（见《灵枢经·经脉》篇）。根据经络系统，在局部取穴时，治疗各种原因所引起的腋肿，天池确是不可少的要穴。用它和委阳穴配合起来，治疗本病，更是一种局部和上病下取的有效配穴法。委阳，属于足太阳膀胱经，部位在膝腘窝的外端，即腘之阳分，故名委阳。腘之中央，即称为委中穴。《灵枢经·邪气脏腑病形》篇说："三焦合，入于委阳。""三焦病者……候在足太阳之外大络，大络在太阳少阳之间，亦见于脉，取委阳。"张景岳注："三焦手少阳也，本经之合在天井，其下腧则合于足太阳之委阳穴，按三焦为孤独之府，其于三部九候，无所不统，故经之在上者属手，腧之在下者属足，所以十二经中，惟此手之三阳，乃有下腧。"这就是说明了委阳穴，与手少阳三焦经有着密切的联系，可作为上病下取的要穴。《灵枢经·本输》篇对此更明白地指出："三焦者，上合于手少阳，三焦下腧，在于足小指之前，少阳后，出于腘中外廉，名曰委阳。”由于三焦与心包络有着表里的关系，所以在心包经循行通路上，所出现腋窝部肿胀的病变，除在局部取用天池穴之外，从表里关系上，配合了称为三焦下腧的委阳穴，上下呼应，就更能高度发挥消肿的疗能。所谓“委阳、天池，腋肿针而速散”，意即在此。

“后溪环跳，腿疼刺而即轻”，这是一种局部与下病上取的配穴法，和上述委阳、天池治腋肿的配穴法，恰恰相反。环跳的部位，在大腿部的外侧髀枢中，属于足少阳胆经，也是胆经和足太阳膀胱经的会穴。在按部取穴的作用上，是主治腰胯痛、脚膝冷风湿痹、半身不遂等症的必需穴。但治疗腿部疼痛，竟配用了位于手小指外侧本节后的后溪穴，下病上取，这确是一种较特殊的配穴法。后溪是手太阳小肠经的输木穴。小肠经的循行，自手至头，为什么它能够治疗腿疼呢？这不但是由于手太阳小肠经和自头至足的足太阳膀胱经，有着互通的关系，主要因为在奇经八脉之中，后溪联系了督脉，有着直接相通的关系。据《素问·骨空论》记载，督脉有三条循行路线，其中有行于腰背的一条，“起于少腹，以下骨中央……别绕臀，至少阴与巨阳（即足太阳膀胱经），中络者，合少阴，上股内后廉，贯脊属肾。”马元台对此注解说：“又别络者，分而行之，绕其臀肉内廉，贯脊属肾，彼足太阳膀胱经之络，从外行者，循髀枢络股阳而下，其中行者，下贯臀至腘中，与外行络合足少阴肾经，自股内后廉贯脊属肾，督脉之别绕臀者，至此则与二经相合而行也。”由此可见，督脉的别络，通过了与膀胱经贯臀的中络之会合关系，其疗效能够贯通到腰腿各部。后溪穴因与督脉有着直接的联系，所以它也有治疗腿疼的功效。在著名的《八脉八法西江月》一词中，根据督脉系统上所出现的病候，曾将后溪穴的主治症，描述得很是具体，其中亦指出它能治疗腿足病说：“手足拘挛战掉，中风不语痫癫，头疼眼肿泪涟涟，腿膝腰背痛遍，项强伤寒不解，牙疼腮肿喉咽，手麻足麻破伤牵，盗汗后溪先砭。”

**梦魇不宁，厉兑相谐于隐白；发狂奔走，上脘同起于神门。**

梦魇不宁，是多有惊恐的恶梦，不时惊觉，神思恍惚，夜卧不安的现象。本病的原因颇多，不外是痰火扰乱，心神不宁，或思虑伤脾，火炽痰郁，或肾水不足，心阳独亢，或因过劳精血衰弱等所致。“梦魇不宁，厉兑相谐于隐白”，就是指其中为痰火壅盛所引起的一类。厉兑，在第二趾之外侧，爪甲根部，属于足阳明胃经。隐白，在踇趾之内侧，爪甲根部，属于足太阴脾经。取此两个趾端的穴位，以脾胃二经表里配合，来治疗梦魇不宁的现象，主要是根据《素问・逆调论》所谓“胃不和，则卧不安”的病理，借以调整脾胃的功能。同时因痰饮的来源，生于脾脏，聚于胃腑，火动则生，气滞则盛，所以凡属于痰火扰乱的病变，莫不与脾胃有关。厉兑是胃经的井金穴，胃属土，穴属金，金为土所生，亦称该经的子穴，实者泻其子，凡胃经的实证，针泻厉兑穴，特别有引火下行、宁神开郁的功效。隐白是脾经的井木穴，在十二经之中，井穴的共同特征，一般都可以作为急救之用，也就是说，这些都是清热泻火最有卓效的穴位。隐白穴亦是这样，所以它的主治范围，包括尸厥、失神、小儿搐搦、暴泄，及其他属于脾胃方面的急性症，是常用的有效穴。它和厉兑穴相配合，因为都是属于根部的要穴，正如《素问・阴阳离合论》所说：阳明根起于厉兑，名曰阴中之阳，三阳之离合也，阳明为阖；太阴根起于隐白，名曰阴中之阴，三阴之离合也，太阴为开。所以取此根部二穴，利用在趾端的远导针法，调和阴阳，引火下行，对于痰火扰乱而引起的梦魇不宁的现象，从根本上泻其有余，调整脾胃，就更可获得清火消痰，安神宁志的疗效了。

发狂奔走，是偏于阳性的癫狂病，即《难经》所谓“重阴者癫，重阳者狂。”本病大都为七情所伤，其中也有热病的发狂，伤寒阳明热盛而发狂，但总的原因，癫由于心气虚，狂由于心脏热，主要的莫不属于心病。狂病尤与胃、肾有关，又必夹痰夹热，致在言语行动方面，狂妄暴厉，躁扰不安。“发狂奔走，上脘同起于神门”，就是根据本病属于心与胃方面的主因，以镇静为目的的一种治本疗法。

上脘，在腹上部中央的上方一寸处，属于任脉，也是任脉与手太阳小肠经、足阳明胃经三脉的会穴，在上、中、下三焦部分中，上脘的主治症，除各种胃疾患之外，大多偏重于上焦的心病，如心痛，心风惊悸，心中热烦，心下痞，呕血等，是常用的要穴。用它来治疗癫狂病，可以化痰滞、开心窍，有下痰降火，安神定志的功效。神门，在掌后锐骨端陷中，是手少阴心经的输土穴。阴经以输代原，它不但是心经的原穴，可统治一切心脏疾患，同时因心属火，穴属土，土为火所生，也就是心经的子穴。实者泻其子，如属于心经热病而引起的心痛心烦，癫狂失眠等症，针泻此穴，特别具有清热宁心的卓效。所以用它来主治各种原因的癫狂病，也确是大家所公认的必需穴。



**惊悸怔忡，取阳交解溪勿误；反张悲哭，仗天冲大横须精。**

惊悸怔忡，同是惊恐不安与心跳的现象，凡突然受到外来刺激而心跳叫做惊；因内脏衰弱，经常感到恐吓心跳，或微有声响即心跳不宁的叫做悸。治疗惊悸病，惊可镇静，悸则必须滋补，以养阴补血、宁心安神为主，针灸治疗取阳交、解溪二穴，不但具有安神宁心的作用，且可以缓解由本病引起的其他全身症状。因为阳交属于足少阳胆经，是胆经和阳维脉的交会穴，也是阳维脉的郄穴，阳维是维络全身阳经的联络线，它和胆经的分布，自头至足，都是贯通着上下，所以阳交穴的主治症，包括面肿、喉痹、胸满、膝痛，以及属于肝胆疾患的惊狂虚劳等症，皆有卓效。解溪，是足阳明胃经的经火穴，胃属土，穴属火，火为土母，亦称为该经的母穴。虚者补其母，可主治胃经的虚证。因它是火穴，在此穴针泻，对胃经的实证，亦可作为泻火之用。临床上用它来治疗头风、头痛、头面浮肿、腹胀、足膝痿痹，以及癫疾、瘈惊、烦心悲泣等症，都是常用的有效穴。惊悸怔忡的患者，除动辄感到心跳之外，有时亦兼有心脏与胸部、背部轻度疼痛，胸与头部有不快的压迫感觉，气闷；或伴发头痛、眩晕、眼花、胃部压重、四肢无力等症状。所有这些头、目、胸腹部方面的证候，大多也属于阳交、解溪二穴的主治范畴之内。“惊悸怔忡，取阳交解溪勿误”，意思就是说，本病如伴发有上述全身症状者，则二穴能够兼筹并顾。它和一般仅以镇静或滋补为主的取穴，略有不同之处，亦即在此。

反张悲哭，指类似惊风的一种儿科疾患，旧称内钓之类。《医学入门》对这种症状，有较具体的说明：有胎寒及衣被过凉，以致脏寒盘肠，内钓肚腹胀痛，啼则眼目上视，手足搐掣。又指出内钓的情况：内钓内脏抽掣痛，原因胎惊胎风动，眼有红筋身反张，唇黑偃啼外肾肿。所以本病的患者为婴儿，其特征是角弓反张，手足搐掣，腹中极痛，啼哭不休。针灸疗法取天冲、大横二穴，就是根据这种现象，所作的上下配穴法。天冲，在耳廓后缘直上与率角向后之交点处，属于足少阳胆经，也是胆经和足太阳膀胱经的会穴，有治疗头痛、癫疾、风痓、身反张等症的功效。用它来治疗本病，主要是缓解角弓反张的现象。由于本病的啼哭不休，是肚腹胀痛而引起的，所以在局部疗法中，配用了大横穴，以制止腹痛。大横的部位，在腹侧部的中央，当脐之外方四寸之处，属于足太阴脾经，也是脾经和阴维脉的会穴，是主治下痢、便秘、小腹寒痛等症的常用穴。所谓“反张悲哭，仗天冲大横须精”，意思就是说，本病取此二穴，虽可获得一定的效果，但必须精细地辨证论治，慎重操作。因本病与一般小儿的急慢惊风各异，所以在选用穴位时，亦与治惊风的取穴不同，这是应该分辨清楚的。且根据本病为寒气入腹的主因，大横穴当以灸治为主，从而温补肠胃虚寒，振作脾阳，缓解疼痛；而在天冲穴针刺时，须将针尖向后或向前沿皮刺入，用泻的手法，不必留针。

**癫疾必身柱本神之令，发热仗少冲曲池之津。**

癫病，即在发作时神志昏迷、肌肉抽搐的癫痫病。《灵枢经·癫狂》篇对本病发作的先兆，曾明白地说："癫疾始生，先不乐，头重痛，视举目赤，甚作极，已而烦心候之于颜。"又指出发作时的征象是："引口（牵引歪斜）、啼呼、喘悸"；"先反僵（反张僵仆），因而脊痛。"木病的原因，多数认为是肝风痰火，治疗也着重于平肝化痰清火的方法。针灸疗法取本神、身柱二穴，也是根据这一个治疗原则而立方的。

本神，在前头部、前头结节之外上方，属于足少阳胆经，也是胆经和阳维脉的会穴。胆与肝相为表里，凡一般肝风内动而引起的疾患，它有直接在头部祛风醒脑的重要作用。所以临床上治疗头顶急痛、目眩、惊痫、癫疾等症，它就是一个常用穴。身柱，属于督脉。在癫痫病发作时，反张与脊痛等现象，原来是督脉的病变证候，通常也多在督脉取穴治疗，身柱即其中之一。它的部位，在第三、第四胸椎棘状突起间。它不但是主治癫痫病，可消除腰脊强痛，肌肉抽搐，并特别具有清除痰火的作用。《素问·刺热》篇说："热病气穴，三椎下间，主胸中热（指肺热），四椎下间，主鬲中热（指心热）。"三椎下间就是身柱穴，由此旁开一寸五分为肺俞穴，它也就是位于左右肺俞穴之间，所以具有定喘止咳的功效，对于上焦的热病，及痰火上扰等现象，更可作为清热泻火之用。一般用它主治癫痫、小儿惊痫之外，兼治偏于阳性的身热狂走、胡为妄言的癫狂病，也就是它有这种泻除痰火、退热开窍作用的缘故。

发热的原因很多，有伏邪发热，外感发热，或属于内伤的气虚、血虚而发热。在性质方面也有表热、里热、表里俱热等等的不同。"发热仗少冲曲池之津"，就是广泛地指各种发热的症状而言，二穴都有清热的作用。少冲，在小指端之内侧爪甲根部，是手少阴心经的井木穴，心属火穴属木，木为火之母，亦称为该经的母穴。在此穴用补的手法，可使木盛火炎，有补虚强心的功效。用泻的手法削弱木势，则火焰自消，就可以发挥清热泻火的疗能。所以它是统治一切心脏疾患的要穴，不论是虚证、实证，皆可适用。心是内脏的主宰，又是周身血液循环的枢纽，《内经》称它为心藏神，心主血，心为君火，意思就是凡有关神志与血液的疾患，以及各种热病，多与心脏有密切的关系。少冲是心经在指端最敏感的所在，利用这种末梢神经的反射作用，治疗急性热病时，不但可作为泻血祛热之用，其他如有掌心发热、舌干口燥、脉数面赤，或心中烦热，或谵语如狂之类的热病，也适宜针泻少冲穴退热。至于手阳明大肠经的合穴曲池，则是以退表热为主的穴位。因为大肠与肺为表里，肺主一身之皮毛，与肌表皮肤有着密切的关联，当外邪侵入体表出现发热的证候时，就适宜在肺经相表里的大肠经取穴。所以如该经的二间、三间、合谷、曲池等穴，都有解表退热的功效。尤其是曲池穴，因属大肠经在肘部的合穴（合，是表示脉气由此渐为收藏入合于内，与众经相会之处，等于是百川汇合入海一样，故称为合），它的疗效，能够贯通上下，遍及全身，可以退周身之邪热。古人曾将它列为十三鬼穴之一，能治热病发狂；而临床上常用它治疗伤寒余热不退，也有显著的效果。这就可见曲池治疗热病，有着与一般穴位不同的独到之处。



**岁热时行，陶道复求肺俞理；风痫常发，神道还须心俞宁。**

陶道，在第一、第二胸椎棘状突起间，属于督脉，也是督脉和足太阳膀胱经的会穴。可主治由于热病引起的头痛、项强、脊强等现象，具有退热的重要作用，尤其是骨蒸之热，更有卓效。所以治外感或内伤的各种热病，它都是必不可少的要穴。肺俞，属于足太阳膀胱经，在背部的脏腑各俞穴中，它与肺脏相联系，为肺脏的精气转输、流注、出入、聚结于体表的所在，具有内外相应的作用。所以它主治一切肺脏疾患，对如喘咳上气、胸满、气短、肺痿、痨瘵、骨蒸，以及内伤吐血、虚烦盗汗等症，都有显著的功效。取肺俞和陶道二穴，治疗所谓“岁热时行”，就是指一种流行性的温热病之类。《素问·至真要大论》，对于司天六气在太过的情况下，影响到人体发病的概况，曾有较具体的记载，其中如属于热气淫胜的一条说：“少阴司天，热淫所胜，怫热至，火行其政，民病胸中烦热，嗌干，右胠满，皮肤痛，寒热欬喘，大雨且至，唾血，血泄，鼽衄，嚏呕，溺色变，甚则疮疡胕肿，肩背臂臑及缺盆中痛，心痛肺䐜，腹大满膨膨而喘咳，病本于肺，尺泽绝，死不治。”这是将天气郁热所出现的证候，着重在心、肺二脏的病变，作了一个归纳。该篇另又指出相火淫胜的各种症状说：“少阳司天，火淫所胜，则温气流行，金政不平，民病头痛，发热恶寒而疟，热上皮肤痛，色变黄赤，传而为水，身面胕肿，腹满仰息，泄注赤白，疮疡，咳唾血，烦心，胸中热，甚则鼽衄，病本于肺，天府绝，死不治。”这是说明温热之气流行，秋金受火克而失去常轨，因此，人体发病多见头痛、发热、恶寒，而为疟疾，病传于里，则变为水病浮肿，或咳嗽吐血、烦心、胸中热，甚则鼻中鼽衄等。从上述两节经文所指出的一系列病候中，可见所谓岁热时行的主要病变，就是肺脏疾患，这些病症，也都是属于陶道、肺俞二穴的主治范畴之内的，所以说“陶道复求肺俞理”，就是在对症疗法中，指出了一种标本兼治的配穴原则。



“风痫常发，神道还须心俞宁”，本条也是取督脉的穴位，和背部俞穴相配合的一种疗法。这种取穴规律，与上述陶道、肺俞相配合的意义是相同的。风痫时发的症状，是由于肝风心火热甚风燥，涎溢胸膈而引起的，《赤水玄珠》对本病发作前后的情况具体地说：“夫痫时发时止者是也。有连日发者，有一日三五发者，或因惊，或因怒而动其痰火，发则昏昧不知人事，耳无所闻，目无所见，眩仆倒地，不省高下，甚而瘈疭抽掣，目作上视，或口眼㖞斜，或口作六畜之声，将醒时必吐涎沫，彼癫狂皆无以上证也。”取神道、心俞二穴，就是平肝清心开窍，以镇静为主的疗法。

神道，在第五、第六胸椎棘状突起间，属于督脉，由此旁开一寸五分为心俞穴，它就是位于左右心俞穴之间。心藏神，凡有关神志方面的疾患，莫不与心脏有着密切的关联，神道穴也就是能治这一类的病症而得名的。《素问·刺热》：“热病气穴，五椎下间，主肝热。”五椎下间，即神道穴的所在，这是说明了它治心病之外，还有泄肝热的作用。这种疗效，在历代医籍中记载颇多，例如《千金方》说：“治卒病恶风欲死，不能语，及肉痹不知人，灸第五椎名曰脏俞（即神道之别名）。”《铜人腧穴针灸图经》曰：“神道，治寒热头痛，进退往来，痎疟、恍惚悲愁，健忘惊悸。”《卫生宝鉴》曰：“黄帝灸法，疗中风，眼戴上不能视者，灸第二椎，并第五椎上各七壮，一齐下火，炷如半枣核大，立愈。”由此可见，神道穴对于风痫常发的症状，是可以起到恢复神志与镇静作用的。但还须配合心俞穴，加强疗效，因为在背部俞穴中，心俞和心脏相联系，是转输心脏精气、内外相应的所在，所以它能够统治一切心病，包括精神失常，神志昏迷，如癫狂、癫痫、风痫、血乱气并、人事不省等症，有清心、泄热、开窍的卓效。因此，神道与心俞相配合，治疗风痫病，也是一种治本的疗法，但二穴皆宜以灸治为主；不过应注意的是，心俞穴因内当心脏部位，不宜多灸。



**湿寒湿热下髎定，厥寒厥热涌泉清。**

湿，是重浊的阴邪。经常在水中作业，或久卧湿地，涉水淋雨，居处卑湿等外感而引起的，属于外湿；久食生冷甜腻之物，或饮酒嗜茶成癖，湿自内生的，属于内湿。大抵湿邪自表而入的，则身体困倦、周身疼痛、肢体浮肿等，以肌表经络之病居多；湿由内生的，则有腹满胀痛、黄疸溏泄等症，以脏腑之病居多。但湿邪在内伤外感中，也不全是单纯的。湿病兼寒，则为寒湿；兼热则为湿热；兼风则为风湿；兼暑则为暑湿。因此，疾病的表现，也是千变万化的。本条取足太阳膀胱经的下髎穴，来治疗湿寒湿热的病症，由于这一类病症的范围非常广泛，发病的部位也有上下内外的区别，从穴位的主治作用说，其实就是指湿邪在下而出现的淋浊不止、小腹急痛、肠鸣泄利、大便下血、小便不利等症状而言。因为在五脏之中，脾主运化水湿，喜燥恶湿，脾虚则水湿不化，湿盛则脾土必困，所以脾病往往与湿邪有连带关系。如腹痛绵绵、肠鸣便溏、泄泻清冷等症，多属于寒湿，为阴寒偏胜，脾阳不足，不能运化水湿所致。如热痢腹痛、小溲黄赤、赤白浊、便血、大小便不利等症，多属于湿热相蒸，湿滞交阻，湿阻气机等所致。下髎穴的主治症，就是包括这一类有关寒湿与湿热方面的病症。

下髎的部位，在第四后骶骨孔中，是足太阴脾经、足厥阴肝经和足少阳胆经三脉交会之处，所以它的疗效能贯通肝、胆、脾、胃各经，不但可健脾行湿，增强运化的功能，且又可清除肝胆郁热，而成为治疗下焦湿病的一个要穴。但必须辨证论治，湿热宜针，寒湿则针后加灸，或专以灸治为主。



厥寒厥热，是阴阳失调，气向上逆的现象。《素问·厥论》篇说："阳气衰于下，则为寒厥，阴气衰于下，则为热厥。"这就是说，阴阳之气，皆由下而上。寒厥是由于阳气衰微，阴气过盛；反之，热厥为阴气衰微，阳气过盛。阴气过盛而寒厥的症状，主要表现有：四肢逆冷、身寒面青、指甲青黯、腹痛、不渴、小便自利、大便溏薄、完谷不化、踡卧，甚至人事不省等现象。阳气过盛而热厥的主要症状，多为身热、面赤、四肢厥逆、唇燥口干、小便短涩、大便燥结、不省人事、谵语自汗等现象。取涌泉穴治疗这种厥症，所谓"厥寒厥热涌泉清"的远导针法，就是因本病与称为生气之元的肾气衰微有关，正如《医学入门》所说："肾移寒于脾则为寒厥，心移热于肾则为热厥。”涌泉，位于足心，是足少阴肾经的井木穴，也是肾经脉气所发最初的一个穴位。对一般属于热证的失神、昏厥现象，针泻此穴，能清热开窍、引火下行，而称为回阳九针穴之一。由于热厥的发作，必起于足心，所以涌泉穴对此也特别具有泄热生津的功效。至于寒厥方面，在此穴施灸，亦可起到温中散冷、补暖下元的作用，但为了直接温暖中、下二焦的寒冷，加灸神阙、关元、气海等穴，更不可少。

**寒栗恶寒，二间疏通阴郄暗；烦心呕吐，幽门开彻玉堂明**。（著者按：“开彻”二字，《针灸大成》误为“闭彻”）

寒栗恶寒的现象，主要为表邪未解，或阳微阴盛，或阳气内陷等原因所致，但往往与热病有关，例如《素问·至真要大论》病机十九条中所说：“诸禁鼓栗，如丧神守（惶恐不安的样子），皆属于火。”这种恶寒战栗、口噤鼓颔、惶恐不安的情况，原是某些温热病的前期中，当火邪内攻常有的表现。又如《素问·阴阳应象大论》所说：“热极生寒”，“重热则寒”，这就是说明真热假寒的形成：当热病发展到一定程度，便会出现寒栗恶寒的假象。所以根据发生寒栗的主因，治法各有不同。取二间、阴郄二穴，配合来治疗本病，从穴位的主治作用说，就是指内热壅遏、阳气郁而不伸，属于里热外寒的一类。

二间，是手阳明大肠经的荥水穴。荥穴一般都可以主治热病，它在属于表阳的大肠经中，尤有开发腠理的作用。阴郄，是手少阴心经的郄穴，为主治心病的要穴，凡有关心经的虚证、热证，以及阴虚生内热的疾患，它特别具有补虚清热的功效。用它来治疗由于热病而发生寒栗恶寒的现象，就是为了清除内热壅遏，以治其本。配合二间穴，亦即是根据阳气郁遏的病因，以宣通郁阳为主的疗法。所以说：“寒栗恶寒，二间疏通阴郄暗。”这里，暗的意思，是指本病显露在外表的虽是寒象，但病的本质，却是里有真热，隐伏在内。取二间来疏通，是治表的假寒，而针灸阴郄穴，是从病的本质方面，治其暗藏在里的真热。

“烦心呕吐，幽门开彻玉堂明”，这是根据病变所在部位很明显的直接取穴法。呕吐是胃病的主要见症，其中可区别为寒热两类。如呕吐稀涎，面青肢冷，胃脘胀满疼痛，绵绵不止，喜热喜按，不渴，苔白，脉细者，是属于胃阳不足，寒气偏胜的胃寒证。如头晕目眩，口渴发热，舌黄脉数，烦躁中干，喜冷恶热，吐出物多兼秽臭者，即属于胃热证，是因胃有郁热，火势上炎，胃气不能下降，或怒激肝气横逆所致。而胃热呕吐的特征，是食入即吐，与胃寒的早食暮吐者，更有显著的不同。取用足少阴肾经的幽门穴，不但因它是肾经和冲脉的会穴，可治疗属于气逆上冲的病变，而且主要因它的部位在上腹部、第七肋软骨附着部之下际，它的深部，左有胃，右为肝，由于有直达病所的作用，故可治一切胃疾患，对呕吐吞酸、吐涎沫，及心下烦闷等症，尤有良效。

玉堂，在胸骨体部，左右第三肋骨的中间，属于任脉。在局部疗法中，是主治喘息、咳逆、胸膺满痛、呕吐烦心等症的常用穴。用它和幽门穴相配合，对于属寒属热的呕吐症，只要掌握寒宜灸、热宜针的原则（幽门穴孕妇禁灸），一般皆可发挥清热、祛寒而止吐的疗能。但在必要时亦可选取中脘、脾俞、胃俞以治本，内关以宽胸，足三里、内庭以降逆平气，则收效更佳。



**行间涌泉，主消渴之肾竭；阴陵水分，去水肿之脐盈。**（著者按：“肾竭”二字，《针灸大成》误为“肾渴”）

行间，在足大趾与第二趾之间，是足厥阴肝经的荥火穴；肝属木，穴属火，火为木所生，亦称为肝经的子穴。实者泻其子，凡有关肝经的热证、实证，针泻此穴，特别具有清热泻火的作用。涌泉，位于足心，是足少阴肾经的井木穴；肾属水，穴属木，木为水所生，亦称为肾经的子穴，有泄除肾热及养阴补肾的功效。用涌泉和行间穴相配合，治疗消渴病，主要因为消渴病的形成，多属阳热盛，阴液亏，水液不下交于肾，燥热伤阴所致。本病有上、中、下三消的区别。上消主肺，肺热津伤，渴饮无度，叫做消渴，即《内经》所说："心移热于肺，传为鬲消"。中消主胃，是胃热太盛，使人容易饥饿，饮食增加，形体反见消瘦，叫做消谷。下消主肾，口渴多饮，饮一溲一，小便增多，而混浊如膏，叫做肾消，《素问·刺热》篇说："肾热病者……苦渴数饮，身热。"这就是说明，渴饮不绝，是由于肾热。因燥热太甚，连续饮水，亦不能解其热渴，致有苦渴不止的症状。但肾消，主要也有因肾阳虚羸所致。由于肾阳不振，既不能化行津液而润上，造成口渴多饮，又不能布化水液，小便亦随之增多。如有小便浮如猪脂烛泪者，更是谷气与肾气并竭的现象。针泻肾经的涌泉穴，对于肾热病而引起的肾消，不但有清热养津的功效；如用补的手法，亦可以起到益肾补阳的作用。

至于肝经的行间穴，利用它具有清热的效果，对上、中、下三消，皆可适用。尤其是属于厥阴范围的消渴病，例如《金匮要略》所指出的"厥阴之为病，消渴，气上冲心，心中疼热，饥不欲食，食即吐蚘。"这些征象，是邪热袭入厥阴经，因肝木心火铄伤阴津所致的消渴症，它和一般消渴症状，虽不甚相同，但在循经取穴的意义上，针泻肝经的子穴行间，也就更有显著的疗效。



水肿的类型很多，如《金匮要略》所指出的，即有风水、皮水、正水、石水、五脏水症等多种区别。所谓水肿之脐盈，是指具有水湿内停、腹部的皮肤紧张、脐窝消失甚至突出等现象的，属于腹大脐盈为特征的水肿之类。巢氏《诸病源候论》对本病有较具体的记载："夫水肿病者，皆由荣卫否涩，肾脾虚弱所致；而大腹水肿者，或因大病之后，或积虚劳损，或新热食竟入于水，自渍及浴，令水气不散，流溢肠外，三焦闭塞，小便不通，水气结聚于内，乃腹大而肿；故四肢小，阴下湿，手足逆冷，腰痛，上气咳嗽，烦疼，故云大腹水肿。”本病的治疗，一般多以利尿泻下为主。取阴陵泉、水分二穴，就是根据这一原则，局部和远道的有效配穴法。阴陵泉的部位，在膝内侧辅骨之下，是足太阴脾经的合穴，属水。在经络脏腑五行的关系中，水穴一般都与属水的肾脏，有着密切的联系。由于各种水肿病的形成，主要为脾肾阳衰，脾不运化，肾不分利，水郁于内而不泄所致，因此，阴陵泉既为脾经中与肾脏相通的水穴，能够兼筹并顾，就特别有理气养脾，宣泄水液，通利小便的卓效。对任何疾病需要利尿疗法时，它往往是一个不可少的要穴。水分，别名分水，在脐上一寸之处，属于任脉。《类经图翼》指出该穴命名的意义说：“其部位当小肠之下口，至是而泌别清浊，水液入膀胱，渣滓入大肠，故曰水分。”它对于分离与宣通水液，有重要的作用。临床实践中，在该穴连续施灸数十壮，温补脾阳，常可迅速促使小便畅通，所以它也是公认为治疗各种水病的必需穴。用它与阴陵泉穴相配合治大腹水肿，以消除水肿之脐盈的现象，确有特殊的功效。但本病取用水分穴时，宜灸不宜针，正如《铜人腧穴针灸图经》所说：“患水肿者禁针，针之水尽即死。”古人提出这种警戒，也是临床上应该特别注意的。



**痨瘵传尸，趋魄户膏肓之路；中邪霍乱，寻阴谷三里之程。**

魄户，在背部肺俞穴旁开一寸五分之处。《内经》曾指出五脏各有所藏，魄户也就是因与肺脏有着联系而得名的，为主治肺脏疾患的要穴。膏肓，位于魄户穴之下。膏，是脂膏；肓，是肓膜。古人认为人体如脏腑调和，气血充实，溢于外，则皮肉膏脂，余于内，则肓膜丰满。名为膏肓俞的意思是，如有脂膏削脱，肓膜瘦薄的情况时，在该穴施灸，可使阳气旺盛，促进营养，起到强壮的作用。所以它是主治各种虚劳，以及一切慢性疾患的必需穴。

痨瘵传尸，是一种能普遍传染的痨瘵病，古人以为系病人死后尸虫传注而成，故称为传尸。本病既成后，症状较为复杂，按其轻重的程度，可归纳为阳虚、阴虚二类。阳虚证：微咳，有时胸痛，身体倦怠，日见羸瘦，皮肤苍白，精神不振，食欲减退，妇女则月经少而色淡。阴虚证：咳嗽多痰，咯血，骨蒸潮热，盗汗，遗精，体力显著衰弱，妇女则月经闭止。“痨瘵传尸，趋魄户膏肓之路”，就是补虚益气，旨在恢复强壮的一种疗法。对上述的阳虚症状，更为适宜。因为取此二穴，皆宜以灸治为主，可隔日以小炷灸三壮，甚有良效。但对于具有阴虚症状的患者，在潮热、盗汗等内热现象未消除之前，一般都适用针刺，不宜灸熨。选用的穴位，也当以滋阴养肺，清热益精，以促使水旺气复为主。所以对需用灸治的魄户、膏肓二穴，亦须区别施用。同时在灸膏肓穴之后，一般都有必要加灸足三里穴，引火下行，以免发生目赤、喉肿、火郁于上的不良反应。这也是临床上应该注意的。

中邪，是形容发作急骤，如中邪恶一样。中邪霍乱，即突然发生以腹部绞痛、上吐下泻为特征的病变。巢氏《诸病源候论》对本病名称的解释，因其病起于“挥霍之间便致缭乱”，故称为霍乱。本病可分为干、湿二种。干霍乱是胸腹骤然胀满，爪甲青紫，上不得吐，下不得泻，肠胃绞痛，俗称绞肠痧。湿霍乱是腹中绞痛，或吐或泻，或吐泻交作；属热者头痛发热，气喘胸闷，躁渴不安，神识昏迷；属寒者，面唇色青，肤枯螺瘪，四肢厥冷，甚则目陷转筋，两目失神，音哑脉伏。本病在急救方面，根据不同的症状，辨证论治，大抵属热者，以放散血热，开胸和中，挽救虚脱为主。属寒者，以温中祛寒，壮阳理气，并制止吐泻为主。取阴谷、足三里二穴治疗中邪霍乱的症状，就是以调和中焦、下焦，缓解腹痛及吐泻为目的的一种疗法。本病的主因，大多为肠胃虚寒，运化失职，邪蕴于内，清浊混淆，乱于肠胃而成。正如《灵枢经·五乱》篇所说：“清气在阴，浊气在阳，荣气顺脉，卫气逆行，清浊相干……乱于肠胃，则为霍乱。”这就是说明，清气是属阳而升的，在阴则不升；浊气是属阴而降的，在阳则不降。升降失常，营卫不和，阴阳相犯，乱在肠胃中，所以表现有腹部疼痛、上吐下泻等霍乱症的现象。该篇还指出针治霍乱当取的穴位：“气在于肠胃者，取之足太阴阳明，不下者取之三里。”这里所谓不下，是指阴邪在上而不降。因本病乱在肠胃，所以着重在足阳明胃经取穴。特别是其中的足三里穴，是胃经的合穴，属土，亦称为土经中的土穴，治疗霍乱症，可用以调和中焦，发挥荡涤肠胃积垢的显著功效。

阴谷，在膝腘横纹之内侧，是足少阴肾经的合穴，属水，也是水经中的水穴。肾水是肝木之母，它就能兼治肝肾二经的病。肝经的循行，环阴器，抵少腹，所以临床上取用阴谷穴，常有缓解腹痛的功效。《素问·厥论》篇说：“阴气盛于上，则下虚，下虚则腹胀满；阳气盛于上，则下气重上，而邪气逆，逆则阳气乱，阳气乱，则不知人也。”这里所谓阴气，是指足少阴肾；所谓阳气，是指足阳明胃。说明腹胀的原因，为中焦虚损，阴气独盛于上，阳虚于下所致。而下焦的元阳衰微，肾脏水寒之邪上逆，逆则阳气乱于上，致有昏晕而不知人的现象。由此可见，取用阴谷穴治疗霍乱症，主要也是消除肾脏水寒之邪的上逆，理下焦之虚寒，振作元阳，则腹痛与吐泻的现象，自能得以缓解，同时因阴谷与足三里穴相配合，亦称为刚柔相配法。古人将十二经分配于十天干，阴阳逢五相合，胃经属于戊土，肾经属于癸水，戊刚癸柔，戊癸相合，以燥土与寒水两相配合，各尽其用，认为是一种具有特殊意义的配穴法。由此也不难理解，所谓“中邪霍乱，寻阴谷三里之程”，其中的深长含义。



**治疸消黄，谐后溪劳宫而看；倦言嗜卧，往通里大钟而明。**

黄疸的病因，大多为湿热酝酿熏蒸，血热上行，致使面目及身体爪甲，皆现黄色。所有各种黄疸的症状，综合起来，约可分为阴黄与阳黄两大类。阴黄的主要表现，为皮肤黄色晦黯有若熏烟，不发热，形寒胸痞，神思困倦，四肢瘦肿，大便白色，小便不利，渴不欲饮，甚则呕吐，脉濡而细，舌淡苔白等现象，此属于慢性发生，或患者体力衰弱、长期不愈的黄疸。阳黄的主要表现，为皮肤黄色鲜明，身热烦渴，躁扰不宁，或消谷善饥，小便赤涩，大便闭结，脉滑数，舌黄厚。此属于急性发生的黄疸之类。其发病原因，不拘表里，或风湿外感，或酒食内伤，皆能致之。因此，针灸治黄疸的穴位虽多，但必须按病症的新久虚实，辨证论治，才能获得一定的效果。所谓"治疸消黄，谐后溪劳宫而看"，从二穴的主治作用来说，就是指属于实热证的阳黄，最为适宜。

后溪，是手太阳小肠经的输木穴。小肠与心为表里，都称为火经；后溪是木穴，火为木所生，它也就是小肠经的母穴。在该穴用补的手法，可助长火炎；反之用泻的手法，泄胆热之后，就能减弱火势，所以它是常用于解除全身发热证的有效穴；特别是根据小肠与心的表里关系，对于由表入里蕴藏在内脏的各种热病，其泄热的功效更为显著。劳宫，是手厥阴心包经的荥火穴。心包络属于相火，它也就是火经中的火穴。荥穴一般都可以主治热病，劳宫既是水穴，又是火经中的火穴，因此，临床上用它来治疗热病汗不出的证候，利用泻的手法，往往能迅速获得发汗与退热的功效。所以针泻劳宫与后溪二穴，对于身热烦渴的阳黄症，自可借以排除湿热熏蒸的主要因素，迨热象渐次清减，也就可以使黄疸逐渐消退了。如再能随症选取中脘、足三里、至阳、胆俞、公孙、三阴交等穴相配合，则收效尤佳。此为治阳黄疗法。若治阴黄应加灸脾俞、气海、足三里、至阳、中脘、阳纲，方为适宜。

倦言嗜卧，是属于气虚的症状，一般多偏重于脾病，认为是脾土虚弱，运化失常，水谷精微不能供养全身，致发生少气懒言，倦怠嗜卧，动作喘促，饮食减少，面白无华或萎黄等虚弱现象。由于脾土健运功能的减退，是与心火衰微及肾阳虚弱不能温运脾土，有着密切的关联，所以气虚倦怠，往往也可以联系到心、肾二经。取通里、大钟二穴治疗这一类倦言嗜卧的虚证，主要因为通里是手少阴心经的络穴，连络着心与小肠经的表里关系，心经的循行承接着足太阴脾经的脉气，起点于心脏中间，与脾经的终点相衔接。通里因属络穴，其脉气循经入于心中，也与此相为贯通。《灵枢经·经脉》篇曾对十五别络的循行及主要病变，分别有所说明，其中对于通里穴，就是说它从所在的部位起“别而上行，循经入于心中，系舌本，属目系，其实则支膈（胸膈支撑不舒），虚则不能言”。所谓不能言，因舌为心之苗，言为心之声，正气不足而虚，故倦言。这也是说明针补通里穴的作用，不但可治疗心气虚怯的病症，尤其能消除少气倦言，甚至不能言语的现象。大钟，是足少阴肾经的络穴，联络着肾与膀胱的表里关系，它的脉气是上走心包。《灵枢经·经脉》篇对此也明白地说：“足少阴之别，名曰大钟，当踝后绕跟别走太阳，其别者并经上走于心包，下外贯腰脊，其病气逆则烦闷，实则闭癃，虚则腰痛，取之所别也。”因此，针补大钟穴，一般都常用它来治疗气逆烦闷、心神不安及腰痛等症，而成为主治心、肾诸病的要穴。由于肾属水，心属火，水火必须互济，否则心肾不交即会引起各种衰弱现象。另一方面，在五行关系中，心火能生脾土，火虚则土亦虚，会影响到脾土健运的功能。肾是真阴的根源，其中又蕴藏着命门的真阳，如肾阳不足，不能温运脾土，也能使脾脏对水谷的运化失常，以致体内得不到水谷精微的供养，则体力日衰，形成懒于言语行动，倦怠嗜卧的现象。取用手少阴心、足少阴肾二经的络穴，相互配合，也就是对于本病的治本疗法，所以说“倦言嗜卧，往通里大钟而明”。但根据本病与脾土健运失常的原因有关，同时再加灸大椎、至阳、脾俞穴，更可加强疗效。

**咳嗽连声，肺俞须迎天突穴；小便赤涩，兑端独泻太阳经。**

肺俞，属于足太阳膀胱经，在背部的脏腑各俞穴中，它是直接联系肺脏，有着内外相应的作用而得名的。当肺脏有病时，在肺俞穴的部位上，往往也会出现一种压痛、坚硬、麻木等感觉。肺主周身之气，任何咳嗽病，不论是外感内伤，都和肺脏有关，因此，肺俞也就成为治疗一切咳嗽病的必需穴。天突，属于任脉，在喉头之下二寸陷中，也是任脉和阴维脉的会穴，有主治气管咽喉疾患的卓效；对各种原因所引起的咳嗽和气喘病，更是常用的要穴。“咳嗽连声，肺俞须迎天突穴”，就是一种胸背相连有效的前后配穴法。所谓咳嗽连声的症状，是广泛地指热郁肺燥的干咳，及火炎水涸的夜嗽之类。《医学纲目》曰：“干咳嗽者，无痰有声是也，此证本于气涩，涩微者，连咳十数声，方有痰出，涩甚者，虽咳十数声，亦无痰出，是为干咳嗽也。”《沈氏尊生书》曰：“夜嗽，阴虚嗽也……咳声不绝，至晓方缓。”由于肺俞穴是治疗一切咳嗽病的专穴，如有喉痒气涩的现象者，必须加取天突穴。取此二穴来治疗属于郁热与火炎而引起咳嗽连声的症状，就是养肺调气、开郁润燥、标本兼顾的疗法。但根据本病为肺燥及阴虚阳亢的原因，取此二穴，都宜以针治为主，不适用灸法。针刺天突穴时，针尖须斜向下方斜刺，切勿直刺，否则会刺伤气管，发生意外。这也是应该特别注意的。



独泻太阳经的取穴，是指手太阳小肠经的子穴小海。因为小肠经属火，小海是该经的合穴，属土，土为火所生，故称为子穴。实者泻其子，凡属于小肠经的实热证，均可针泻小海穴，达到清热泻火的功效。《素问·灵兰秘典论》说：“小肠者受盛之官，化物出焉。”这是说明小肠的功能，是盛受从胃而来的饮食物进行消化，分别清浊，将精华归于五脏，糟粕中的水液入于膀胱，滓秽入于大肠，而完成化物的工作。因此，如小肠发生病变，不能泌别清浊，就会影响到大小便；而小便数量的多少，颜色的深淡，与小肠的水分外渗，也就有一定的关联了。再从经络的系统方面而言，小肠与心经相为表里，如心脏有热，常会影响到小肠有病，所谓小便赤涩的症状，就是心热下移于小肠所致。独泻太阳经，也就是根据热邪留滞于小肠的原因，从脏腑经络相通的关系上，循经取穴，针泻手太阳小肠经的子穴小海，以作为清除热邪的治本疗法。

至于督脉的兑端穴，它的部位在人中穴之下，上唇之上，外皮与黏膜之间。用它来治疗小便赤涩的病变，从穴位与病所的距离来说，似乎是不易理解的问题，但为什么它能有治疗小便病的功效呢？这又和经络所通的作用是分不开的。因为根据《素问·骨空论》的记载，督脉的循行路线共有三条，除了从上而下，行于头项以至腰背的一条之外，另有从下而上，行于腰背，和行于胸腹以上面部的两条。这两条的走向，是“起于少腹，以下骨（耻骨）中央，女子入系庭孔，其孔溺孔之端也，其络循阴器，合篡间，绕篡后，别绕臀，至少阴与巨阳……”其中从下而上的第二条，它是在庭孔的干线。男子从庭孔循着阴茎而下，以至合篡，这与女子是一样的。这条线向前深入，在少腹腔内直上至面，即所谓“其男子循茎下至篡与女子等，其少腹直上者，贯脐中央，上贯心入喉，上颐环唇，上系两目之下中央。”该篇接着又指出本脉发生的病候说：“此生病者，从少腹上冲心而痛，不得前后（即大小便不利）为冲疝……”由此可见，小便不利的症状，是包括在督脉所生的病候之中。督脉在齿唇与鼻等处，共结有龈交、兑端、水沟、素髎四穴，所以，根据上述督脉的循行通路，对于心脏有热而发生的小便赤涩症状，从经络系统上，下病上取，针泻兑端穴，自可发挥清热利尿的作用。临床实践中，一般常以兑端穴治疗消渴症，能有良效，也就是这个道理。

**刺长强与承山，善主肠风新下血；针三阴与气海，专司白浊久遗精。**

肠风下血，就是肠出血、便血。它的特征是，纯下清血，其疾如箭，肛门不肿痛，肠内鸣响，或先血后便，正如《张氏医通》所说："肠风所下之血，清而色鲜，四射如溅。"它的主因，为风客大肠，伤及阴络，或湿热郁结所致。本条称为肠风新下血的意思，因风属阳邪，属热者所下的血色鲜稠，大抵以新病居多，以此表示与病程较久的中虚脱血，或属于先便后血、小肠寒湿的下血，有显著不同的区别。所以本病治疗的原则，也当以清火息风养血为主。取长强、承山二穴，主要因为长强是督脉的络穴，位于尾闾骨下端与肛门之间的陷凹中。在按部取穴的作用上，它的疗效，能直达肛门，镇静肠管，通便止血，所以是主治肠风下血、痔漏，及一切肛门疾患的特效穴。承山，在下腿后侧中央，腓肠肌丰隆部的下缘，属于足太阳膀胱经。膀胱经有一条别行的经脉，由下而上地分布着，循着足太阳的正经，从下腿别入于膝腘窝中（委中穴），其中有一条至尻下五寸处，别入于肛门，向内属于膀胱本腑，散行而至肾脏，循膂内上行，当心部而散（见《灵枢经·经别》篇）。承山穴通过这条入于肛门的膀胱经的经别，所以它的疗效，也可以通达肛门，而成为治疗痔疾及一切肛门疾患的要穴。同时它还具有清热凉血的功效，火清则血宁，风亦自息，因此，对于风客大肠，湿热郁结所引起的肠风新下血的症状，配合了直达患部的长强穴，就更可发挥镇静与止血的疗能了。



白浊，多为湿热内蕴，或色欲过度，真元不固，致在阴茎中发生热痛，时时流出浊液，秽浊如脓、色白如米泔，故以此定名。

遗精，即在睡眠时精液外泄的一种疾病。由相火过旺，心肾不交，有梦而遗的，叫做梦遗；如肾关不固，精窍松弛，无梦而遗的，叫做滑精。分别其原因，治疗的方法，亦有不同。"针三阴与气海，专司白浊久遗精"，就是一种有效的治本疗法。三阴交，在内踝上三寸，属于足太阴脾经，是足厥阴肝、足少阴肾和足太阴脾三阴经的交会穴，可统治该三经的病症，而以此为名。气海，在脐下一寸五分，属于任脉，是主治真气不足，及各种脏虚证的要穴。取此二穴相配合，治疗白浊和遗精病，主要是由于白浊病的原因，不外是肾虚阴衰，败精瘀腐而流注，或湿热下注，脾虚下陷所致。三阴交具有补肾、健脾、清热、导湿的作用。脾属土，所谓“土旺则能制湿，土气坚凝，则水湿亦自澄清”。同时再配用气海穴，更可宣通气化，加强下焦功能，从而获得渗湿固精的功效。但二穴都宜以针治为主，在湿热未理清之前，殊不适用灸法。

至于遗精病，与肝肾二脏有着密切的关系。因肾主藏精，肝司疏泄，如肾之阴虚，则精关不固而滑脱；肝阳过强，则相火内炽而遗泄。尤因心有妄思，相火随心火而动，心相妄动，精舍失守，精即随之以泄。此外，如烦劳过度，脾胃受伤，致心肾不交，以及脾胃湿热下注，扰乱精宫等等，都可以导致遗精疾患。因此，三阴交既是贯通肝脾肾三经的要穴，用它来主治遗精的症状，可借以补益三阴的虚损，清泻相火。再配用气海穴，尤能益气摄精，治下元之虚衰，而有相得益彰的妙用，但对于相火内炽而梦遗者，可用针治；如无梦而泄，动念即遗，或经年不愈者，均宜以灸治为主。



**且如肓俞横骨，泻五淋之久积；阴郄后溪，治盗汗之多出。**

五淋，即气、血、劳、热、石五种类型。它们的共同症状，是小便频数，排尿困难而涩痛，淋漓不断。但五淋也各有它的特征，如少腹满痛，尿出涩滞，余溺点滴不尽的叫气淋；脉数、溺痛小便中带血的叫血淋；遇劳即发，身体疲惫，小便淋沥不利，腹胀牵引谷道，如水滴沥而不断的叫劳淋；小便热赤，茎中热痛的叫热淋；脐腹隐痛，尿中带砂粒，或黄赤，或混浊，小便难，堵塞作刺痛彻于心肺者叫石淋。这五种淋病的原因，一般地说，不外是脾湿郁热，心移热于小肠，肾阴既虚而膀胱热生，小肠与膀胱的郁热不化而成。而根据不同的症状，治疗上也有偏重于通利、固涩、清热、化结等等的区别。针灸疗法取足少阴肾经的肓俞、横骨二穴，也就是包括这几种治疗原则，循经近刺的配穴法。

肓俞，在脐之两侧五分之处，是肾经和冲脉的会穴。在局部疗法中，有缓解腹满切痛的功效；对于淋病中的气滞不通、少腹满痛等现象，起到理气、通淋、化结、镇痛之作用。横骨，在耻骨软骨接合之上缘，腹直肌之停止部，也是肾经和冲脉的会穴，它不但在局部宣通气化，可以治疗少腹满痛的症状，同时能鼓舞下焦，清热养阴，更有疏通小便的卓效。在历代文献中对此记载颇多，例如《甲乙经》说："少腹痛，溺难，阴下纵，横骨主之。"《脉经》中更指出："尺脉浮，下热风，小便难；尺脉数，恶寒，脐下热痛，小便赤黄；尺脉缓，脚弱下肿，小便难，有余沥。"并指出均当针刺横骨穴泻之。由此可见，横骨与肓俞穴相配合，对于肾与膀胱的邪热郁结不化所引起的各种淋病症状，能够发挥清热开郁、利水止痛的重要作用。但在郁热未清除前，二穴都适宜采用针治，但针不灸。若患淋已久，则针灸并用，并须根据不同的症状，随症酌选肾俞、膀胱俞、小肠俞、关元、三焦俞、中极、三阴交、阴陵泉、太溪、太冲等穴助治，则收效更佳。又石淋加针行间、太溪、委中。劳淋加针关元。血淋加针血海、三阴交。气淋加针气海。热淋加针涌泉。



阴郄，是手少阴心经的郄穴。郄穴一般应用于急性病，特别具有清热泻火及镇静的卓效。后溪，是手太阳小肠经的输木穴；小肠经属火，穴属木，亦称为该经的母穴。在该穴利用泻法，木既被泻之后，则火焰自消，所以它是治疗热病的要穴。尤其因为小肠与心有表里的关系，不论是表热或蕴藏在里的内热，针泻此穴，都有退热的功效。"阴郄后溪，治盗汗之多出"。取此二穴表里配合，来治疗盗汗的症状，主要因为汗是心之液，盗汗大多是由于心气虚弱，阴虚生内热，迫液外泄所致。本病的治疗，一般以补血养心为主，但兼有发热心烦现象者，则当偏重于滋阴清热。须泻阴郄、后溪二穴，就是最适宜于这一类阴分火盛、热象较甚的盗汗症，有退热养阴的显著功效。必要时亦可加取大椎穴，以固表止汗；加取关元穴以培本；加取肺俞、百劳，以退热而益阴，均可加强疗效。

**脾虚谷以不消，脾俞膀胱俞觅；胃冷食而难化，魂门胃俞堪责。**

脾虚，就是脾土虚弱，运化水谷精微的功能失职。“脾虚谷以不消，脾俞膀胱俞觅”，就是指因健运失常所引起的饮食减少、食后不易消化等现象，脾俞和膀胱俞，有特殊的功效。治疗方面，在脾俞穴施灸，可补中而振脾阳，加强消化，增进食欲。灸膀胱俞亦可行湿化浊，以消除胀满。至于因脾虚完谷不化而引起的泄泻症，受病原因不同，症状亦不一致。取脾俞和膀胱俞所治疗的虚泻，它的特征是大便溏薄，泻下不消化的食物，腹不痛或有微痛，神瘁，面色黯黑，脉沉细无力，泻时多在清晨，经久缠绵不愈。本病灸脾俞穴，借以补益脾气，恢复健运及蒸腐水谷的功能，确是不可少的。同时，因这种虚泻证，又与肾阳不足，缺乏温化水气的作用有密切的关联，肾与膀胱为表里，灸膀胱俞也就是借以扶补下元之气，使能激浊扬清，收敛肾气而止泻。



胃为水谷之海，主受纳。如胃气虚弱，胃阳不足，寒气偏胜，不能腐熟水谷，使饮食难以消化，就会出现胸脘痞闷，时作嗳气，不思饮食，或胃脘胀满疼痛，绵绵不止，或宿谷不化，朝食暮吐，暮食朝吐等反胃的症状。“胃冷食而难化，魂门胃俞堪责”，就是一种以宽胸和胃、增强运化相结合的治本疗法。胃俞穴，是背部俞穴中直接与胃腑相联系的穴位，不论是虚实寒热的各种胃病，在此穴或针或灸，都能够起到调和中焦，扶正祛邪的卓效。用它来主治胃冷食而难化，以及由此而引起的各种症状，采用灸法，即可温运中阳，逐胃腑之寒凝，获得补脾胃而助消化的效果。魂门，在背部肝俞穴旁开一寸五分之处。肝藏魂，名为魂门，就是表示它为肝脏精气所寄托之处。《素问·五脏生成》篇："脾之合，肉也，其荣唇也，其主肝也。"这就是说明脾属土，肝属木，脾之主为肝，其中有着相互制约的关系，所以在临证上常有因肝病影响脾胃，发生脘腹疼痛、呕吐酸水，或痛泻等症状，即通常所称的肝木侮土。魂门穴因直接联系了肝脏，再加肝木与脾土之间的相互制约关系，及肝经散布胁肋的循行关系，所以它的主治范围包括胸胁胀满、呕吐、饮食不下、腹中雷鸣、大便不节等症。用它和胃俞穴相配合，来治疗胃寒食而难化的病变，主要也就是柔肝和胃、温通气血、宽胸膈、消痞胀、制止翻吐，并促进脾胃的运化功能。本病因属于胃寒证，故均宜灸治为主。

**鼻痔必取龈交，瘿气须求浮白。**

鼻痔，就是鼻生瘜肉。它的形状如石榴子，色紫微硬，到渐大下垂时，能够阻塞鼻道，碍通气息。本病多为肺经风湿热郁，蕴热凝滞于鼻内而成。取用督脉的龈交穴（通常称为龈交）来治疗，主要因它有清热泻火的功效，又因它的部位，在上唇的内面，门齿缝之微上，是督脉、任脉和足阳明胃经三脉的会穴。督脉分布在面部的穴位，从鼻子尖端的素髎穴，经水沟、兑端到龈交，共计四穴，虽分在口、唇、鼻部，但在经络系统上，脉气相互贯通，使龈交穴的疗能直接影响到鼻内。至于胃经的循行，超于鼻梁两旁的陷凹部，下沿鼻外，入上齿龈内，回出来环绕口唇。因此，根据经络所通的作用，在局部疗法中，针刺龈交穴，能够清除鼻内的蕴热，驱风湿之邪，以消除形成鼻痔的主因。这种功效，在历代文献中记载颇多，例如《甲乙经》所说："鼻中息肉不利，鼻头额頞中痛，鼻中有蚀疮，龈交主之。"《千金方》也说："龈交主鼻窒喘息不利，鼻㖞僻多涕鼽衄有疮。"由此可见，"鼻痔必取龈交"，古人对其疗效的认识，是由来已久了。

瘿气，即颈瘤（即甲状腺肿）。它的特征是颈项部肿大而柔软如瘤状下垂，兼有胸闷、气促、心悸及眼球突出等症状，其主因大多为内伤七情，或因山岚水气偏胜所致。正如巢氏《诸病源候论》瘿候说："瘿者，由忧恚气结所生，亦曰饮沙水，沙随气入于脉，搏颈下而成之。初作，与樱核相似，而当颈下也。皮宽不急，垂槌槌然是也。恚气结成瘿者，但垂核槌槌无脉也。饮沙水成瘿者，有核瘟瘟，无根，浮动在皮中。又云有三种瘿：有血瘿，可破之；有息肉，可割之；有气瘿，可具针之。"针灸对本病初起时，进行适当治疗，确有一定的效果。所谓"瘿气须求浮白"就是其中的有效穴之一。

浮白的部位，在耳轮后上角的发际上一寸之处，属于足少阳胆经，也是胆经与足太阳膀胱经的会穴。胆经的循行，起于眼外角，上行额角，向下至耳后，循颈部，至肩上，而走入锁骨上窝。膀胱经的分布，起于眼内角，而行于颈项之后。浮白穴通过经络的循行路线，它的疗效能够影响到眼区及颈部，而消除项肿、目突的现象。不但如此，在胆经的耳后诸穴中，浮白穴另有一种特点，据日人本间祥白的研究说："患热性病，高血压或相反之低血压时，此穴常感压痛，或有充血性的不快感或冷感。"这也说明了针泻该穴时，特别具有清热、消炎、凉血及镇静的功效，对于颈项肿大的瘿气，自可起到调和气血而消肿的作用。但仍须局部针刺和对症疗法相结合，酌选风池、大杼、曲池、合谷、内关、足三里、阳陵泉、经外奇穴的泽前等穴助治，则收效更佳。



**大敦照海，患寒疝而善蠲；五里臂臑，生疬疮而能治**。（著者按："寒疝"二字，《针灸大成》为"寒症"，其所指的范围，至为广泛。考大敦、照海二穴都是治寒疝的名穴，"症"字似为"疝"字之误，故应校正为"寒疝"较宜）

疝病的名称很多，其原因除积湿久蕴化热之外，主要为寒气袭留下焦，厥气阻逆，肝肾之气不调，冲任脉气壅滞，致出现有少腹作痛、上下攻冲走窜，或阴囊肿大、偏坠而痛等症状。足厥阴肝经的分布，起于足大趾，沿足背上行，经膝弯内缘，沿大腿内侧向上，相交环绕阴器，再至少腹部，而上行至头。足少阴肾经的循行，也是自足上行，经大腿内侧后缘，通过脊柱，入属肾脏，络于膀胱，并从肾脏上行，经过肝和横膈膜上行至头。因此，如有寒热湿气的侵袭，以致气血壅阻肝、肾二经，就会在它循行通路上的阴器、少腹、肾和膀胱等部分，发生气机乖错及疼痛等疝病的证候。针灸疗法，一般也偏重在此二经上取穴治疗。大敦，在足大趾之内侧爪甲根部，是足厥阴肝经最初的一个穴位，称为井木穴。肝属木，穴亦属木，所以能具有较强的疏泄肝气的作用。用它来治疗睾丸肿痛，控引少腹的寒疝症，施用灸法，温经散寒，循着经脉的通路，解肝气的郁结，使之下行，肝得疏泄，疼痛的症状即可随之消失。照海穴，在足内踝下缘，属于足少阴肾经，也是阴跻脉的脉气所生之处。阴跻脉的分布，经足内踝后方，向上循大腿的内侧，经过阴部而上行。照海穴因兼通肾经和阴跻脉的脉气，从经脉循行所及的关系上，用它来治疗少腹疼痛为特征的疝病，疏调气血，消滞止痛，也是一个不可少的有效穴。但从照海穴有能泻肾热的作用来说，对于湿火下注、阴茎肿痛、时时流出白浊的筋疝，及少腹内结成痈肿的血疝之类，针泻照海穴，借以清泻湿火，调气通瘀，那就更为适宜了。



瘰疬，即生于耳前后及颈项间，小则如豆，大则如梅子状的瘰疬。五里、臂臑，都属于手阳明大肠经。大肠经的循行，自手至头；其中经过肘外侧，从上臂外侧前缘而至肩部的一段中，共有二穴：在肘上三寸为五里，肘上七寸为臂臑。由此出肩峰前缘，走到脊柱骨之上，和诸阳经会合于大椎，再向前向下，入缺盆。它的支脉，从缺盆处分出，上至颈部，贯颊，环唇，上挟鼻孔。因此，从经络循行须通过颈部的关系，取五里、臂臑二穴，它的疗效可以上达颈部。这就是能治瘰疬的原因之一。同时，因臂臑穴的部位，联络着手少阳三焦经的臑会穴，《类经图翼》说："臂臑，手阳明络也，络手少阳之臑会，一曰手足太阳阳维之会。"所以它的疗效，更能够贯通到循行于颈项部的手少阳三焦经，及手太阳小肠、足太阳膀胱等经脉，而成为治疗寒热瘰疬、颈项拘急等症的要穴。因为瘰疬的形成，主要为三焦气机不宣，痰湿及肝胆火郁，风热之毒流窜经络，气液蕴结不化所致，取用五里及臂臑二穴，也就是疏调三焦的气滞，宣导阳明经的血气，以散结开郁，并促使痰湿内化。但五里是个禁针穴，《灵枢经》曾特别指出："阴尺动脉在五里，五腧之禁也"（《灵枢经·本输》篇）。"夺阴者死，言取尺之五里、五往者也"（《灵枢经·小针解》篇）。"迎之五里，中道而至，五至而已，五往而脏之气尽矣"（《灵枢经·玉版》篇）。这种对五里穴禁针的警戒，确是应该特别注意的。



至于臂臑穴，也是一个不可深刺的穴位，所以取五里、臂臑二穴相配合，来治疗瘰疬，应以灸治为主，并采用"须疾吹其火，毋待自灭"的泻法。不过瘰疬是一种慢性顽固病，须作较长时期的治疗。其他治瘰疬的要穴，如肩井、天井、曲池、翳风、丘墟、足临泣等穴，亦不可少，当随症酌选配用，以增强疗效；又针后加灸肩尖、肘尖，尤有卓效。

**至阴屋翳，疗痒疾之疼多；肩髃阳溪，消瘾风之热极**。（著者按：瘾风，为病名，《针灸大成》为隐中；考张景岳所辑《类经图翼》，在肩髃、阳溪二穴主治症下，附录之本条原文，均为消瘾风之热极，意较隐中二字为明显，故据此改正之）

痒与疼痛，是一般疮疡及皮肤病常见的证候。《内经》说："痒痛生于皮毛。"又说："诸痒为虚，血不荣肌。"又说："诸痛皆属于火，皮肤之为痒为痛，又因于火之微甚。”刘河间对此作了进一步说明：“人近火微热则痒，热甚则痛，痛多实，痒多虚。”李士材也说：“热甚则疮疼，热微则疮痒。”所以不论属虚属实的痒和疼痛，大多和血热及火盛的原因有关。取至阴、屋翳二穴，来治疗“痒疾之疼多”的症状，就是一种以清热养血为主的配穴法。

至阴的部位，在小趾外侧的爪甲根部，是足太阳膀胱经的井金穴；膀胱经属水，穴属金，金为水之母，亦称为该经的母穴，有壮水补虚的作用，可统治属于膀胱经的各种虚证。膀胱与肾为表里，肾是真阴的根源，如肾水不足，能引起心火亢盛；心主血，其充在血脉，如果心火盛，相应的血分有热，热盛血燥表现在皮肤方面，就会发生痒与疼痛的感觉。一般地说，皮肤病的痒痛，多属阳证，适宜在阳经取穴。由于足太阳膀胱经主一身之表，是多血少气的经脉，所以在此经取穴能治疗体表皮肤有痒痛的病状。在至阴穴施行针灸，不但因它是膀胱经的母穴，而且又为脉气所发的根部（《素问·阴阳离合论》曰：太阳根起于至阴），利用趾端敏感部分的远导针法，可以使疗效上达头面，影响全身。而且通过了膀胱与肾的表里关系，借此来滋补肾阴，间接亦可以控制心火，而发挥凉血润燥、清热泻火的功效，以消除由此而引起痒痛的现象。屋翳穴，在胸前部第二肋间，心脏之部位，属于足阳明胃经。阳明经是多血多气的经脉，凡一般属于血热的病变，也适宜在该经取穴，以调和气血。胃经的分布，从缺盆浮出皮肉，直下胸壁正当乳头中心的一段，共有气户、库房、屋翳、膺窗、乳中、乳根等六个穴位，其中位于上焦部分的库房、屋翳等穴，在按部取穴的疗法中，都有主治上焦的心脏与肺脏疾患的重要作用。屋翳穴更有止痛的效果，例如《千金方》所说：“屋翳治身肿皮肤不可近衣。”《外台秘要》也说：“屋翳主胸胁支满，咳逆上气，多唾浊沫脓血，身体重，皮肤不可近衣。”由此可见，因它能消除皮肤不可近衣的疼痛，用它和至阴穴上下配合，清心火，泄血热，治疗皮肤痒疼的现象，自有其一定的作用了。据临床经验报道，治皮肤瘙痒症，针灸曲池、血海，并针泻膀胱经的委中、承山二穴，能有特效（见《北京中医杂志》1955 年 12 月号）。这也是着重在膀胱经取穴，并以清热凉血为主的疗法，是值得作为参考的。

瘾风，俗称风疹块，是以奇痒为特征的皮肤病，搔后随手发生红疹小点，或红肿小块，愈搔愈痒，可以逐渐延及全身，发无定处，来得急去得快，消退后不留任何痕迹，但亦可不定期地反复发作。由于风的特性是速行善变，来去快，变化多，忽发忽止，隐隐于皮肤表分，起伏无常，发作奇痒，这不但可以体会到名为瘾风的意义，而且也说明本病的主因，是外感风邪，或内在的热极生风，血虚生风，风和血分之热相搏于皮肤肌肉之间而成。正如顾练江的《疡医大全》将本病归纳为阳实、阴虚两类，描述它的原因说："阳实证，有外感风热者，有胃腑实热为病者……总属阳明胃与大肠之风热亢盛已极，内不得疏泄，外不得透达，怫郁于皮毛腠理之间，轻则为疹。阴虚证，有阴虚血热者，有阳虚血热者，有气血两虚而虚热郁盛者；此三焦无根之火乘气血之虚而控发于上，怫郁于皮毛血脉之中，内不得清，外不得散，遂发斑疹。"所以，根据不同的原因，治疗的方法也有区别。取手阳明大肠经的肩髃、阳溪二穴，从穴位的主治作用说，它的适应证，也就是指阳明风热已极，属于实热证的瘾风之类。



肩髃，在肩端两骨间陷凹中，是手太阳小肠经、手阳明大肠经和阳跻脉三脉的会穴（一说为足少阳胆经和阳跻脉之会）。《素问・水热穴论》说："云门、髃骨、委中、髓空（均系双穴），此八者，以泻四肢之热也。"这里的髃骨穴就是肩髃，因此也说明它有泄热的重要作用。临床证明，它的主治范围，包括偏风、风痪、风痿、肩中热、四肢热、肩臂疼痛无力等症，或针或灸，都有显著的功效。针泻肩髃穴，来治疗风热而引起的瘾疹，主要就是它有疏风清热的卓效。阳溪，在手腕上侧两筋间，是手阳明大肠经的经火穴。大肠与肺经为表里，肺主一身之皮毛，凡有关肌表皮肤的热病，一般都适宜在大肠经取穴。特别是从食指尖端到腕部的一段中，共有商阳、二间、三间、合谷、阳溪五穴，都是可用作解表泄热的重要穴位。阳溪因属火穴，通常用它来治疗热病烦心、狂言喜笑、寒热、痎疾、头痛、目赤翳烂、喉痹等症，其泄热及镇静的功效，与上述各穴不相上下。因此，对于风热壅盛的瘾风症，取用腕部的阳溪穴，与正对肩关节的肩髃穴同时施行针泻，这样由腕至肩地配合起来，在大肠经的循行通路上，使泄热的作用得以上下贯通，也就更可发挥疏风散热、托疹的显著疗效了。

**抑又论妇人经事改常，自有地机血海；女子少气漏血，不无交信合阳。**

经事改常，是泛指妇女按月行经的生理正常状态有了改变，致发生痛经，闭经，经期或迟或早，排泄量过多过少，血液色泽异常，及伴发全身症状等一切病态现象。本病取用足太阴脾经的地机、血海二穴，在临床实践中，确是常用的有效配穴法；可是造成经事改常的原因很多，其症状也有虚实寒热的区别，必须从多方面参证，确定其属于某一类型，然后采取或针或灸、宜补宜泻的手法，才能相应地获得一定的疗效。一般地说，大抵经前腹痛，痛势剧烈，且有固定部位，或排出经血较多，色泽深红、紫黑者，属实属热；如经后腹痛，痛势和缓，且痛无定处，排出量较少，而色淡者，大多属虚属寒。再从患者的全身症状来辨别，如体弱头晕、心悸、脉虚者，属虚；面少血气、肢冷恶寒、脉微细沉迟者，属寒；身强、心烦、脉坚实有力者，属实；面红、口干、发热、脉数者，属热。这许多症状的属性虽是不同，但地机、血海二穴，却都可以适用。

地机是足太阴脾经的郄穴，脾统血，具有统摄血液的功能。凡经事改常，月经过多或崩漏等疾患，大多是由于脾病，失去了统摄血液之权的缘故，所以治疗上一般都偏重在脾经取穴。郄穴为气血汇聚之处，根据经络系统，针灸脾经的郄穴地机，也就更可发挥调气养血，引血归脾和补脾摄血的疗能。至于脾经的血海穴，顾名思义，已可体会到它是主治血病的要穴。临床证明，它对于一切经事改常的症状，也确是可以调和气血，作为导血归海的引导穴位。所以取血海、地机二穴相配合，对实证、热证用针法，虚证、寒证用灸法，随症施治，皆能获得良效。

不无，指不可无此二穴，即必需穴的意思。所谓少气漏血，就是气虚不能摄血，冲任不固，或忧思郁结，气滞不宣，以致形成漏经的症状，使行经周期缩短，经血间歇流出，淋沥不断，色多淡而不鲜，经久持续，缠绵不愈，且大多兼有耳鸣心悸、面色萎黄、腰骨痠楚、肢软乏力等全身衰弱现象。取交信、合阳二穴，就是标本兼顾的表里配穴法。交信，在足内踝直上约二寸之处，属于足少阴肾经，也是阴跻脉的郄穴。肾是真阴的根源，其中又蕴涵着命门的真阳，如肾气不足，就会出现各种虚证。取交信穴治疗少气漏血的症状，一方面可以滋阴而壮肾阳，培养元气，使气旺能够摄血；又可消除由此而引起的耳鸣、腰痠、腿软等虚弱现象。同时，阴跻脉的分布，自足上行，从大腿的内侧，经过阴部，向上从胸部而入于面。交信既属阴跻脉的郄穴，郄穴对于病情较严重的，一般都有疏通气血的显著功效，所以它的主治症包括经期不调、小腹偏痛、漏血、阴挺，以及气淋癫疝、股膝内痛等症。起到固血止漏、调经益气及镇痛的效果。合阳，在下腿后侧腓肠肌之上端，属于足太阳膀胱经。膀胱经的分布，自头至足，其中直行的脉，挟行于脊柱两旁，直达腰中，并沿膂内深入内腔，联络肾脏，入属膀胱本腑。它从腰中分一支脉，挟脊柱，穿过臀部，直入膝腘窝中。另有一条支脉，也是挟脊柱，由内部下行至环跳骨处，沿股外侧后缘，向下汇合前一支脉于膝弯内。这两条支脉会合之后，共同下行，首先所经过的，就是合阳穴。因此，从经络所通，以及膀胱和肾的表里关系，合阳穴特别具有缓解腰脊强引腹痛，及调气行血的作用。正如《甲乙经》所说："跟厥膝急，腰背痛引腹篡，阴股热，阴暴痛，寒热，膝痠重，合阳主之。"《千金方》也说："合阳主癫疝，崩中，腹上下痛，及肠澼，阴暴败痛。"由此可见，合阳与交信二穴，表里配合，对于少气漏血的症状，更有补虚而止漏的疗能。但本病属于虚证，都应以灸治为主，同时如加灸百会、气海、关元、命门、肾俞等穴，下病上取，腹背配合，以升举益气养血，则效果尤为显著。

**带下产崩，冲门气冲宜审；月潮违限，天枢水泉细详。**

带下，是妇女阴道排出的液汁，似水似脓，或稀或稠，绵绵如带而下；不论何种色泽，包括赤带、白带、五色带等等，统可称为带下。产崩，即产后血崩，为急骤的子宫大量出血。患者血脱气陷，手足厥冷，甚至不省人事。本病的原因，主要是劳伤冲任，脾胃虚损，不能摄血；或暴怒伤肝，肝经有火，迫血妄行；或内有瘀滞，脾经郁结，血不归经而成。



带下的症状，不外是冷入胞宫、湿热、痰湿、脾虚、气虚、脾胃两虚等各种原因所致。取冲门、气冲二穴相配合，来治疗带下或产后血崩，就是根据与脾胃及冲脉有关的病理，从经络系统上，按部取穴的治本疗法。冲门的部位，在腹股沟部耻骨弓之外端，属于足太阴脾经，也是脾经与足厥阴肝经的会穴（一说为脾经与阴脉之会）。它不但可以缓解腹部疼痛，而且能加强脾土的统血主权，有调和气血，固摄收敛的作用。气冲，在腹股沟韧带中央之内下部，属于足阳明胃经，也是冲脉的起点。冲脉的循行，由此与足少阴经脉相并，挟脐孔的两旁，直向上行，至胸中而散。因此，气冲穴的主治症，包括腹满腹痛，奔豚，上攻心腹，妇人经漏，胎产诸疾，有止痛，平冲、益气、摄血、行瘀消滞及培元固本的显著功效。它和冲门穴都是位近子宫，疗效能直达病所，所以是主治妇科疾患的要穴。但治疗血崩症，应以灸治补虚为主；如血热妄行者，则改用泻法，借以泄热安营。对于带下的病症，也必须审察病因，辨别寒热。如腹部无痛，排液以白色为多者属寒，宜用灸治；如腹部有压痛感，阴道发赤肿胀，排出的脓液夹有恶臭者属热，则当以针治为主，不宜用灸。至于针灸气冲穴时，必须微针浅刺，针不可深，灸不可多。《铜人腧穴针灸图经》曾提出气冲禁针的警戒。《甲乙经》也说："灸三壮，灸之不幸，使人不得息。"这也是值得注意的事。

月潮违限，就是月经周期的失常，有未满一月而先至，或逾期后至的现象。本病有虚实两种分别：经水先期而至，兼有身热、少腹微痛、经血色紫者，属实证；如身不热，而经血鲜红，兼有腹痛者，属虚证。至于经水后期而来的虚证，其症状为经水色淡不鲜，恶寒喜暖，少腹绵绵作痛，脉大而无力，或涩细。相反的实证则以经血色紫或成块者为其特征。所有这些血行失常、经来或前或后的主因，不外是血热过甚，冲任之脉失调，气虚不能摄血，或血室虚寒，或气滞瘀阻等因所致。取天枢、水泉二穴，治疗本病，不论行经的先至或后来，皆可适用。



天枢的部位，在脐旁二寸之处，属于足阳明胃经，是足少阴肾经及冲脉的会穴，也是大肠的募穴。它的治疗范围，非常广泛，包括下焦部分、肾与膀胱及前后阴属虚属实的各种疾患。尤其是在调和气血方面，对于心肺及脾胃的病变，都有卓越的疗效。水泉的部位，在足跟骨结节的前上部凹陷处，是足少阴肾经的郄穴，主治月经不调、超前落后、过多过少、少腹痛、崩漏、淋沥等症，有清热养阴、益气固血、行瘀通经及止痛的作用，也是常用的有效穴。所以它和天枢穴配合起来，利用郄穴和募穴的特殊功效，来消除由于各种原因所引起的经期失常的病变，有相得益彰之妙。但必须细察病因，辨证论治，虚证宜灸宜补，实证宜针宜泻。必要时如再随症酌选关元、气海、血海、地机、中极、三阴交等穴助治，则兼筹并顾，收效更佳（按肝经大敦穴，别名水泉，主治月经过多、腹部痉挛疼痛，亦均有效；但本条之水泉穴，当属肾经，其适应于妇人月经病之疗效，远胜于大敦穴）。

**肩井乳痈而极效，商丘痔瘤而最良。**

乳痈，即乳房内生硬结，焮热潮红，内胀作痛，外肿坚硬，手不可近，且伴有寒热、烦渴等现象，甚至化脓外溃。本病的主因，《医学入门》曾有较具体的说明：“饮食厚味，忿怒忧郁，以致胃火上蒸乳房，汁化为浊脓，肝经气滞乳头，窍塞不通，致令核结不散，痛不可忍。”又说：“烦渴呕吐者，胆胃风热也，甚则毒气上冲，咽膈妨碍，寒热者，肝邪也，此皆表证。”取用足少阳胆经的肩井穴治疗本病，就是消除肝胆风热及胃经热毒壅塞的病因，也是根据经络所通，循经取穴的一种治本疗法。肩井的部位，当缺盆直上在肩上陷凹中，是足少阳胆经、手少阳三焦经、足阳明胃经和阳维脉四脉的交会穴。胃经直行的经脉是从缺盆处向下，行乳房的内边。胆经有一条经筋，由下而上，系于侧胸部，乳部，结于缺盆部。所以，从经络系统上，肩井穴因属胆胃各经的交会穴，通过这种关系，针灸该穴，就能够同时影响到循行在乳部的各经，发挥其清热、散结、消肿、止痛的功效，而成为治疗乳痈的特效穴。胆与肝相为表里，肩井穴的另一重要作用，正如《针灸精粹》所说：“此穴有镇肝气，降逆气之效。”因此，对于由忿怒忧郁，以致胃火上蒸乳房，肝经气滞乳头等因引起的乳痈，肩井穴更有疏肝调气的作用，在乳痈尚未化脓外溃之前，确能获得良效。但在该穴进行针刺时，须注意不可深刺，以免引起晕针和出血的不良后果。同时因该穴有治疗难产及催生的功效，对孕妇尤属禁用。

痔瘤，就是指肛瘘而言，是由于痔久不瘥，在肛门部形成瘘管，亦称为痔漏。《丹溪心法》说："有近年漏者，有久年漏者，近则带淡红，或微肿，或小核；久则上而槁白，内而黑烂，淫虫恶臭生也。"本病的原因颇多，如内伤七情，或元气不足，或痔疮既溃之后，治疗不当，但主要为湿热及热毒的下注所致。

商丘穴，是足太阴脾经的经金穴；脾属土，穴属金，金为土所生，亦称为该经的子穴。实者泻其子，它可统治该经属热属实的病症。脾主肌肉，属于湿土，凡肌肉损伤，疮疡溃脓，以及由于湿邪而引起的各种疾患，往往与脾土有着密切的关联。所以针泻脾经的子穴商丘，不但可以凉血、清热、化湿、润燥，来消除湿热及热毒下注而生痔漏的病因，而且可以充实脾胃的元气，使肌肉得以新生。另一方面，取商丘穴更有一个重要的作用，因为它是脾经中属金的穴位，直接与肺金相联系，也是治肺脏疾患的有效穴。肺与大肠相表里，而肛门又为大肠门户，所以在《千金方》中指出："肛门主肺，肺热应肛门，热则闭塞而大便不通，肿则生疮。"由此可见，商丘穴通过它所联系的肺与大肠的表里关系，使凉血生肌的疗效，更可直接影响到肛门，而成为治痔漏的要穴。至于本病如经年不愈者，往往因痔漏出血过多，会出现眩晕、心悸、皮肤苍白、食欲不振等衰弱现象。这一类症状，也包括在商丘穴的主治范畴之内，可以按病情的不同，或针或灸，灵活运用。如再能酌选其他有效配穴，如二白、长强、承山、脾俞、公孙等，轮用助治，收效更佳。



**脱肛趋百会尾翳之所，无子搜阴交石关之乡。**

脱肛的病因，大多是由于气血衰弱，或小儿气血未壮，或生产及久痢时用力过度等因，致有肛门脱出不收的现象。取百会、尾翳二穴治疗本病，就是根据《内经》"病在下者取之上"，"下者举之"的治疗原则。百会穴，在颅顶中央，属于督脉，也是督脉与足太阳膀胱经、足少阳胆经、手少阳三焦经和足厥阴肝经五脉的会穴。所以它的别名，亦称三阳五会，是回阳九针穴之一，具有提举一身之气，升下陷之清阳的作用。临床也证明，治脱肛症，在该穴施灸之后，往往能获得升提其气，而使脱肛上缩的特效。尾翳，是任脉鸠尾穴的别名。它的部位在胸骨剑尖之直下，腹白线起始部、腹直肌起始部之间。用它治疗脱肛症，采用灸法，也是为了要达到温中补暖而升阳的目的。它和百会相配合的疗法，在针灸歌赋中亦常有指出，例如《灵光赋》所说："百会鸠尾治痢疾"；《席弘赋》也说："小儿脱肛患多时，先灸百会次鸠尾。"但由于鸠尾穴的部位，适当心窝部，古人大多认为它是针灸两禁之穴，《甲乙经》："鸠尾在臆前，蔽骨下五分，任脉之别，不可灸刺。"《铜人腧穴针灸图经》："鸠尾禁灸，灸之令人少心力，大妙手方针，不然，针取气多令人夭。"类似这种警戒的记载，在文献中不胜枚举，因此，如无丰富的经验与熟练的手技，对于鸠尾穴确不宜轻易操作。根据多方面的经验报道，治疗各种原因的脱肛症，在上灸百会穴，再配合局部疗法，针刺长强穴，上下呼应，有相得益彰的卓效。所以也有认为鸠尾穴难以掌握，用百会配鸠尾，不如直接采用百会配长强，更较妥善（按长强穴的别名，叫做尾翠骨、龟尾、骨骶，本条的尾翳穴，也有疑系长强穴别名的尾翠之误；又据《类经附翼》所载，本句为"脱肛趋百会尾骶之所"，尾骶，当系指长强穴所在部位而言）。



无子，是指妇人不能受孕而言。本病的原因很多，除了卵巢功能不全，子宫位置不正，以及旧称骡、纹、鼓、角、脉五不孕等生理变态之外，属于疾病而引起不孕的，大多为子宫虚寒、月经不调、气血亏损等原因所致。病因不同，疗法亦各有不同。阴交，在脐下一寸之处，属于任脉，也是任脉与冲脉、足少阴肾经三脉的会穴。石关，在脐上三寸建里穴旁五分之处，属于足少阴肾经，也是肾经与冲脉的会穴。从这两个穴位所属的经络系统来说，任、冲脉和肾经，都是与妇科疾患最有关联的经脉，因为冲、任二脉皆起于胞中，冲脉挟脐上行，任脉循腹里。妇科疾患大多出现于冲、任两脉所过之处，而冲为血海，任脉又系统任一身的阴脉，为诸阴之会；另一方面，肾司二阴，所以各种妇人病，都与冲、任的损伤，肾气的衰微，有一定的关系。正如徐灵胎说："凡治妇人，必先明冲、任之脉……此皆血之所从生，胎之所由系，明于冲任之故，则本源洞悉，而后所生之病，千条万绪，可以知其所从起。"由此可见，阴交与石关二穴，治疗不孕症，就是一种循经取穴的治本疗法。阴交的主治症，包括崩漏带下、月事不调、阴痒、绕脐冷痛及疝痛等症，它是常用的有效穴。石关治呕逆腹痛、恶血上冲腹痛、大便不通等症，亦有止痛降逆和通便的作用。所以如兼有这一类症状的不孕症，特别是子宫虚寒，经常以腹痛为主征者，取阴交、石关二穴，施用灸法，温补下焦，培养真元，调和气血，自可借此来消除不能成孕的主要因素。如再配用中极、关元、气海、膈俞、肝俞、肾俞、三阴交等穴，则对于各种原因的不孕症，其适用的范围，也就更为广泛了。



**中脘主乎积痢，外丘收乎大肠。**

中脘，在脐上四寸，即脐眼与胸骨尖的中间，属于任脉，是任脉与手太阳小肠经、手少阳三焦经、足阳明胃经四脉的会穴，也是胃之募穴。凡有关中焦脾胃方面的一切疾患，不论虚实寒热，都可以适应治疗。有和中、调气、消胀、攻积、补虚镇痛、开胸膈蕴热、逐肠胃寒湿等功效。用它来主治积痢，就是根据脾胃虚损的病因，以扶脾健胃、增强运化为目的的一种疗法。

所谓积痢，是积久未愈，反复发作的慢性痢疾，也就是属于休息痢之类。本病大多是由于痢疾调治失宜，或失于通利，积浊未净，脾肾已伤，以致神气疲惫，食少面黄，形羸无力，经常排出混有血液、黏液及脓的大便，屡发时止，并有腹部隐痛、里急后重等症状。像这样地时发时愈，每多经年累月反复地减轻和加重，故称为休息痢。本病因属于虚证，取用中脘穴当以灸治为主，温中暖腑，益火生土；另一方面，可以补益脾胃，促进食欲，以改善患者久病的衰弱现象。同时，因它的脉气兼通三焦经，有调整三焦气机升降的功能，可以清除肠胃的积滞，所以用它来主治积痢症，确是一个不可少的重要穴位。但为了补虚治本，并当加灸肝俞、脾俞、肾俞、中膂俞等穴，或灸百会、关元，用以升提下陷之元气。至于天枢、大肠俞等穴，有攻积滞的作用，亦不可少。

所谓收大肠，就是指治疗脱肛而言。外丘，在下腿外侧的中部，足外踝上七寸之处，是足少阳胆经的郄穴。它的主治范围，包括癫疾、颈项痛、胸胀满、肤痛、痿痹、脚气、小儿佝偻病，以及恶寒、发热等症，都有良好的效果。用它来治疗脱肛症，主要和经络系统有不可分割的关系。据《灵枢经·经筋》篇的记载，胆经有一条经筋，起始于足小趾侧的次趾，上行结于外踝，上沿胫骨外缘，结于膝外缘。由此分出一条，别起于外辅骨，上走髀部，这一条分行于前方的，结于伏兔部之上，分行在后方的，结于尻部。尻，是脊骨的尾端，亦称尾骶，是接近肛门部的所在。本来，一般以督脉的长强穴称为治脱肛的特效穴，就是因它的部位在骶骨下端与肛门之间的陷凹中，能够直达病所的缘故。外丘穴虽与病所相隔很远，但由于它是胆经的郄穴，根据胆经的经筋结于尻部，在该穴施行针灸，也就会直接影响到肛门部，而获得使脱肛收缩的疗效。另一方面，这条胆经的经筋，其实与长强穴也是直接相联系的，例如《铜人腧穴针灸图经》记载，长强穴是足少阴肾经和足少阳胆经所会之处。因此，治疗脱肛症，在外丘和长强穴同时进行针刺，使局部和远道相配合，它的疗效，也就更为显著了。



**寒疟兮商阳太溪验，痃癖兮冲门血海强。**

寒疟，常发生于秋冬季节，大多为外感寒邪而起。《时病论》："寒疟乃先受阴寒，或沐浴之水寒，寒气伏于肌腠之中，复因外感邪气，触之而发。”本病的特征，是寒多热少，或但寒无热，兼有头项腰背部疼痛、脉紧、无汗、恶寒等现象。“寒疟兮商阳太溪验”，就是以宣阳和阴为主的一种有效配穴法。商阳，在食指端的内侧部，是手阳明大肠经的井金穴。大肠与肺为表里，肺主一身之皮毛，凡有外感寒邪侵入肌表皮肤时，往往可以在大肠经取穴，宣通腠理，祛邪从皮毛外出，所以大肠经从指端起的商阳穴，以及二间、三间、合谷、阳溪、曲池等穴，都有解表发汗退热的功效。特别是针泻商阳穴，或点刺放血，利用指端的远道针法，更有清热开郁的卓效。用它来治疗寒疟，不但可借以开发皮肤毛窍，疏泄外卫之阳，同时可以放散郁结的热毒，对于久疟不愈者，尤为适宜。太溪，在足内踝后，跟骨上陷凹中，是足少阴肾经的输土穴；阴经以输代原，也就是肾经的原穴，可统治本经的各种疾患。肾属性寒，它联系了许多阴寒偏胜的现象，由于肌表皮肤是人体外卫阳气所敷布的地方，当寒邪侵袭，气血不能畅流，卫阳被束，而出现恶寒无汗的证候时，往往可在与阴寒有关的肾经取穴，泻其阴邪，以振发肾阳的温煦作用。特别是取用肾经的原穴太溪，在该穴施行针灸，更有卓效。用它来治疗寒疟，一方面是根据阴邪闭郁皮毛的情况，用疏泄及和解的作用，调和阴阳，助正祛邪，使邪从枢机转出，同时因太溪属于输土穴，输穴一般都可以主治体重节痛，所以对寒疟发作时，如有头项腰背疼痛等现象，就更可借以获得缓解的疗效。但在本病发作前，如加灸大椎、间使等穴，以截疟而解表寒，它的效果也就尤为显著了。



痃癖，是属于积聚的一种症状。痃，是积聚在腹部的，多在近脐左右，形成一条筋脉扛起，大的如筒，小的如指如弦。癖，指两胁间潜匿的积聚，藏于隐僻的所在，有时疼痛，触按没有形迹。关于积聚的特征，一般地说，如固定不移，痛有定处叫做积；如聚散无常，痛无定所叫做聚。积则有形，渐积成块，病在血分；聚则无形，随触随发，病在气分。所以积聚痃癖致病的主因，不外是暴怒伤肝，忧思伤脾，脾胃虚弱，邪正相搏，气滞不宣，血涩不利等。取用足太阴脾经的冲门、血海二穴，就是调和气血，标本兼治的一种疗法。

冲门，在腹股沟部耻骨弓之外端，是足太阴脾经与足厥阴肝经的会穴。脾统血，肝藏血，冲门穴因属肝脾二经的会穴，在该穴施行针灸，不但可以调整由血行失常而引起的各种病变，同时在局部疗法中，更有缓解腹部积聚疼痛的功效。血海，在膝膑内侧上二寸之处，是统治一切血病的重要穴位，例如月经不调、崩中漏下、气逆腹胀，以及胎产诸疾患，都是常用的有效穴。它和冲门穴共同来治疗痃癖的症状，主要就是配合攻邪的疗法，缓解腹痛，并作为补虚之用，借以健脾养血，条达经脉，使营卫流通，而逐渐消除积聚，所以对于兼有虚弱现象的患者，最为适宜。但本病至为顽固，无形的瘕聚，消散尚易，有形的癥积，则消散较难。在治疗中，自当根据有形无形，在气在血的辨证原则，随症选取适当的配穴，如少腹有块加关元、太冲、行间、三阴交、膈俞。脐上胁下有块加巨阙、中脘、章门、脾俞、胃俞。胁下两旁有块针章门、期门、行间、肺俞、丰隆。瘕证加灸气海、关元、肝俞、脾俞等穴。攻补同施，作长期治疗，才能获得一定的效果。



**夫医乃人之司命，非志士而莫为；针乃理之渊微，须至人之指教。先究其病源，后攻其穴道，随手见功，应针取效，方知玄里之玄，始达妙中之妙。此篇不尽，略举其要。**

本条各句，寥寥数语，指出了学习针灸学的明确方向，及针灸疗法的特殊价值。言简意赅，含义深长，可扼要分述如下：

1. 祖国医学，在几千年来，保障了人民的健康，挽救了不可胜数的生命，从而也积累了无数宝贵的医学经验及丰富的理论知识。学习祖国医学，首先就必须了解中医的理论，即全面地了解阴阳、五行、四诊、八纲等基本原理，如果缺乏这些知识，根本不可能在诊断和治疗上正确辨证，依法施治。因此，要继承和发扬祖国医学，这是一个重要问题。在学习中，必须具有坚定不移的信心，刻苦钻研的精神，才能融会贯通，得心应手。所以说："医乃人之司命，非志士而莫为"。

2. 针灸疗法，能够治愈疾病，是贯穿了整个中医学的基本理论，尤其和经络学说有不可分割的关系。经络是人体内的一种精致微妙的功能和通路，内通脏腑，外达体表，起着紧密的联系作用。当人体发生疾病时，针灸通过了经穴，疏调营卫气血，而恢复经络的正常功能，这里面包含着许多深远的理论内容。学习针灸，不但要精通这些理论，作为指导实践的准绳，同时还要熟练掌握操作手法，和掌握实际的临床经验。因此，在学习过程中，一定要按照步骤，循序渐进，并接受专家的指导，才不致茫无头绪，即所谓"针乃理之渊微，须至人之指教"的意思。至人，指学识经验都很高深的人而言。

3. 针灸的疗效，主要是取决于辨证识病和处方选穴的是否正确。因为中医治病的特点，是辨证论治，通过望、闻、问、切四诊，来辨别疾病的阴阳、寒热、表里、虚实，以求其病源和性质，然后立法处方进行治疗。针灸疗法，不但也要通过这样的步骤和方法，同时还必须着重从经络分部主病的理论方面，认识它对人体生理及病理机转的影响，并领会它与诊断和治病的关系，从症状表现中去辨别、分析其发病的主因，从而决定宜补宜泻、或针或灸等方法，自可运用自如。所以本条特别指出，在治疗过程中必须"先究其病源"，也就是这个意思。



4. 所谓"先究其病源，后攻其穴道"，攻，是钻研的意思。也就是说，除了首先掌握辨证论治的规律之外，由于针灸是通过体表的穴位来进行治疗的，所以要获得满意的效果，还必须从经络学说的基础上，进一步研究经穴的意义及其特性，和它对经络、脏腑、气血、营卫的各种影响。对于每一个经穴的详细位置和主治作用，某穴可治某些病症，应用单穴有效，或几个穴位合用有效，也都必须具体了解，熟记在心。同时再锻炼指力，适当地运用补泻手法，结合临床经验，这样对于针灸的适应证，自可发挥高度的疗能，即所谓“随手见功，应针取效”。不但如此，如能掌握针灸处方的规律，和配穴、取穴的纲要，在这些规律与纲要中，再进一步去体验针灸治病的原理，深入钻研，达到融会贯通，也就会不断产生奇效了，即所谓“方知玄里之玄，始达妙中之妙”。玄，指深奥的意思。

《百症赋》的主要内容，就是从多种多样的病症中，指出处方取穴的规律，虽还不足称为全面地介绍，但举一反三，也可作为治疗的准则，来灵活运用了。所以本篇在结语中，也特别说明，“此篇不尽，略举其要”，意即在此。

## 《百症赋》辨证取穴表

头面五官疾患

头风——囟会、玉枕

偏头痛——悬颅、颔厌

头痛——强间、丰隆

面肿虚浮——水沟、前顶

面上虫行——迎香

目眩——支正、飞扬

目黄——阳纲、胆俞

胬肉攀睛——少泽、肝俞

泪出——头临泣、头维

目中漠漠——攒竹、三间

目视䀮䀮——养老、天柱

雀目肝气——睛明、行间

目瞤动——颧髎、大迎

耳聋气闭——听会、翳风

耳内蝉鸣——听会

鼻衄血——天府、合谷

鼻内无闻——通天

鼻痔——龈交

口㖞——颊车、地仓

唇㖞——太冲

颔肿口噤——阳谷、侠溪

舌干口燥——复溜

舌下肿痛——廉泉、中冲

舌缓不语——哑门、关冲

失音嗫嚅——天鼎、间使

牙疼——耳门、丝竹空

齿疼——承浆

咽喉头项肩背疾患

喉痛——液门、鱼际

瘿气（颈瘤）——浮白

瘰疬——五里、臂臑

脊强——水道、筋缩

背连腰痛——白环俞、委中



胸腹疾患

胸中苦闷——建里、内关

心下悲凄——听宫、脾俞

胸胁支满——章门

膈痛饮蓄——膻中、巨阙

胸满噎塞——中府、意舍

胸膈停留瘀血——肾俞、巨髎

胸满项强——神藏、璇玑

胁肋疼痛——气户、华盖

腋肿——委阳、天池

腹内肠鸣——下脘、陷谷

胃冷食不化——魂门、胃俞

水肿脐盈——阴陵泉、水分

四肢疾患

两臂顽麻——少海、手三里

半身不遂——阳陵泉、曲池

腿疼——后溪、环跳

转筋——金门、丘墟

妇女小儿疾患

经事改常——地机、血海

少气漏血——交信、合阳

带下产崩——冲门、气冲

月潮违限——天枢、水泉

无子——阴交、石关

小儿脐风——然谷

小儿反张悲哭——关冲、大横

诸风伤寒及热病

痉病——颅息

项强恶风——束骨、天柱

项强伤寒——温溜、期门

寒栗恶寒——二间、阴郄

寒疟——商阳、太溪

厥寒厥热——涌泉

湿寒湿热——下髎

热病汗不出——大都、经渠

发热——少冲、曲池

岁热时行——陶道、肺俞

诸虚劳损疾患

痨瘵传尸——魄户、膏肓

咳嗽连声——肺俞、天突

惊悸怔忡——阳交、解溪

倦言嗜卧——通里、大钟

盗汗——阴郄、后溪

烦心呕吐——幽门、玉堂

血虚口渴——少商、曲泽

脾虚谷不消——脾俞、膀胱俞

疝痔及大小便疾患

寒疝——大敦、照海

小便赤涩——兑端、小海

白浊遗精——三阴交、气海

五淋久积——肓俞、横骨

痔瘤——商丘

脱肛——百会、尾翳

大肠不收——外丘

肠风新下血——长强、承山

积痢——中脘

癫狂及痫病

癫狂——后溪

发狂奔走——上脘、神门

癫疾——身柱、本神

风痫——神道、心俞

其他内外科疾患

黄疸——后溪、劳宫

中邪霍乱——阴谷、足三里

梦魇不安——厉兑、隐白

消渴肾竭——行间、涌泉

瘾风——肩髃、阳溪

痒疾疼多——至阴、屋翳

乳痈——肩井

痃癖——冲门、血海

# 五、四总穴歌

**简介** 本篇重点地提供了四个特效穴位，这是历代医家在长期临床实践中的经验总结。称它为四总穴，主要是说明在体表的几百个孔穴中，这四个穴位的治疗范围，都很广泛，不但具有全身性的主治功能，同时对于头项、面口、肚腹、腰背等部所出现的多种多样的症状，不论是虚、实、寒、热，发作的急暴与缓慢，如将它按部分类，总而为一，这四个要穴，便可以分别来担当统治该部一切疾患的任务，高度发挥其扶正祛邪的疗能，而起着决定性的作用。本篇将四穴编成了简短的歌诀，既表示了它的重要性，又便于临床实用，所以称它为四总穴歌。

**肚腹三里留，腰背委中求，头项寻列缺，面口合谷收。**

足三里、委中在下肢部，列缺、合谷在上肢部，确是人体的四大要穴，可适用于治疗全身诸病，是临床上公认为疗效很高的穴位。用它来分别主治头、面、腹、背部的疾患，其实也是包括了多种多样的病变而言。四穴能有这样的功效，不但与经络系统有着不可分割的关系，说明如有病症出现在某经的循行部位或脏腑时，可以循经取穴去进行治疗，而且也证明了，在肘、膝关节以下的穴位，除可治局部及邻近部的病症之外，特别具有远达头面、躯干的主治作用。为了易于了解循经取穴的意义，兹根据历代针灸文献，将四穴有关头面、腹背方面的适应证及其与经络的关系，临床上如何去掌握运用等等，择要分述如下：

1. “肚腹三里留”的临床实用价值　足三里的部位，在下腿外侧的前上部，胫腓两骨间的下方，胫骨前肌和伸趾长肌起始部之间，是足阳明胃经的合穴。阳经的合穴属土，胃经亦属土，故称为土经中的土穴，有统治一切脾胃疾患的重要作用。也就是说，不论哪一种肚腹病，凡有关肠胃失调，运化失职，以及在上、中、下三焦部分属于虚实寒热等各种病变，几乎都可以包括在它的主治范畴之内。这种卓越的疗效，远在《内经》中就已记载得很多。例如《素问·水热穴论》所说："气街（即气冲的别名）三里巨虚上下廉（俱系双穴）此八者，以泻胃中之热也。"《灵枢经·邪气脏腑病形》篇曰："胃病者，腹䐜胀，胃脘当心而痛，上肢两胁膈咽不通，食饮不下，取之三里也。"又《灵枢经·卫气失常》篇曰："卫气之留于腹中，蓄积不行，菀蕴不得常所，使人支胁胃中满，喘呼逆息者……积于腹中者，下取之……泻三里与气街。"又《灵枢经·五邪》篇曰："邪在脾肾，则病肌肉痛，阳气有余，阴气不足，则热中善饥；阳气不足，阴气有余，则寒中肠鸣腹痛；阴阳俱有余，若俱不足，则有寒有热，皆调于三里。"又《灵枢经·五乱》篇曰："气乱于肠胃，则为霍乱……取之足太阴阳明，不下者取之三里。"而在历代针灸文献中，对于足三里善治肚腹病的记载，更是不胜枚举，例如《甲乙经》所说："五脏六腑之胀，皆取三里。""肠中寒，胀满善噫，恶闻食臭，胃气不足，肠鸣腹痛泄，食不化，心下腹，腹热，身烦，少腹坚，头痛胫股腹痛，消中，善呕，三里主之。"《千金方》曰："三里、内庭治肚腹病妙。"《神农经》曰："三里治心腹胀满，痃癖气块，吐血，腹内诸疾，五劳七伤。"《杂病穴法歌》曰："泄泻肚腹诸般疾，三里、内庭功无比。"综上所举文献的记载，仅从这一些资料中，已可充分说明足三里穴对于肚腹病的治疗范围，是非常广泛的了。



足三里位于下腿部，用它治疗肚腹病，为什么能有这样显著的效果呢？主要就是根据经络系统、循经取穴的一种疗法。因为足阳明胃经是自头至足地分布着，其中有一条支脉循喉咙入缺盆，下横膈膜，深入腹腔，连属于胃，并绕络于脾脏。它的直行经脉是从缺盆处向下行乳房的内边，经上腹部下行挟脐孔的两侧，再直下行下腹部以到腹股沟窝内的气街部。又有一条支脉，从胃的下口幽门部经腹腔内部，也是下行至气街部，与前从缺盆穴浮出皮肉在胸壁和腹壁直行的一条支脉内外相会地合并；会合以后，斜向下行，经大腿前方的髀关、伏兔等穴处，直下至膝盖部，过膝直下，循胫骨的前外侧，在膝下三寸就是足三里穴的所在。由此可见，足三里穴所能主治的肚腹疾患，其实，也就是出现在胃经循行所过之处的证候。从经络所通的作用上，就不难理解“肚腹三里留”的意义。而在临床实践中，针刺足三里时，一般痠麻胀的感觉，循着经脉的走向，大都能够下行传导至跖部的趾头。但也有很多病例，在足三里进针后，针刺感应，能顺着胃经分布的径路，上行至腹部而达缺盆。这种例子，常可以遇到，像这样能使针感直达病所，对于肠胃及各种肚腹疾患，当然就更可获得满意的疗效了。

不但如此，据科学试验的证明，例如张纯亮等医师报道（《中华医学杂志》，1956 年 6 月号），针刺足三里、合谷等穴，能使胃的蠕动发生改变。研究是在对患者作钡粥透视的情况下进行的。通过 150 多人次的试验观察，证实了针刺后引起胃肠活动变化的性质：在一般情况下，足三里使蠕动增强，合谷使蠕动减弱，运用适当的手法，并可使蠕动强而多者改变为弱而少，弱而少者可改变为强而多。像这样的临床观察和研究，也就给足三里调整胃肠及肚腹疾患的作用，有力地提供了科学的论据。因此，对于“肚腹三里留”的取穴原则，更显出了它的实用价值。至于足三里穴治疗范围的广泛，对虚证实证，或针或灸，皆可适用。它不仅能治肚腹疾患，并且能治心脏病、半身不遂、癔病，甚至还有定喘降痰、搜风祛湿、发汗解热、理气补虚、行瘀止血，以及镇静止痛等等作用，可称为百病皆治，因不在本文讨论范围之内，故不赘述。



2.“腰背委中求”的原理及其适应证　委中，别名郄中、血郄。它位于膝腘窝的正中，是足太阳膀胱经的合穴。膀胱经的循行，自头至足，其中直行的经脉，挟行于脊柱的两旁，直达腰部，并沿膂内深入内腔，联络肾脏，再入属膀胱部；又从腰部分出一支脉，挟脊柱穿过臀部，直下入膝弯的腘窝中（即委中穴的所在）。另有一条支脉，经过肩胛，挟脊柱，下行过髀枢部，沿大腿外侧后缘，向下行，与前一支脉会合于膝弯内，由此下行，终于小指外侧的尖端。在膝腘窝的委中穴，因属从腰背而来的两条支脉的会合之处，所以它能够成为治疗腰背病的要穴，这也就是“腰背委中求”的由来。

委中治疗腰背病的特效，早在《内经》中就有很多的记载，例如《素问·刺腰痛论》所说：“足太阳脉，令人腰痛，引项脊尻背如重状，刺其郄中（即委中之别名），太阳正经出血，春无见血。”“腰痛侠脊而痛至头，几几然，目䀮䀮，欲僵仆，刺足太阳郄中出血。”又《素问·刺疟》篇曰：“足太阳之疟，令人腰痛头重，寒从背起，先寒后热，熇熇暍暍然，热止汗出难已，刺郄中出血。”在《灵枢经·终始》篇也说：“病在腰者取之腘。”又《灵枢经·杂病》篇曰：“厥挟脊而痛至顶，头沉沉然，目䀮䀮然，腰脊强，取足太阳腘中血络。”又《灵枢经·热病》篇曰：“风痉身反折，先取足太阳及腘中，及血络出血。”这都是根据膀胱经循行部位上所出现的病变，在委中附近的静脉上点刺放血的疗法。而在历代针灸文献中，对于委中穴，善治腰背疾患的记载，更是不胜枚举。例如《甲乙经》所说：“热病挟脊痛，委中主之。”“癫疾反折，委中主之。”《铜人腧穴针灸图经》曰：“委中治腰挟脊沉沉然，遗溺，腰重不能举体，风痹髀枢痛，可出血痼疹皆愈。”《丹溪心法》曰：“腰曲不得伸，针委中出血立愈。”《席弘赋》曰：“委中专治腰间痛”。《灵光赋》曰：“五般腰痛委中安”。综上所举的文献中，说明委中穴对于腰背病的功效，在几千年来，古人早就对它有了明确的认识，直到现在，临床上治疗腰背病，也无不公认它是一个不可少的要穴。

“腰背委中求”，要获得满意的疗效，其实还必须掌握病因。因为腰背痛的原因很多，一般地说，可分为外感、内伤，属虚属实两类。如外感风寒湿邪，凝结经络，致气血不和者属实。它的特征是：起于猝暴，腰部剧烈痠痛，俯仰则痛更甚，卧时亦难以转侧，较重者痛势可延及髀腿，行步困难，每遇天阴，则痠痛加剧，局部常感寒冷。至于腰痛因肾脏精气虚耗，不能荣养筋脉所致者属虚。它的主要症状是：病程进展缓慢，隐隐作痛，绵绵不已，遇劳则痛势加重，腰腿痠软无力，精神委顿。在治疗方面，虚证大多偏重在局部取穴，以补肾培元；采用补的针法，或专以灸治为主。实证则偏重于循经取穴，利用远导针法，通经脉、调气血，并以泻的手法为主。由于委中是一个禁灸穴，并特别具有泄热开郁、化气散滞的功效，所以委中穴治疗腰背病，对属于实证者最为适宜。至于在委中穴附近静脉泻血，来缓解腰背痛的疗法，更只是适用于火热、风邪、气结、瘀血，和一切壅闭有余的实证之类。例如一般积有瘀血的挫闪性腰痛，在委中放血之后，往往即因此消除疼痛，这就是它能行瘀通络的缘故。这种泻血法，对虚证是绝对不适宜的，正如《类经图翼》所说：“委中治腰脊背痛，半身不遂，凡肾与膀胱实而腰痛者，刺出血妙，虚者不宜刺，慎之。”凡此种种，也都是治疗腰背病时，取用委中穴所应有的知识。



3. “头项寻列缺”的主治纲要　列缺，在前臂桡侧的下端，桡骨茎状突起之直上部，是手太阴肺经的络穴。所谓“头项寻列缺”的疗法，从肺经自胸至手的循行通路来说并没有直接上至头项，但为什么可以治疗头项病呢？主要就是因肺与大肠相表里，肺经有一条支脉，是从手腕后分出，由列缺穴直下，向食指内廉，直出食指的尖端，与手阳明大肠经相衔接。大肠经的循行，自手至头，列缺因属络穴，联络着表里二经，通过阳经的配偶关系，它的疗效贯通阴阳之气，也就同样能够影响到头面颈项部了。另一方面，肺主一身之皮毛，与肌表皮肤有着密切的关联。当人体感受外邪时，开始必先在体表部发病，头项强痛的症状也就是这种外感病的主症之一。例如张仲景《伤寒论》叙述伤寒太阳病的证候说："太阳之为病，脉浮，头项强痛而恶寒。"这就是风寒外邪初犯肌表所出现的表证。邪入肌表，血液滞涩，致有头项强痛的现象。对于这种表证，一般都适宜在大肠经取穴，这主要就是肌表皮肤为肺脏所主，大肠与肺有表里关系的缘故。从相互配偶的作用上，利用大肠经上达头面的循行通路，以解表疏卫、宣导气血，头项强痛现象亦可随之消失。列缺因兼通肺与大肠，为联络二经的络穴；所以用它治疗这一类头项强痛的病症，就更可显出它的功效了。又如临床上常用的原络配穴法，对属于手阳明大肠经的头面疼痛的症状，取大肠经原穴合谷，再配合肺经的络穴列缺，往往能有捷效。这也就是突出了表里阴阳配偶的作用。

在历代针灸文献中，关于列缺穴能治头项病的记载，亦颇不少，大多也偏重在疏风解表退热之用。例如《甲乙经》所说："疟热盛，列缺主之。"《类经图翼》曰："列缺主偏风，口眼㖞斜，口噤不开，痎疟寒热，烦躁咳嗽，惊痫善笑，妄言妄见。"《肘后歌》曰："或患伤寒热未收，牙关风壅药难投，项强反张目直视，金针用意列缺求"《杂病穴法歌》曰："偏正头痛左右针，列缺太渊不用补。"《席弘赋》曰："列缺头痛及偏正"。《灵光赋》曰："偏正头疼泻列缺"。《兰江赋》曰："头部须还寻列缺，痰涎壅塞及咽喉。"诸如此例，都是说明列缺穴对于头项病的卓效。另一方面，因络穴还有一种特点，当经脉之气实的时候，该处会表现出肿硬或隆起的现象；虚的时候，有时反会陷下；仔细按摩经脉，很易辨别，可作为辨别病情虚实的参考。这也可见络穴在诊断和治疗上的特殊作用了。

列缺因兼通表里二经的阴阳之气，所以对虚证、实证都可以适用。在《灵枢经·经脉》篇中，对于十五络脉因邪气盛而实，或正气衰而虚所出现的病变，也曾明确地指出，其中关于列缺穴方面的："手太阴之别名曰列缺，起于腕上分间，并太阴之经，直入掌中，散入于鱼际，其病实，则手锐掌热（手腕上的锐骨部与手掌发热）；虚则欠款(张口呵欠)，小便遗数，取之去腕半寸（今作寸半）别走阳明也。"由此可见，取用列缺穴，首先可从它的特有见症上作为参考，来辨别病情的虚实；对实证用泻法，虚证用补法，阳气不足而脉陷不起的就用灸法。用它来治疗头项病，由于本病的原因很多，也不妨根据这种辨虚实的原则，或针或灸，灵活运用，也就相应地能够获得一定的疗效。但在本穴进针时，应该注意：针尖须向肘部微斜刺入，针二至三分，不可深刺；灸则以三至五壮为宜，或采用艾条灸五至十余分钟亦可。

4．"面口合谷收"的作用及注意事项　合谷在第一、第二掌骨接合部之上端，是手阳明大肠经的原穴。大肠经的分布，自手至头，它的一条支脉，从缺盆处分出，上走颈部，通过颊部，走入下齿龈部，又回出绕于口唇，从人中处相交叉，左脉向右，右脉向左，挟行于鼻孔的两侧，由此和分布于面部挟口环唇的足阳明胃经相衔接。同时据《灵枢经·经筋》篇的记载，大肠经有一条经筋，也是起于大指侧的次指之端，结于腕部，沿前臂、肘外、臑部，上达于头面，其中直行的从肩髃部上行至颈，分出一支，上行颊部，结于顴骨内侧部；而直行的筋，又上出于手太阳经筋之前方，上左额角，络于头部，再下右侧颌部。由此可见，大肠经及其经筋的分布，都要经过面口各部，所以"面口合谷收"的作用，也就不难理解了。



合谷穴主治面口疾患，从它被公认的疗效来说，其实就是包括了头面五官及唇齿方面的各种病变，这些病大多出现在手阳明大肠经的循行所过之处，所以需要采用循经取穴的疗法。例如《灵枢经·杂病》篇所指出的："齿痛恶清饮，取手阳明；聋而痛者，取手阳明；颇痛（指面部与颌下）刺手阳明。"而在《灵枢经·经脉》篇中更是将齿痛、颈肿、目黄、口干、鼽衄、喉痹等症，明确地列为大肠经的"是动"及"所生病"。

合谷因属该经的原穴，所以这些病症，也都包括在它的主治范畴之内了。正如《甲乙经》所说："唇吻不收，聋，耳中不通，齿龋痛，合谷主之。"《铜人腧穴针灸图经》曰："合谷治目视不明、头痛、齿龋、喉痹、痿躄面肿、唇吻不收、瘖不能言、口噤不开。"《景岳全书》曰："合谷治阳明热郁、赤肿翳障，或迎风流泪，灸七壮，大抵目疾多宜灸此，永不再发也，亦可针。"《杂病穴法歌》曰："头面耳目口鼻病，曲池、合谷为之主。"这都是说明，合谷穴治疗头面五官疾患，特别具有疏风开郁、消肿止痛的功效。不但如此，取合谷穴治疗口唇方面的病变，尤有奇效。例如《得效方》所说："唇紧不能开，宜灸手虎口穴（即合谷穴之别名），男左女右。"《肘后歌》曰："口噤眼合药不下，合谷一针效甚奇。"《针灸大成》还指出它有治疗面疔的特效说："疔疮生面上与口角，灸合谷甚效。"至于合谷穴治疗齿痛，更是临床上屡试不爽的事实，《针法穴道记》对此曾有较详细的叙述："火牙痛，针合谷穴，俗名虎口，浅者五分余，深者七八分，至深不过一寸，不许见血，须行针三四分钟，方可起针，轻证针此，病即如失，不必更针他穴，男先左手，女先右手。"综上所述的许多治绩，在临床实践中，素为众所公认。因此，合谷穴是治疗头面五官疾患的重要穴位，也是毫无疑义的了。



取用合谷穴时，在操作过程中，也有几点是应该特别注意的。因为合谷穴在手部的一般穴位之中，它的针刺感应比较强，往往在进针后略行捻转，就会产生痠胀的感觉，向上下扩散，所以对于初诊及虚弱患者，不但宜轻针浅刺，达到痠胀感即止，留针时间，亦不可过久，并适宜采用卧式，以避免发生晕针。其次，凡身体壮实者，出现在头面五官肘臂部的疼痛性疾患，以及其他属实属热的病症之类，针刺合谷穴，虽宜采用泻法，提插捻转的手法亦宜较重，但往往在针刺后，患者会发生两手沉重、指掌无力握物等后遗感，不妨在事先与患者说明，以消除不必要的忧虑。同时因合谷穴的部位，下有桡骨动脉分支，在针刺时，当注意避免刺破血管，否则就会造成血肿的不良后果。另一方面，对于孕妇，一般都禁针合谷穴，正如《铜人腧穴针灸图经》所说："妇人妊娠不可刺之，损胎气。"《神应经》也说："孕妇不宜针"。这种警戒，确亦不可漠视，非在必要时，总以避免针刺为妥。

# 六、行针指要歌

**简介** 本篇是择要指出辨证论治与配穴处方的原则，说明在进行针灸治疗的过程中，既要明确各穴的主治作用，尤要掌握病情，适当地选取对症的穴位，配合成方，才能获得一定的疗效。但疾病的种类繁多，每一穴也各有其不同的性质，并包括了较为广泛的主治症，故要从少数的有效穴中，来应付许多复杂的病变：特别是对于某些主要穴位配合应用而能发生特殊作用的处方，必须有所认识。这样运用在临床上，也就可以丝丝入扣，恰中病机。本篇就是由博而约，化繁为简，指出了一部分常用的要穴，由于其中都是进行针灸治疗时配穴处方的准则，故称为行针指要歌。



**或针风，先向风府百会中。**

风的范围很广，它既可代表致病的因素，又可用作代表某些临床的症状。病因方面，指因风而致病的，可分为内外两类。如外感风邪侵入体表，阻碍了营卫气血的正常运行，发生恶风、自汗、发热等现象，属于外感所致的疾病，称为外风。另有不属外因范围的，如痰火热盛，血虚风动，出现昏厥、惊搐、晕眩、麻木、口眼㖞斜、角弓反张等症状，属于风从内生的，称为内风。至于临床症状可以用风来代表的，更是不胜枚举。因为风的特性是流动的，善行而数变，来得快，去得速，所以凡有关发作急骤的病症，如猝暴中风、风痫、骤然发生的风疹之类，都属于风病。另有以游走不定为特征者，如在上下左右窜痛不定的行痹，腹中窜鸣而痛的腹泻之类。又有动摇而不安静的病症，如肝风所表现的搐搦、颤动之类。像这些具有风的特性的各种症状，统可称为风病。

在治疗方面，虽应根据各个不同的病因性质，辨证论治，但由于风性轻扬，风病大多表现于头部的症状，正如《内经》所说，“伤于风者上先受之”，因此，治这类风病，也偏重在头部取穴。头为诸阳之会，督脉尤有总督一身之阳的作用，所以取用督脉在头部的风府、百会二穴，不论是治外感或内风，都是在局部疗法中不可少的有效穴，即所谓“或针风，先向风府百会中”的意思。

风府的部位，在项窝上端，后头结节的下方，是督脉、足太阳膀胱经和阳维脉三脉的会穴。称它为风府，是形容它是风的聚藏之处，也就是具有统治各种风病的卓效而得名的。所以它的主治范围很广，轻证如伤风、感冒、头痛眩晕等，重证如中风舌缓、暴喑不语、项强目反视、半身不遂等症，都可用它来作为疏散头部风邪，以及清热、宣窍、开郁的主要穴。但因它属于禁灸的穴位，一般仅适宜于实证之类。仅就治风而言，取用该穴，是不宜于深刺的。对于以灸治为主的虚证，也就更是不适用了。百会，在颅顶中央，是督脉、足太阳膀胱经、足少阳胆经、手少阳三焦经和足厥阴肝经五脉的会穴，所以它的别名，亦称三阳五会，是回阳九针穴之一。从经络系统上，它的疗效可以贯通肝、胆、膀胱、三焦各经，所以它能够成为主治一切风病的要穴，包括中风、口噤不开、风痫、尸厥、头风头痛、恍惚无力、目眩鼻塞等症，具有祛风苏脑、平肝开窍等功效。对于发作猝暴的中风症，在该穴施行泻法，可以清泻诸阳气火的上亢。如属于血脱气散的虚证，在该穴施灸，也可有提举一身之气，升下陷之清阳的显著效果。所以不论是属虚属实的各种风病，只要掌握虚补实泻的原则，皆可适用。



**或针水，水分侠脐上边取。**

“侠脐上边取”的意思，是指任脉水分穴的部位，在脐上一寸之处，与脐下一寸的阴交穴，分挟于脐眼的上下（侠，与挟、夹通），也就是在任脉从脐上行于腹上部的一段中，水分是与脐眼最贴近的一个穴位。

取水分穴治疗水病，确是常用的特效穴位，所谓水，就是指由于水气积聚而引起的水肿病之类。本病的特征，在《内经》中记载很多，例如《素问·平人气象论》所说："颈脉动喘疾咳，曰水，目内微肿，如卧蚕起之状，曰水，足胫肿曰水。"而在《灵枢经·水胀》对全身症状更有具体的描述："水始起也，目窠上微肿，如新卧起之状，其颈脉动时咳，阴股间寒，足胫肿，腹乃大，其水已成矣，以手按其腹，随手而起，如裹水之状，此其候也。"此外，在《内经》的其他各篇中，还有记载着风水、涌水、石水等名称，及其不同的病因与症状，不胜枚举。

至于治疗水病的大法，总的来说，主要是根据《金匮要略》所指出的："诸有水者，腰以下肿当利小便，腰以上肿当发汗乃愈。"取用在脐上的水分穴来治疗本病，也就是以通利小便、宣泄水液为目的的一种有效疗法。临床实践证明，一般对于水湿内停，腹大脐盈的水肿病，从局部疗法中，在该穴连续施灸数十壮，温补脾阳，加强运化水湿的功能，往往可因此迅速促使小便畅通，而获得泄水消肿的疗效。可是应该特别注意的，水分穴虽是治疗一切水病的要穴，但治水肿时，仅宜灸治，绝对不宜针刺，《铜人腧穴针灸图经》对这一点更郑重地提出警戒说："水分穴治患水肿者禁针，针之水尽即死。"这也确是临床上不可漠视的问题。



**或针结，针着大肠泄水穴。**

结，是病邪蕴结在经脉中，阻碍了气血运行的现象。结病发作的部位，颇不一致，它所表现的症状，也是多种多样的。《素问·阴阳别论》对于一般结病曾明确地指出："结阳者肿四肢；结阴者便血一升，再结二升，三结三升；阴阳结斜，多阴少阳（斜与邪通，指阴经阳经都结有病邪，而阴经多于阳经）曰石水，少腹肿；二阳结，谓之消（二阳就是阳明，即病邪结于手阳明大肠经和足阳明胃经，而发生消渴善饥的病）；三阳结，谓之膈（三阳，就是太阳，即病邪结于手太阳小肠经和足太阳膀胱经，而发生下不通、上不运的膈塞症）；三阴结，谓之水（三阴，就是太阴，即病邪结于手太阴肺经和足太阴脾经，而发生水肿的病）；一阴一阳结，谓之喉痹（一阴，就是厥阴，一阳，就是少阳，也就是邪结于手足厥阴的心包络与肝经，手足少阳的三焦与胆经，致生喉痹）。”本条所谓“或针结，针着大肠泄水穴”，就是泛指上述许多结病，包括四肢肿、便血、少腹肿满的石水病、消渴、膈塞、水肿、喉痹等症，可以由两个穴位来担当主要的治疗任务。所谓“针着大肠泄水穴”的意思，表面看来，虽没有明确地指出穴名，其实这是古人一语双关的笔法，将大肠二字活用，两个穴名，就显而可见了。一是指足太阳膀胱经的大肠俞，一是指手阳明大肠经的荥水穴二间。也就是说，针刺大肠俞，再泻二间穴，就可以适用于治疗许多结病了。

大肠俞的部位，在第四、第五腰椎横突起间，脊柱之外方一寸五分之处，是大肠的精气转输、聚结于体表的所在，也是主治一切肠病的必需穴。《千金方》说：“大肠俞主风，腹中雷鸣，肠澼，泄利，食不消化，小肠绞痛，大小便难，不能饮食，腹中气胀引脊痛，食饮多而身羸瘦。”由此可见，针刺大肠俞来治疗结病中的便血、石水、少腹肿、消渴善饥、食饮多而身羸瘦，以及属于膈塞的不能饮食等症，都是包括在它的主治范围之内，而能发挥疏调肠胃、宣导气血的重要作用。又在《外台秘要》中，亦指出了大肠俞是与大肠经有着密切的联系的，对该经所主津液发生的病变，如目黄、口干、鼽衄、喉痹等症，亦可用以治疗。这也就是大肠俞能治一阴一阳结而生喉痹的明证。至于二间穴的部位，在食指本节前内侧陷中，是手阳明大肠经的荥穴；阳经的荥穴属水，所以它也称为大肠经的水穴；大肠为阳明燥金，二间穴属水，水为金所生，亦称为该经的子穴。实者泻其子，凡有关大肠经的各种实证，都可以针泻二间穴，而具有特殊的功效。它的主治症，《类经图翼》曾明白地说："二间主颔肿喉痹，肩背臑痛，鼽衄齿痛，目黄口干，口眼㖞斜，饮食不通，振寒伤寒水结。"这些也大多是大肠经的循行通路上所出现的病变。因此，治结病中的喉痹及膈塞之类，它就特别成为不可少的要穴。同时，因二间还有发汗的作用，所以对于结病中的水肿之类，如需要采用发汗的疗法时，针泻二间穴，也可以疏通腠理，宣泄水液，而获得消肿的疗效了。

**或针劳，须向膏肓及百劳**。

劳，是一种慢性疾患，多数由虚损积渐而成。一般地说，病久体羸叫做虚，久虚不复叫做损，损极不复叫做劳。而劳病的症状，是相当复杂的，古人将它归纳起来，有心劳、肝劳、脾劳、肺劳、肾劳等五劳的名称，但总不外是阴阳气血方面的病变。辨证的原则，凡有怯寒少气、自汗喘促、食减无味、泛吐作胀、小便频数清长、大便泄泻等证候，属于阳虚；如怔忡盗汗、干欬吐血、经闭骨蒸等证候，属于阴虚。而阳虚与气虚，阴虚与血虚的症状，基本上大致是相同的。治疗方面，则有多种多样的方法，并不单限于滋补而已。所谓"或针劳，须向膏肓及百劳"的疗法，就是偏重于补虚益气与清火除烦相结合的有效配穴法。



膏肓，在第四、第五胸椎间外开三寸，第四肋间，属于足太阳膀胱经。当久病不愈而表现出身体羸弱消瘦的状态时，最适宜取用膏肓俞，在该穴施灸，可以扶阳固卫，济阴安营，调和全身气血，促进营养，而获得恢复强壮的功效。所以它是主治各种虚劳症，以及一切慢性疾患的必需穴。正如《千金方》所说："膏肓穴无所不治"。《类经图翼》更是指出了它能主治虚羸瘦损、五劳七伤诸病，以及梦遗失精，上气咳逆，痰火发狂，健忘，胎前产后，百病无所不疗。由此就不难了解膏肓俞对于虚劳症的治疗范围，确是非常广泛的。

百劳，即督脉大椎穴的别名，位于第七颈椎与第一胸椎棘状突起间，是手太阳小肠经、手阳明大肠经、手少阳三焦经、足太阳膀胱经、足阳明胃经、足少阳胆经和督脉等七脉的会穴。它的疗效，可以通达手足各阳经，既能泻阳火的有余，又能泄胸中之热，是主治一切烦热、五劳七伤、痞疾、肺胀满、呕吐上气、项强、背膊拘急等症的有效穴。用它来治疗虚劳症，由于本病中的阴分火盛者，必有发热的现象，内热则迫液外泄，亦为盗汗的主因，所以针泻大椎穴，不但最适宜于一般有着热象的虚劳症，尤其是对于骨蒸、潮热、盗汗、喘促、泛吐作胀等现象，更有清热除烦、益气固表、止吐消胀的显著功效。将它称为治劳症的必需穴，其主要作用，亦即在此。不过针泻大椎穴时，最好要使痠重感觉向下传达至腰椎处，并置针十分钟，则效力尤为显著。至于取膏肓俞治疗虚劳症，对阴虚的患者，在潮热、盗汗现象未消除前，可采用补的针法，不宜灸熨；对阳虚证，则当以灸治为主。但同时须加灸足三里，引火下行，以免发生火郁于上的不良后果。



**或针虚，气海丹田委中奇**。

气海，在脐下一寸五分之处，属于任脉，为男子生气之海，也是主治一切气病的要穴，凡脏虚气惫，真气不足，久疾不瘥的虚证，都必须取用此穴，具有总调下焦气机的特殊功效。

丹田，即任脉关元穴的别名，在脐下三寸，约在腹下部的中央，是任脉、足太阴脾经、足少阴肾经和足厥阴肝经四脉的会穴，也是小肠的募穴。名为关元，不但说明了该穴为人身的元气之根，且又是三焦之气所从出的部位。《类经图翼》对它的重要作用曾明白地指出："此穴当人身上下四旁之中，故又名大中极，乃男子藏精，女子蓄血之处。"所以治疗诸虚百损，它常是不可少的要穴。

委中，位于膝腘窝横纹中央，是足太阳膀胱经的合穴，主泄四肢之热，也是治疗腰脊背痛的特效穴。所谓“或针虚，气海丹田委中奇”的配穴法，从三穴的治疗作用来说，这里所指的虚证，主要就是气虚阳衰，真阴亏损的病症之类。症状是多种多样的，病程也较为长久，例如一般阳虚气弱的患者，多有倦怠懒动，动则气喘的现象。由于肾阳虚，精气不能摄纳，每有滑泄精冷、阳痿不举，或腰腿觉冷、两足痿弱，甚至因不能运化水气，会发生小便不利、浮肿身重、腹部胀满，或鸡鸣泄泻等症状。至于肾阴不足的患者，不但会发生遗精、腰痛，有时因肾虚影响到其他脏腑，也会导致肝火亢盛，心火上炎，火刑肺金，而出现阴亏火旺的各种症状。取气海、关元二穴相配合，对这一类虚证，也就是一种治本的疗法。在气海穴施灸，既可益气固精，补肾培元，治下元的虚衰，又能鼓动气机，使中气和畅，升降复其常度，而获得平喘降气，补虚益损的功效。同时加灸关元穴，可以壮元阳而固元气，因该穴是足三阴肝脾肾三经的会穴，更可补益三阴的虚损，平肝健脾，滋肾，达到水旺气复的目的。由于这类真阴久亏的虚证，水竭于下，火炎于上，多有腰痛身热或咽干口燥等现象，所以再配合了委中穴，通过膀胱与肾的表里关系，及经络循行直达于腰背的作用，借以缓解腰痛，清热除烦，引火归原，更能发挥相得益彰的疗效。但委中是禁灸穴，治本病亦适用针刺为主。同时因虚证的牵涉面是很广泛的，不能仅局限于见虚治虚，必要时仍当根据不同症状，酌取其他配穴，标本兼治，则收效更佳。



**或针气，膻中一穴分明记。**

气病，有广义狭义的分别。广义的气，是泛指五脏功能的病变，即《素问·举痛论》所说：“百病生于气也；怒则气上，喜则气缓，悲则气消，恐则气下，寒则气收，炅则气泄，惊则气乱，劳则气耗，思则气结。”狭义的气，是指肺部功能的病变，如《素问·六节藏象论》所指出的：“肺者气之本，魄之处也。”又病机十九条中所谓：“诸气膹郁，皆属于肺。”张景岳注：膹，喘急也；郁，痞闷也。也就是上焦的气机不利，肺失清肃，以致发生呼吸迫促、胸部闭塞的现象。“或针气，膻中一穴分明记”就是包括一切气病，尤其是偏重于肺部气机发生障碍所引起的各种病变而言。

膻中的部位，在胸骨体的中央，属于任脉，不但是任脉与脾、肾、三焦、小肠等脉的会穴，也是心包络的募穴，它的别名，叫做上气海，在全身脏腑气血筋脉骨髓具有代表性的八个会穴之中，它就是气会。凡有关上焦的气病，如喉鸣哮喘、咳逆、上气、短气、少气、膈气、心胸痛、胸膈痞满等症，都属于它的主治范畴。它具有宣肺、停喘、止咳、降气，以及加强气机、促进肺气清肃的显著功效。临床证明，一般呼吸困难的重证，在该穴针灸后，往往立刻能使呼吸均匀，喘息停止。但由于膻中穴位当枢要，所以古人将它列为禁针穴，例如《明堂灸经》就特别指出膻中禁针。《类经图翼》也说：“膻中，刺之不幸，令人夭。”这就是说明，针刺膻中穴时，针尖宜向下方沿皮刺，并须慎重操作，以免刺到胸骨内，产生严重的不良后果。因此，膻中穴治气病虽有特效，如无丰富的经验及熟练的手技，对该穴确不宜轻易针刺。在临床应用上，现大多改以灸治为主，以期妥善，也就是这个缘故（据针灸医学栏，载1958年4月号《新中医药》杂志有程绍恩医师报道针刺膻中穴的经验，颇有参考价值，兹摘录原文如下：“针刺膻中穴的操作手法，是将针垂直地刺到胸骨时，再将针柄歪斜放在皮肤上，再向下沿皮直刺五分到一寸，或者在皮下接连刺到另一个穴位：中庭穴上，使患者定然出现气息从胸部走至脐下的感觉。如不出现气息向下走的感觉，可以向上慢提针，向下紧插针，上下反复地操作刺激，定然会出现上述感觉。患者的气息就会足用和均匀”）。



**或针嗽，俞肺风门须用灸。**

风门，在第二、第三胸椎横突起间，脊柱之旁一寸五分，属于足太阳膀胱经，也是膀胱经与督脉的会穴。古人认为该处最易感受风邪，如进行针灸，亦可作为驱邪外出的主要穴位，等于是风邪出入的门户，所以称它为风门穴。它的主治症，也偏重在风病居多，如风眩头痛、伤风咳嗽、多嚏、鼻鼽衄、风劳、身热、咳逆，以及头项强、胸背痛等症，是常用的有效穴。

肺俞，在风门穴之下，亦属足太阳膀胱经，在背部的脏腑各俞穴中，它直接与肺脏相联系，内外相应，为肺脏的精气转输出入，聚结于体表的所在。当肺脏有病时，该处会出现一种压痛、坚硬、麻木的感觉，所以它是统治肺脏一切疾患的必需穴，故以肺俞穴得名。所谓“或针嗽，肺俞风门须用灸”的疗法，主要因为咳嗽的病症，不论是外感或内伤，无不与肺脏有关。肺主皮毛，外邪侵入肌表皮肤时，可以使肺气不宣而生咳嗽；肺又为五脏的华盖，如体内脏腑失调以及其他内因的刺激影响到肺脏时，在一定程度上也能发生咳嗽。所以古人常说：“肺体属金，譬如钟然，钟非叩不鸣，风寒暑湿燥火六淫之邪，自外击之则鸣，劳欲情志，饮食炙搏之火，自内攻之则亦鸣。”因此，治疗咳嗽病，根据不同的病因与症状，虽有多种多样的配穴法，但在治本疗法中，取肺俞为主穴，根据不同的病情，或针或灸，运用得当，都有良好的效果。例如一般外感咳嗽，属于伤寒者用灸法，伤风者则针刺，即可发挥疏风、散寒、宣肺、止咳的疗效。对于阴虚阳亢的内伤咳嗽，表现有干咳无痰、喉燥而痛、身体瘦削，或烦渴欲饮、鼻出热气、喉哑痰稠等症状者，取肺俞穴，当专以针法为主，借以泻火清金而止咳。另有一种脾阳不运，生湿生痰，气逆不顺的内伤咳嗽之类，则当着重在灸治，以增强肺脏的清肃之气，而达到化痰止咳的目的。

至于风门穴所主治的咳嗽症，因它有解表退热的功效，正如《类经图翼》所说：“此穴能泻一身之热，常灸之，可无痈疽疮疥之患。”同时它又是上达头项的膀胱经与督脉的会穴，从经络所通的作用上，取风门穴治疗咳嗽，一般最适宜于风寒初起，头痛鼻塞，发热恶寒，咳而不畅的外感咳嗽之类。根据外邪初犯肌表的病理，针灸风门穴，以祛风泄热，疏卫通阳，驱邪外出，热退表解之后，由此而引起的咳嗽症，往往亦迅即随之而愈。但治疗这类外感症，仍须辨明风、寒、湿邪等性质的区别，采用或针或灸的疗法，如憎寒壮热、自汗恶风、口干烦躁、鼻流清涕、欲语未竟而咳等属于风乘肺而咳者，取风门穴以针刺为主；如憎寒发热、无汗恶寒、烦躁不渴、遇寒而咳、咳则胸紧声哑等属于寒伤肺而咳者，则当以灸治为主。另有一种骨节烦疼、四肢重，或有汗、小便不利等属于湿乘肺而咳者，也适宜于灸治。诸如此例，可见风门与肺俞穴相配合，它的适用范围是很广的，治疗咳嗽症，只要掌握适宜于针刺或灸治的原则，也必能相应地获得一定的疗效了。

**或针痰，先针中脘三里间。**

痰，多由脾湿而成，有夹虚、夹食、夹暑、夹惊的不同。它的病理变化，随气升降，聚散无常；火动则生，气滞则盛，风动则涌。所以痰病的类别很多，根据不同的原因与症状，约可分为湿痰、寒痰、热痰、风痰、郁痰、食痰、酒痰、惊痰、气痰等九种。对症治疗的方法，虽亦各有不同，但不论哪一种痰病，都必需取用中脘与足三里二穴为主，这也是临床公认的有效配穴法，所谓“或针痰，先针中脘三里间”的意思，亦即在此。



中脘的部位，在脐上四寸，即脐眼与胸骨尖的中间，属于任脉，是任脉、手太阳小肠经、手少阳三焦经和足阳明胃经四脉的会穴，也是胃之募穴。不仅如此，它又是著名的八个会穴之一的腑会，所以它对于中焦脾胃方面的一切疾患，及有关六腑的病变，不论虚实寒热，都可以适应治疗。用它来主治各种痰病，就是根据痰湿是生于脾脏，聚于胃腑的病理，在该穴施行针灸，从直达病所的作用上，以发挥燥脾行气、散结软坚、化湿逐痰的疗能。对于风、热、郁以及惊痰之类，当以针法为主，可借以和中开郁，泻腑导浊，驱中焦的烦热。对于寒、湿、酒、食以及气痰之类，当以灸治为主，也有健脾调胃、温中化痰，及加强运化、增进食欲的功效。

至于足三里穴，因它是足阳明胃经的合土穴，为胃经中具有代表性的穴位（它的重要作用，可参阅前篇《四总穴歌》"肚腹三里留"的注释），用它来治疗痰病，主要是为了降逆清热，对属实属热者，针刺该穴，可以泄胃腑之热，平气化湿，涤痰通便；属虚属寒者，在该穴施行灸法，亦可使温中祛寒的作用，上达胃腑，而获得中气和畅，化痰清浊的显著功效。因此，足三里与中脘二穴相配合，从脏腑经络所通的意义上，借以培中土而扶气，对各种原因所引起的痰病，皆可适用。但胃经的络穴丰隆，也是化痰的特效穴，如同时配合应用，更可加强疗效。

**或针吐，中脘气海膻中补；翻胃吐食一般医，针中有妙少人知。**



呕吐的原因很多，如胃气虚弱，胃受寒邪，胃火上炎，肝逆犯胃，七情内郁，以及痰湿、水饮、食积阻滞使中气升降失常，都能够引起呕吐。由于胃为水谷之海，又主受纳，所以一般呕吐症，都属于胃病，为胃气上逆所致，不过在辨证方面，有虚、实、寒、热的区别而已。张洁古曾将呕吐的病因，从三焦来划分，认为上焦吐的属于气，中焦吐的属于积，下焦吐的属于寒。这种分类法，在辨证和治疗上，也有其一定的价值，所谓"或针吐，中脘气海膻中补"的上中下配穴法，它所主治的呕吐症，从其中的"补"字来说，当是指属于虚寒的呕吐之类；再从三穴的部位来说，这种配穴的原则，也就是包括了三焦部分，能够兼筹并顾、上下呼应的有效配穴法。因为属于虚寒的呕吐症，大多为脾胃阳气衰微，运化失职，腹胀而呕；或胃虚不能消谷，胸中闭塞而呕；或寒湿留滞，胃冷喜暖，不思饮食，遇寒即呕；并有四肢清冷、口不渴、食不化、时吐清水痰涎等现象。

本病的治疗，取中脘为主穴，不但因它是胃之募穴，有统治中焦一切脾胃疾患的重要作用，同时根据虚寒的病因，在该穴施灸，对于胸腹胀满、食久不化、不思饮食等症状，更有温胃理中、补虚扶正、消胀化食而止呕的显著功效。其次，在中脘穴部位的同一直线上，上取膻中，下取气海，也特别显出相得益彰的妙用。因为膻中位于胸骨体的中央，是心包络的募穴，亦称为气会，可总调上焦之气，对于呕吐症中所出现的胸膈痞闷不舒、少气困倦，或水停胸膈等症状，在该穴施灸，即可宽胸和中，使气机通畅，气化则水化，气行则呕吐自止。同时再加灸脐下的气海穴，尤可促使下焦的气机充实，升降复其常度，消除胃气上逆，而达到行气消食、化痰止吐的目的。

至于翻胃吐食的症状，主要也是胃阳虚弱，或命门火衰，不能腐熟水谷，胃失和降所致。它的特征是朝食暮吐，或暮食朝吐。在病理变化方面，宿食不化者，多由脾胃虚寒。若胸闷呕吐痰涎，食亦随出，多属胃虚夹痰；若食久反出，脉来沉迟者，为命门火衰，不能生土；若呕逆便秘者，为阳虚不能统运等等。对于这一类翻胃吐食的病变，如取用任脉的膻中、中脘、气海三穴，和前述治呕吐的配穴法一样同时施用灸法，在上焦可疏调气机，中焦则温运中阳，下焦则益火生土、补虚降逆，则同样有显著的疗效，即所谓“翻胃吐食一般医，针中（针中，即针灸疗法中）有妙少人知”。强调三穴的妙用，意即在此。

# 七、十二经子母穴补泻歌

**简介** 本篇选自《绘图针灸易学》，系清代李学川著。本歌指出了十二经在四肢肘膝以下的重要穴位；每经各二穴，共二十四穴。按照十二经所属的五行，将各穴在井、荥、输、经、合中所分配的五行相互联系起来，从五行相生的规律中，构成了子母穴的关系。根据“虚者补其母，实者泻其子”的治疗法则，凡十二经脉中的阴阳失其平衡，在某经的循行通路及其相连的脏腑，出现邪盛正衰的各种疾患时，都可以通过该经的子母穴补虚泻实，分别来调整其中有余不足的现象，而收到显著的功效。古人为了说明这些穴位的重要性，便于将它用作指导针灸处方配穴的依据，编成了简明的歌诀，而称为十二经子母穴补泻歌。



**肺泻尺泽补太渊，大肠二间曲池间。**

十二经各有所属的五行，是根据和它相通脏腑的五行来分配的。例如肝胆属木，心与小肠属火，脾胃属土，肺与大肠属金，肾与膀胱属水，心包络与三焦属于相火等等。每一经在四肢肘膝关节以下的部位中，各有井、荥、输、经、合的特定穴，这些穴位，也分别有其所属的五行，其中的分配原则，任何阴经都是从木开始，按照木、火、土、金、水五行相生的顺序，挨次排列，即井木，荥火，输土，经金，合水。阳经则与此不同，都是从金开始，而按照金、水、木、火、土相生的顺序来排列的，即井金，荥水，输木，经火，合土。如果将所有阳经与阴经穴位的五行，合并对照起来，适成两两相克，如阳井金、阴井木（金克木），阳荥水、阴荥火（水克火）等等。这里面包含着一种重要的意义，表示克者属刚，被克者属柔，以说明在阴阳的穴位之间，彼此存在着阴阳互根、刚柔相配的关系（详见《难经》六十四难，其中有较具体的阐释）。由于每一经和每一穴，各自分配了五行，把两者联系起来，从经与穴的五行相生中，十二经也就分别有其所属的母子穴了。《难经》六十九难说："虚者补其母，实者泻其子"。这是整个中医学治疗虚、实证的基本法则，十二经子母穴的补泻作用，也就是从这个理论基础上发展而成的，它的应用范围很广，也确有特殊的功效。在讨论运用子母穴之前，为了易于了解这些穴位的由来，并对经与穴的五行所属，有一个概念，特列表如下（见表12、表13）。

**表12　十二经与母子穴所属五行表**

| 穴名\经别<br>五行 | | 肝（木） | 心（火） | 脾（土） | 肺（金） | 肾（水） | 心包（相火） |
|---|---|---|---|---|---|---|---|
| 阴经五行 | 井木 | | 少冲 | | | 涌泉 | 中冲 |
| | 荥火 | 行间 | | 大都 | | | |
| | 输土 | | 神门 | | 太渊 | | 大陵 |
| | 经金 | | | 商丘 | | 复溜 | |
| | 合水 | 曲泉 | | | 尺泽 | | |
| 穴名\经别<br>五行 | | 胆（木） | 小肠（火） | 胃（土） | 大肠（金） | 膀胱（水） | 三焦（相火） |
| 阳经五行 | 井金 | | | 厉兑 | | 至阴 | |
| | 荥水 | 侠溪 | | | 二间 | | |
| | 输木 | | 后溪 | | | 束骨 | 中渚 |
| | 经火 | 阳辅 | | 解溪 | | | |
| | 合土 | | 小海 | | 曲池 | | 天井 |

表 13　十二经母子补泻穴表

| 经别 穴名 补泻 | 肝胆（木） | | 心　小肠（火） | | 脾　胃（土） | | 肺　大肠（金） | | 肾　膀胱（水） | | 心包络　三焦（相火） | |
|---|---|---|---|---|---|---|---|---|---|---|---|---|
| 母穴 | 曲泉 | 侠溪 | 少冲 | 后溪 | 大都 | 解溪 | 太渊 | 曲池 | 复溜 | 至阴 | 中冲 | 中渚 |
| 补 | 水 | 水 | 木 | 木 | 火 | 火 | 土 | 土 | 金 | 金 | 木 | 木 |
| 子穴 | 行间 | 阳辅 | 神门 | 小海 | 商丘 | 厉兑 | 尺泽 | 二间 | 涌泉 | 束骨 | 大陵 | 天井 |
| 泻 | 火 | 火 | 土 | 土 | 金 | 金 | 水 | 水 | 木 | 木 | 土 | 土 |

说明：五行相生的顺序，木生火，火生土，土生金，金生水，水生木。母子穴的关系，即由此而来，例如木生火，木为火之母，是火经的母穴；火为木之子，是木经的子穴；余类推

手太阴肺与手阳明大肠相表里，表经的五行都是依据里经的五行而定的。肺属金，所以大肠经也是属金。在五行相生的规律中，金为土所生，土就是金之母，金能生水，水就是金之子，将这表里二经的五行，与其所属井、荥、输、经、合各穴的五行联系起来，所以肺经的水穴尺泽，大肠经的水穴二间，根据金生水的原则，分称为二经的子穴，可作为泻实之用。肺经的太渊属土，大肠经的曲池属土，根据土生金的原则，分称为二经的母穴，可作为补虚之用，即所谓“肺泻尺泽补太渊，大肠二间（泻）曲池间（补）”的意思。在临床实践中，运用这种母子穴补泻法，一方面可以直接来治疗本经的虚证或实证，同时还可以对该穴所属五行相联系的脏腑，起到补泻的作用。兹将四穴的主治症，扼要分述如下：



1. 肺实泻尺泽　肺实的病症，大多为风寒实邪壅遏肺脏，气滞不利，或肺气太盛，或水饮停蓄，或痰夹瘀热等等，致有喘息气粗，胸满仰息，干呕短气，咳吐时痛引胸胁，咳逆上气，吐出腥臭的浓痰，胸胁胀满，以及咽喉闭塞肿痛等症状。这一些症状，通常也都包括在尺泽穴的主治范畴之内。针泻该穴，疏调气机，往往能获得停喘降逆，宽胸化浊，以及消胀止

痛的显著功效。不但如此，对于心、肺方面的热病，和属于实证的眼、鼻疾患之类，在尺泽穴点刺泻血，还可以作为泻除上焦的瘀血及郁热之用。同时，因尺泽属于水穴，直接联系了属水的肾与膀胱，所以在该穴施行补的针法，亦可滋补肾阴。例如因肺气虚弱或肾气不足所引起的小便淋沥不尽或遗尿的症状，针补尺泽穴，能有益气而固下元的效果。而在临床上治疗肺病，也有采用补尺泽、泻鱼际的配穴法，滋水泻火，可获得满意的疗效，这就是发挥了尺泽是肺经水穴的作用之故。但古人曾指出尺泽是一个禁灸穴，一般仅适宜于针刺，而以泄肺经的实热为主，所以要用它来补虚，亦仅可针刺，不宜施行灸法。

2. 肺虚补太渊　肺虚，可分为肺气虚、肺阴虚二类。肺气虚的，常会出现呼吸细微、语音低弱、恶寒、自汗、喉头干燥、久咳短气、气喘乏力等症；肺阴虚的，多见潮热盗汗、颧红、咽干口渴、呛咳、咳血等症状。针补太渊穴，就是培土生金的治本疗法。因为脾胃属土，土为金母，上述这些虚证，主要与脾胃虚弱，运化失职有关。土不能生金，母亏及子，不但会形成肺气虚弱，同时因肺金虚弱，不能生水，以致火无水制，会发生虚火上炎，而出现各种阴虚火动的证候。所以太渊穴能够成为治疗肺虚证的要穴，就是因它是肺经的母穴，属于金经土穴的缘故，可借以强健脾胃，促进运化，充实肺气。另一方面，太渊是肺经的原穴，又是八会穴之一的脉会，所以它的主治范围很广；凡有关肺脏的一切疾患，以及由于肺气虚弱影响到其他脏腑而引起的各种病变，皆可适用。



3. 大肠实泻二间　大肠经的实证，是指阳明郁热，邪在手阳明大肠经的通路上所出现的各种病变，例如在循行所过部位的发热而肿、目黄口干、鼻衄血、齿痛、喉痹、颌肿、肩背疼痛等现象。对于这一类实证，一般都适宜采用循经远刺的疗法，选取大肠经从指端到腕关节之间的穴位，能有良好的效果。尤其是二间穴，因属本经的子穴，不但有发汗、退热等功效，在发生高热时，并可作为泻血之用，所以根据实者泻其子的原则，凡属于大肠经的实证之类，针泻二间穴，都能够充分发挥清热开郁、消肿止痛的疗能。特别是治疗齿痛及喉中肿闭等症，更有奇效。正如《席弘赋》所说："牙疼头痛并咽痹，二间阳豁疾怎逃。"

4. 大肠虚补曲池　大肠经的虚证，是泛指经络系统上，因正气虚弱所引起的病变，从曲池穴的疗效来说，也就是偏重于半身不遂及痿症、痹症之类。《灵枢经·刺节真邪》篇说："虚邪偏容于身半，其入深，内居荣卫，荣卫稍衰，则真气去，邪气独留，发如偏枯。"这就是说明偏枯（半身不遂）形成的原因是由于正气不足，虚邪贼风损害了人体的经络，致使荣卫气血不能畅流，而萎枯不用。至于手足痿软无力、百节缓纵不收的痿病，主要也是由于气虚血少、津液不足所致。而以筋骨肌肉发生挛痛、重着、痠麻为特征的痹症，它的主因也是为风、寒、湿三气乘虚侵袭所致。治疗这一类病症，在上肢方面取穴时，曲池就是一个不可少的特效穴。一方面，因它位于肘关节部，是大肠经的母穴，虚者补其母，在该穴施行针灸，可以散风、除寒、祛湿、化滞，恢复荣卫气血的正常运行，以达到消除运动障碍的目的。另一方面，因曲池是大肠经的土穴，与属土的脾胃有着密切的联系，所以对于因胃弱气少、脾气不得运于四肢而引起的屈伸不利的现象等等，补曲池穴也有培中土而壮气的功效。不过，曲池穴并不完全限于补虚之用，相反的，如果在该穴施行针泻，泻土之后，可挫弱金势，因此用它来疏调阳明郁热，并缓解肘臂部的疼痛及喉痹等症状，同样有良好的效果。



**胃泻厉兑解溪补，脾在商丘大都边。**

足太阴脾与足阳明胃相为表里，同称属土的经脉，按五行相生的顺序，火生土，土生金，构成了火为土之母，金为土之子的母子关系。根据这个原则，所以胃经中属金的厉兑穴，脾经中属金的商丘穴，分称为脾胃二经的子穴；胃经的解溪穴属火，脾经的大都穴属火，分称为二经的母穴（四穴分配为属火属金的原因，可参阅前表）。凡本经所出现的各种实证都可以针泻子穴，虚证可补母穴，它具有特殊的疗效，所谓“胃泻厉兑解溪补，脾在商丘（泻）大都边（补）”的取穴准则，就是从这个五行相生的规律中衍化而来的。兹扼要分述如下：

1. 胃实泻厉兑　厉兑在足次趾的外侧，爪甲根部，是胃经最终的一个穴位，也是最为敏感之处。由于趾端的反射作用，一般针通感都比较强，放散也较远，所以在胃经自头至足的循行通路上所出现的许多实证，针泻厉兑穴，皆有卓效。不过胃实证范围非常广泛，对症治疗的有效穴位也有很多，从厉兑穴被公认的作用来说，它所主治的胃实证，就是包括面肿、口㖞、齿痛、鼻衄血、喉痹、心腹胀满、热病，以及热盛而发生的癫狂病或尸厥口噤、神志昏乱、梦魇不宁等症。这些症状，大多是由于阳热怫郁，痰火壅盛，以及中焦的气机闭滞等等原因所致。针泻厉兑穴，就是利用指端的远道针法，借以清热导痰，开郁通滞，引火下行，因此也就特别能够显出实者泻其子的妙用。



2. 胃虚补解溪　胃虚的证候很多，从解溪穴的疗效来说，主要是指脾胃虚弱、运化失职所发生的头面浮肿、腹胀，以及胃阳衰微、津液不足、不能营养四肢而引起的足膝痿痹等症。根据“虚者补其母”的原则，在胃经的火穴解溪，用补的手法施行针灸，借以益火生土，加强健运的功能，促进营养，往往可以获得显著的效果。可是解溪虽称为母穴，原则上是作为补虚之用的，但正因为它是火穴之故，临证上遇到有头痛面赤、目赤、生翳、烦心、便秘及癫疾等属于胃经的实证，见有火郁热盛的现象者，亦可针泻解溪穴，以减弱火势，疏调阳明经气，起到降火清热的重要作用。

3. 脾实泻商丘　脾为湿土，脾实的症状，主要为湿邪留著的病变。如湿阻气机，往往会出现胸闷气塞、腹满胀痛及大小便不利等症，如湿留肌肉，则身体困重；湿滞交阻，会形成大腹胀满。又如湿热熏蒸，更会引起头胀、胸闷、食少、热痢腹痛，以及黄疸等症状。凡此种种的病变，通常也都包括在商丘穴的主治范畴之内。在该穴施行针泻的手法，可以行湿导浊，消胀散结，宣化脾胃，疏泄郁阻。这不但说明在治疗脾病的远导针法中，商丘是一个不可少的要穴，而且也因此突出了脾经子穴的功效，以及实者泻其子的重要意义。

4. 脾虚补大都　脾虚的症状，多偏于运化失常的一面，主要为饮食减少、四肢乏力、肢体消瘦、食后不易消化，并有呕吐、腹胀、肠鸣、便溏泄泻、久痢、腹痛喜按，以及唇干多痰、面色萎黄等症。而脾阳不足，不能运化水湿时，更会出现遍身浮肿、小便不利、身体困重，以及由阴寒偏胜所引起的肢冷、恶寒，尤其是大腿和膝内侧的肿胀或厥冷等现象。脾经的母穴大都，它的主治作用，也就是包括了这许多症状在内。在该穴施行补的针法，或针后加灸，或专以灸治为主，往往能迅速获得温脾健运，益火补中，而振脾阳的效果。但大都因属脾经的荥火穴，荥穴一般都有主治热病的功效，所以大都穴可于补脾之外，如改以泻的针法，也可作为泄除脾胃的邪热之用，特别是对于元气不足而有发热现象者，要驱邪与扶正得以兼筹并顾，取用大都穴最为适宜。它和一般治热病穴位的不同之处，亦即在此。



**心先神门后少冲，小肠小海后溪连。**

手少阴心经属火，和它相表里的手太阳小肠经，随着心经所分配的五行属性，也是属火。在这表里的火经之中，神门是心经的土穴，小海是小肠经的土穴，根据火生土的原则，所以分称为二经的子穴；心经的少冲属木，小肠经的后溪属木，根据木生火的原则，分称为二经的母穴；在治疗二经邪盛或正衰的病症时，可分别作为泻实补虚之用。所谓“心先神门后少冲，小肠小海后溪连”的意思，也就是说，按照本篇各条的编写顺序，每条都是先说子穴，后说母穴，以易于区别。本条二句的内容，虽没有明言补泻，但也和其他各条一样，先是子穴，宜用泻法；后是母穴，宜于补法。明白了这一点，在记诵和运用上，就便利得多了。兹将四穴的主治症，择要分述如下：

1. 心实泻神门　神门是主治一切心脏疾患的要穴。《内经》曾指出“心藏神，心主血，心属火”，说明凡神志、血液，以及表现有热象的各种病症，无不与心脏有关。神门因属心经的原穴，认为该处为心脏所主宰的神气游行出入的门户，亦因此而得名。所以对有关心脏的病变，都可以治疗，尤其是属于心经的热证，如脉数面赤，口渴欲饮，目赤肿痛，或胸部热闷、痛如针刺，或心中烦热、睡眠不安，或谵语如狂、喜笑不休，以及吐血、衄血等症。根据实者泻其子的原则，针泻神门穴，对于这一类症状能有清热除烦、宁心安神的功效，亦素为众所公认。这种功效，如果单从五行相互制约的关系来说，神门因属心经的土穴，土能克水，水能克火，在神门穴施行泻法，泻土之后，减弱了土克水的作用，使水势得以旺盛，间接也加强了水克火的力量；火有水制，水火互济，也就可以消除心热火盛的各种现象了。另一方面，如由心气虚怯而引起的惊悸、怔忡、健忘等症，亦可取用神门穴去治疗，不过须改用补的手法。它的理由也就是补土之后，土势转盛，就可以加强制水的作用，间接也减弱了水克火的趋势；水无犯于火，火不致被克太过，因此使心气虚怯的症状也得以随之而消除。



2. 心虚补少冲　心虚的症状，多属心血不足，主要表现为心悸怔忡、惊惕不安、善忧愁、健忘、多梦，且有呼吸迫促，心中似嘈似饥，或心下暴痛，或胁下与腰背相引疼痛等等症状。取少冲穴治疗这一类虚证，不但因它是火经中的木穴，木为火之母，在该穴施行补法，使木势盛实之后，母能饲子，也就可以补益心火的不足。同时因它位于手小指端的内侧部，是最为敏感之处，它的疗效能够远达头面躯干，素为治疗急性病的要穴。所以对于心虚证中的心下暴痛、四肢厥冷，尤其是心脏过分虚弱而发生猝然昏倒的现象者，补少冲穴的疗效，尤为显著。但是正因为它是木穴，有生火的作用，并与属木的肝脏有着密切的关联，所以如有肝风内动、木盛火炎而发生的热病烦满、中风昏迷等症状，在少冲穴用泻的手法，泻木之后，亦可获得祛风清热、开郁宁心的卓效。

3. 小肠实泻小海　小海，位于后肘部鹰嘴突起的尖端与内上髁之间。用它来主治小肠的实证，主要是指在小肠经循行通路上所出现的病变。由于小肠经的分布，自手至头，起于手小指外侧端上，其中要经过手外侧，前臂骨下缘，上臂外侧的后缘，肩胛部；锁骨窠部，颈与颊部，以及眼、耳、鼻、颧骨等处，所以从循经取穴与实者泻其子的作用上，针泻小海穴，治疗目黄，耳聋，颊肿，齿根肿痛，颈、颔、肩、肱、肘臂外侧后缘的疼痛，以及寒热、癫疾等症，都是常用的有效穴。同时根据经脉与脏腑相通的关系，对于小肠的实热证，如脐腹膜胀、小肠气痛的牵连腰脊、控引睾丸、小便赤涩等属于邪热蕴结于小肠的现象，针泻小海穴亦能高度发挥泻火止痛的疗能，因而也证明每一经的子穴，确有其特殊的功效了。



4. 小肠虚补后溪　小肠的虚证，从出现在经脉系统上的证候来说，例如《素问·厥论》篇中所指出的，手太阳厥逆，耳聋泣出，项不可以顾，腰不可以俛仰。张景岳对于厥逆的解释，“厥逆者直因精神之内夺”，所谓精神内夺，就是形成虚证的主因。也就是说，耳目都是小肠经循行所过之处，经气虚弱，则耳聋泣出、小肠气逆；津液不能营养于经脉，致有项不可以顾、腰不可以俛仰的现象。由于后溪是小肠经的母穴，虚者补其母，所以临床上治疗耳聋、目疾及项强不得回顾等症状时，后溪确是一个常用的有效穴。但从五行相生的关系来说，后溪是火经中的木穴，补木虽可以助长火焰，治疗虚证。相反的，如果泻木，也可以减弱火势，清热泻火，所以一般也常在后溪穴施行泻法，来治疗目赤生翳、鼻衄血、疟疾、癫狂等热病之类，有着显著的效果。尤其是小肠与心同属火经，相为表里，针泻后溪穴，对于阴虚火盛所发生的盗汗，可借以泻心火、潜浮阳，具有清热止汗的卓效，那更是众所公认的。

**膀胱束骨补至阴，肾泻涌泉复溜焉。**

足太阳膀胱经与足少阴肾经相为表里，二经的五行都是属水。水为金所生，金就是水之母，水能生木，木就是水之子。膀胱经的束骨和肾经的涌泉都属于木穴，也就是二经的子穴，可分别作为泻实之用。膀胱经的至阴和肾经的复溜，五行都是属金，也就是二经的母穴，可分别作为补虚之用，即所谓“膀胱束骨（泻）补至阴，肾泻涌泉复溜（补）焉”的意思。兹将四穴的主治症，分述如下：

1. 膀胱实泻束骨　束骨治疗膀胱经的实证，包括的范围很广，例如《脉经》中所说：“左手关后尺中阳实者，膀胱实也。苦热冷，胁下有邪气相引痛，刺足太阳经治阳（即束骨穴）。”《甲乙经》更较具体地指出：“暴病头痛，身热痛，耳聋，恶风，目眦烂赤，项不可以顾，疟从胻起，寒热腰痛如折，身痛，狂善行，癫疾，束骨主之。”由此可见，束骨穴的主治症，大多是热病、神志病，以及出现在膀胱经循行通路上的头项腰背方面的病变。在该穴施行泻法，不但可以疏调膀胱经的经气，解表退热，开郁宁神。同时因它是膀胱经的输木穴，任何输穴，都可治体重节痛，所以针泻束骨穴，也就更有缓解疼痛的显著效果。另一方面，束骨穴又是治疗背生疔疮、发背、痈疽等症的特效穴，这就不难体会到，它被称为膀胱经子穴的重要作用了。

2. 膀胱虚补至阴　膀胱与肾为表里，如肾阳不足，不能温化水气，往往因此使膀胱虚寒，失去正常的收缩作用，以致小便淋漓，或频数，或遗尿，或小便不利，发生浮肿。至阴是膀胱经的母穴，虚者补其母，在该穴施行针灸，它的疗效可以上达腹部，增强温运气化的功能，所以它是常用于治疗小便不利的有效穴。尤其是妇人难产及胞衣不下等正气虚弱的现象，在该穴施灸后，补暖下元，更有催生的特殊功效（《医说》曰：灸难产，张文仲灸妇人横产先手出，诸般符药不捷，灸妇人右脚小趾头尖头三壮，炷如小麦大，下火立产）。同时因为至阴穴的部位，在足小趾外侧端，根据膀胱经自头至足的循行通路，更是在远道针法中，可作为治疗头面躯干部疾患的要穴。例如目生翳膜、鼻塞、足冷头重、感冒风寒而起的胁肋疼痛，以及由阳气衰微于下所形成的寒厥等症状，对于这类病症，针灸至阴穴，施行补法，可以发挥温中散寒、降逆止痛的重要作用。也就是说，凡属于膀胱经的一切虚证，都可以取用至阴穴，它是一个壮水补虚的有效穴。

3. 肾实泻涌泉　肾实病，主要是包括肾热的症状之类。《素问·刺热》说："肾热病者，先腰痛骱痠，苦渴数饮，身热，热争则项痛而强，骱寒而痠，足下热，不欲言，其逆则项痛，员员淡淡然……刺足少阴太阳。"这一些证候，大多是属于肾病而引起的肝火亢盛，心火上炎，以及热邪在经络分布部位所出现的各种病症。涌泉位于足心，是肾经的井木穴，在该穴施行泻法，木被泻之后，火炎自消，所以它是清热熄火的要穴。临床证明，凡肾经循行通路上的实证，如顶心头痛、咽肿喉痹、舌干、鼻衄不止、心下结热、心痛，以及因水不涵木、木火刑金、风动火郁而引起的咳嗽唾血、小儿惊风，尤其是一般属于闭证的失神昏厥现象，针泻涌泉穴，往往能迅即引火下行，达到清热开窍的目的。它能称为回阳九针穴之一，也就是具有这种特效之故。



4. 肾虚补复溜　肾虚的症状很多，属于肾阴虚的，如耳鸣、齿摇、腰痛、遗精或腰腿痠软等等。属于肾阳虚的，如滑泄精冷、阳痿不举、腰腿觉冷、两足痿弱；或因肾阳不足，不能化水，致有小便不利或浮肿身重、腹部胀满等水气停聚的症状。所有各种肾虚证，不论是阴虚、阳虚，在治本疗法中，虚者补其母，不但都可以针灸肾经的母穴复溜，能有补肾益精，振作元阳，以消除下元虚衰的卓越功效。同时，肾经的分布自足上行至腹，其中直行的经脉，从肾脏向上行，经过肝和横膈膜，走入肺部，又从肺部分出一支脉，联络心脏，再贯注于胸中。所以如有肾虚而影响到肝、心、肺脏方面的病变，例如咽干口燥、头目眩晕，或夜热盗汗、身体消瘦，或心神不安及失眠等阴虚火旺的病症，针补复溜穴，也同样可以获得滋阴降火、生津解渴，以及止盗汗、安神志的显著效果。

**包络大陵中冲补，三焦天井中渚痊**。

手厥阴心包经与手少阳三焦经相为表里，同称为相火。在五行生克的关系中，相火和通常的火没有区别，仍是按照木生火，火生土的顺序来排列的。也同样地以木为母，以土为子。因此，心包经的土穴大陵和三焦经的土穴天井，根据火生土的原则，称为子穴，主泻二经的实邪之用；心包络的中冲和三焦经的中渚均属木，根据木生火的原则，分称为二经的母穴，可作为补虚之用。所以说："包络大陵（泻）中冲补，三焦天井（泻）中渚痊（补）"。兹将四穴的主治作用，分述如下：



1. 心包络实，泻大陵　心包络是心的外卫，古人有心不受邪，由心包络代受其邪的说法；所以心包络的症状，其实与心脏的病变是分不开的，主要是神志病，以及胸部和心胃部方面的疾患。大陵是该经的子穴，它的主治范围尤其偏重在心火过盛、热邪郁积的证候之类。例如心烦掌热、癫狂、善笑不休、胸胁痛、目赤、喉痹、腋肿、吐血、热病汗不出等症。针泻大陵穴，其疗效的显著也是临床上屡经实践而公认的。它和心经的神门穴同属于火经中的土穴，它们的治疗范围、主治作用以及所获得的效果，大致都是相同的。两者的区别之处：凡直接属于心和小肠表里二经的病变，适宜取用神门穴；如由于其他各经及脏腑的失调而影响到心火壅盛，或有内热表虚的现象时，针泻大陵穴，更为适宜。另一方面，大陵穴因是土穴，与属土的脾胃有着密切的关联，所以对于脾胃疾患，如霍乱、呕吐无度等现象，大陵穴亦可发挥和中止吐的疗能；又如一般的脾胃虚证，在该穴施行补法，能够起到调和中焦的作用，这也是它的独到之处了。

2. 心包络虚，补中冲　中冲位于中指的尖端，是最为敏感之处，一般也是常用于急救的要穴。用它主治心包络的虚证，主要是指由于心血不足或血虚生热所引起的急性病症，如突然发作的心下暴痛（其痛绵绵不休、四肢厥冷、口鼻气冷、喜热畏寒），或内热烦闷、心中似嘈似饥、难以名状，或血虚猝倒、昏厥失神等症状。中冲因属木穴，木能生火，火代表了心脏，所以对于这一类心虚血衰的病症，针补中冲穴，补木之后，加强了木的作用，即可助长火炎，因而在治本疗法中，可以消除由血虚而引起的各种现象。相反的，根据这个原则，如属于心脏的热证，像身热面赤，或胸部热闷、痛如针刺，或谵语如狂、昏迷不省人事等较为严重的症状，在中冲穴施行泻的针法，泻木熄火，退热宣窍，也同样能够获得满意的疗效。

3. 三焦实，泻天井　三焦的实证，是指邪热蕴结于手少阳三焦经循行通路上所出现的各种病变。由于三焦经的分布自手至头，起于无名指尖端，行于上肢外侧当中，向上经过肩部、颈部、耳后到达耳前，并绕行颊部，眼眶之下，及眼外角等处。所以从循经取穴的作用上，凡出现在三焦经所过之处的实证，如偏头痛，眼外角痛，耳聋，颊肿痛，喉痹，耳后、颈项及肩臑、肘臂部外缘的疼痛等等，都包括在天井穴的主治范畴之内，实者泻其子，针泻天井穴，皆有消肿止痛的卓效。同时因三焦经属于火经，联系了许多阳热怫郁的病变，所以针泻天井穴，也有治疗癫疾和热病的重要作用，尤其是瘰疬疮疡之类，正如《类经图翼》所说："天井泻一切瘰疬疮肿瘾疹"。这就说明了它对于泻除热邪火毒的特殊功效，因此也可见，三焦实证泻天井的妙用确非虚语。



4. 三焦虚，补中渚　三焦的虚证，主要是指三焦元气衰微，凡患有出现在三焦经循行通路上的病症，久病不愈，正气不足者，都适宜取用三焦经的母穴中渚，使补虚与祛邪的作用得以兼筹并顾。例如《甲乙经》指出：头眩耳鸣，中渚主之。《千金方》曰："中渚主目𥆧𥆧无所见，恶风寒。"《席弘赋》曰："久患伤寒肩背痛，但针中渚得其宜。"《太乙歌》曰："久患腰疼背脾劳，但寻中渚穴中调。"诸如此例，都说明了中渚穴具有补虚的功效，对于久病虚弱者更为适宜。再从五行相互促进的关系来说，根据中渚是火经中木穴的原因，在该穴施行补法，补木可以生火；但如在该穴施行泻法，同样也可以由泻木而获得减弱火势的作用。所以中渚穴的主治范围，也包括了许多三焦经的实证，如头痛耳聋、头晕、咽肿、肘臂痛、热病汗不出等症，它是常用的有效穴。其主要关键，就是在操作时，必须辨明虚实，掌握补泻的手法，才能相应地获得疗效。

**胆泻阳辅补侠溪，肝泻行间补曲泉。**

足少阳胆经与足厥阴肝经相为表里，五行都是属木。按照水生木，木生火的五行相生的顺序，水为木之母，火为木之子，所以胆经的火穴阳辅和肝经的火穴行间，分称为二经的子穴，可作为泻实之用；胆经的侠溪和肝经的曲泉均属水，分称为二经的母穴，可作为补虚之用，即所谓"胆泻阳辅补侠溪，肝泻行间补曲泉"的意思。兹将四穴的主治作用，择要分述如下：



1. 胆实泻阳辅　胆实的证候，主要为邪入胆经，发生头额两侧及目眦疼痛、胸脘满闷、胁下胀痛，或剧痛致不能转侧；如胆经有热时，更有口苦易怒，或往来寒热、夜寐不安等现象。对于这一类病症，实者泻其子，都可以针泻阳辅穴，泻火之后，能有良好的效果。同时阳辅穴的主治症，还包括喉痹、缺盆中痛、腋下肿、马刀侠瘿（即瘰疬）、沿胆经线上的髀膝至外踝前的疼痛，以及筋脉拘挛、百节痠痛等症，在阳辅穴施行针泻之后，疏调气血，往往能迅即发挥消肿止痛的疗能，因此也不难体会到，称它为胆经子穴的特殊价值了。

2. 胆虚补侠溪　胆与肝相为表里，肝藏血，有贮藏血液和调节血量的功能。所以胆虚的症状，大多与血虚不足有关；或因胆气虚塞，失却升发清阳的作用，清阳不能舒展，致发生头晕、目眩、耳鸣、胸脘烦闷、胆怯、喜长叹、虚烦不眠等现象。根据虚者补其母的原则，取用胆经的母穴侠溪，对于这一类症状，都可以适应治疗，起到壮水涵木，调气补虚的作用。另一方面，侠溪因属荥穴，荥穴一般都可以主治热病，所以它也有治疗热病汗不出的功效。但正因为它是治胆虚证的要穴，胆虚又多属血虚，因此侠溪穴所主治的并非外感初期具有表证的热病，而是偏重于内热之类。通过疏泄及和解的作用，可借以调和阴阳，助正祛邪。这也是取用侠溪治热病时所应该注意辨明的。

3. 肝实泻行间　肝实的症状很多，归纳起来，可扼要分述如下：①在肝经的循行通路上气血郁结，发生胸胁胀满疼痛、少腹痛、疝气、阴痛。②肝气上逆，木火刑金，引起气塞喘咳，或吐血、咳血，或骨蒸潮热等。③肝气横逆，肝木侮土侵及脾胃，发生脘腹疼痛、呕吐，或痛泻等症。④木旺生火；肝火上炎，就容易发怒，并出现胁痛、目赤肿痛、聤耳、口苦舌干、消渴、心中烦热、夜寐不安，或淋浊尿血、茎中痛等症。⑤肝风内动，会出现眩晕，或手足抽搐痉挛、角弓反张等现象。另有血热妄行的许多症状，也和肝木有关。综上所述的肝实和肝热的证候，在治本疗法中，其实都是包括在行间穴的主治范畴之内的。因行间是肝经中的火穴，与属火的心脏有着密切的联系，它的作用能够贯通肝心二脏；根据火为木之子，实者泻其子的治疗原则，针泻行间穴，能有平肝息风、清热泻火的特殊功效。同时，因它的部位，在足大趾次趾歧骨间陷中，运用远导针法，针泻行间穴，更有散结行瘀、降逆平冲，及引火下行的重要作用。当然，行间穴的主治，并不仅仅局限于上述这些病症，凡一切与肝实有关的病变，它都是不可少的要穴，即所谓“肝实泻行间”。

4. 肝虚补曲泉　曲泉是肝经的水穴。在五行相生的关系上，水为木母，它也就是肝经的母穴；虚者补其母，可专用以补益肝虚。再从脏腑所属的五行来说，肾属水，曲泉是水穴，直接与肾脏有着联系，所以在该穴施行补法，用于治疗肝肾两虚的病症，皆有卓效。肝虚的症状主要为血液衰少，或肾水不足，水不涵木所致，如血虚风动的眩晕，或肝虚血少、不能营养筋脉而发生的筋骨挛痛、拘急、肢体麻木不仁；或肝肾阴虚、水不涵木所引起的目干、雀盲、耳鸣等现象；如因肝虚而感受寒邪，使气血凝滞、筋脉收缩，更会在下焦出现少腹胀痛、肾囊收缩、疝气，以及阴股痛、胻肿、膝胫冷疼等症状。类似这些病症，针灸曲泉穴，补益肝肾，温暖下焦，都可以获得满意的效果。这也说明了十二经在肘膝以下的特定穴位，虽是通过了五行相生的规律，分别定出了母子穴的名称，但从临床的许多治验来证明，只要能够掌握病情的虚实，运用这些母子穴来补虚泻实，它的独到之处和疗效的显著，是毫无疑义的。由此可见，母子穴能够成为众所推崇的要穴，也是并非偶然的了。

# 八、马丹阳天星十二穴治杂病歌

**简介** 本篇作者马丹阳，宋代扶风人，徙居登州之宁海，初名从义，字宜甫，后改名钰，字元宝。金代贞元年间的进士，到大定年间，遇重阳子王嚞，授以道术。他对于针灸学的造诣颇深，本篇就是根据他在临床实践中所积累的经验而编成的。

本篇以天星十二穴歌作为篇名。所谓天星，主要是根据《灵枢经》“毫针上应七星”的意义而来的。《灵枢经》根据天人合一的观点，认为古代所用九种不同的针具与自然界的现象各有所应，并把其中第七种的毫针，将针体和治疗作用，都和天上的星象联系起来。因此，该书指出：“七曰毫针，取法于毫毛”，“七以法星”。又说：“七者星也，星者人之七窍，邪之所客于经，而为痛痹，舍于经络者也。故为之治针，令尖如蚊虻喙，静以徐往，微以久留，正气固之，真邪俱往，出针而养者也。”这里所谓“星者人之七窍”，“静以徐往，微以久留”，就是说明毫针上应七星的原因。天有七星，高居上空；人有七窍，上居头面，两者都是高高在上的。星光较日月为微弱，在九针之中，毫针的针体，也最为细微，能够在头面七窍部，及经络所通的其他部位，徐徐进针（徐往）或持久留针（久留），以达到扶正祛邪的目的；事实上也只有纤细灵巧、尖利如蚊虻喙的毫针，最为适宜。本篇称为天星十二穴，就是表示所指出的十二个穴位，不但都适用毫针，它的治疗范围，也可以广泛运用于补虚泻实的各种病症，借以说明这十二个穴位的重要作用。其次，根据天有七星的意思，称为天星十二穴，也就是说，这里所归纳的穴位，是偏重在位于头部或与上焦有关的七条经脉上选取出来的。例如其中的足三里、内庭属于胃经；环跳、阳陵泉属于胆经；委中、承山、昆仑属于膀胱经，这三条阳经，都是自头至足，以头部为起点。又如曲池、合谷二穴，是属于自手至头，以头部为终点的手阳明大肠经。除此四条阳经之外，另有三条阴经，如太冲属于肝经，肝经的循行自足至头，上出额部，与督脉会合于头顶中央。至于通里是心经的络穴，列缺是肺经的络穴，这两条阴经的循行，自胸至手，虽不直接上至头面，但心肺属于上焦部分。取此二经，就是表示本篇在七经中所选各穴，都是偏重分布于头部或上焦，即高与上的经脉方面。

原篇中第一段所载："三里内庭穴，曲池合谷接，委中配承山，太冲昆仑穴，环跳与阳陵泉，通里并列缺，合担用法担，合截用法截，三百六十穴，不出十二诀。治病如神灵，浑如汤泼雪，北斗降真机，金锁教开彻，至人可传授，匪人莫浪说。"主要是在强调十二穴的疗效，借以引起普遍的重视和研究，没有逐句解释的必要。惟"合担用法担，合截用法截"的担、截二字，有的认为担是取两穴上下呼应，截是独取一穴；有的认为担系补法，截系泻法；有的认为以某经之两端取穴为担，从中取穴为截。因各家解释尚未统一，故附志于此，备供参考。



**其一　三里膝眼下，三寸两筋间。能通心腹胀，善治胃中寒，肠鸣并泄泻，腿肿膝胻痠，伤寒羸瘦损，气蛊及诸般。年过三旬后，针灸眼便宽。取穴当审的，八分三壮安。**

足三里，是足阳明胃经的合穴，位于胫骨上端和腓骨小头关节部的下方，胫骨前肌和伸趾长肌起始部之间。如果将膝眼至足外踝上缘的距离之间，分为十四个等分，每等分算作一个同身寸，从膝眼向下量三寸，离胫骨脊外方一寸之处，就是穴位的所在。

心腹，是泛指上至胸膈，下至脐眼的中焦脘腹部位。心腹胀，主要是指因气机不畅，或食滞不消，而引起的胸腹部胀满不舒的现象，以及痃癖气块等属于积聚的证候之类。针灸足三里穴，能够调整体内的气行，起到宽胀化积、理气、降逆的作用。

胃中寒，是胃阳不足，寒气偏胜的现象。症状的特征是唇舌淡白，脉右关沉迟；并多有胃脘胀满疼痛，绵绵不休；或疼痛剧烈而喜热喜按；或呕吐呃逆，反胃，朝食暮吐，暮食朝吐，不思饮食，以及四肢清冷等病象。这些病症，在足三里穴施行灸点疗法，能有温中、散寒、解痛、止吐的显著功效。

"肠鸣并泄泻"主要为外受寒邪，内停湿滞，以致脾土失于健运，发生肠间有声如鸣，大便溏泄，排便次数增多等各种病变。即《内经》所谓"湿胜则濡泄"，"感寒则肠鸣洞泻"，"脾病者，虚则腹满肠鸣，飧泄食不化"的病理。其中以肠鸣腹痛为寒泻的特征，一般都是在腹部喜按喜温，身冷不渴，小溲清长，便多稀水，色白无臭。至于以肠鸣腹满为特征的泄泻，因脾气虚弱，不能运化水谷所致者，大多为食入易泄，便频粪稀，神倦腹胀，面色㿠白，脉象也缓小无力。对于上述由于感寒或脾虚而引起的肠鸣泄泻之类，在足三里穴都宜针后加灸，或专以灸治为主，可以祛寒化湿，补中健脾。如同时加灸中脘、天枢、气海、脾俞、三焦俞、大肠俞等穴，更可加强疗效。



腿肿，指外感寒湿，或脾胃阳衰，不能运化，水湿下注而引起腿部肿大的现象。膝，指大腿与小腿交接的关节部。胻，音恒，即胫骨；一说指胫骨的上端。膝胻痠，主要是指湿邪留著，注于关节，所出现的膝和胫骨部痠痛麻木等症状。由于胃经的循行，其中有一支脉，直下至膝盖部，复沿胫骨前外侧直至足面，入足中趾内侧；又有一支脉，从膝下三寸开始，向下别走入中趾外侧。所以取用足三里穴治疗腿肿膝胻痠，也就是循经近刺，常用而有效的一种局部疗法。

伤寒，即外感风寒发生的热病之类。张仲景《伤寒论》

说："太阳病，或已发热，或未发热，必恶寒，体痛呕逆，脉阴阳俱紧者，名为伤寒。"这是风寒外邪初犯肌表所出现的表实证。取用足三里穴，治疗其中的呕逆及无汗、发热等现象，能有和中降逆与发汗解热的功效。但它对于伤寒六经的各种症状，仍可以广泛地应用。只要掌握病情的虚实寒热，或针或灸，就能分别发挥泄除肠胃的热邪，缓解腹痛，通便，止泻，以及调节脾胃而助消化的作用。另一方面，又如《伤寒论》所说："太阳病，头痛至七日以上自愈者，以行其经尽故也，若欲作再经者，针足阳明，使经不传，则愈。"据庞安时《伤寒总病论》云："针足阳明，即补三里穴。"由此可见，足三里穴治疗伤寒症的用途之广了。

羸，音雷，就是瘦弱。羸瘦损，是泛指中气不足，食欲不振，由于消化吸收功能薄弱，肌肉失其营养，而形成虚劳成损的瘦弱现象。根据劳损瘦弱宜以振作中气为主的治疗原则，针灸足三里穴，就是补中益气，健脾养胃，以促进营养，具有强壮作用的治本疗法。华佗曰："三里主五劳羸瘦，七伤虚乏。"也就是说，它能统治一切慢性疾患，是一个不可少的要穴。



气蛊，蛊音古，就是气臌。古人认为臌胀病的顽固性，如同中了蛊毒一样地难以治疗。所以将气臌、血臌、水臌、食臌等各种臌病，通常都代以蛊字，沿用已久。气蛊的主因，大多是由于七情郁结，气机闭滞，升降失常所致。它的特征是四肢瘦削，腹部胀满如鼓，按之即起，并有胸脘痞闷，时轻时剧等现象。针泻足三里穴治疗此病，其疗效是宣通气机，导气下行，以达到宽中开郁的目的。但臌胀病的类别很多，足三里穴所能够治疗的，也不仅仅是局限于气臌一类，其他如失饥伤饱，脾胃失于运化而引起的食臌；水气凝聚，脾土不能制约所致的水臌；跌仆血瘀，忧郁血结及产后瘀血不散而成的血臌；虫毒盘踞，气血郁凝的虫臌，以及气胀、血胀、寒胀、热胀、虚胀、实胀、单腹胀等，都可以辨证取用足三里作为主穴或配穴，或针或灸，同样能有宣导气血，化湿消胀，调理脾胃的作用。所以说："气蛊及诸般"，意即在此。

"年过三旬后，针灸眼便宽"，这是说明针灸足三里穴和眼目的重要关系。在历代针灸文献中，大多将足三里列为小儿的禁灸穴，认为能因此引起目疾。例如《类经图翼》所说："小儿忌灸三里，三十外方可灸，不尔反生疾。"《医宗金鉴》天星十二诀三里穴注："小儿忌灸，恐眼目不明。"这主要是由于在足三里穴施灸，具有引火下泻，以及降胃气上逆的作用。小儿气血未盛，灸足三里穴，强令降逆泻火，会发生眼目不明。相反的，在年过三旬之后，不灸足三里穴，便易于影响到眼目，发生气上眼暗的现象。《外台秘要》对这一点曾特别指出："凡人年三十以上，若不灸三里，令人气上眼暗，所以三里下气也。"因此就不难体会本条所谓"年过三旬后，针灸眼便宽"的意义了。临床上在身体上部的穴位施灸后，都必须加灸足三里，使不致火郁于上，发生目赤喉肿，也就是这个道理。

足三里，位于膝眼下三寸，取穴时，正坐屈膝垂足，以手按之，上有隆起之骨，下有陷凹处，就是该穴的所在。但由于穴位的是否正确，直接关系着治疗效果，所以要取穴无误，适中标的，必须非常审慎，即所谓"取穴当审的"。至于针刺的深浅，施灸壮数的多少，本条虽是指出了"八分三壮安"的标准，其实是仅就一般的情况而言。在临床治疗时，还应该结合病人体质的强弱与肥瘦，针刺感应的有无，以及时令的冷暖，病程的新久等方面，来灵活运用，才可避免太过或不及的后果。

综上所述，虽已重点指出了足三里穴的许多主治症，但它的卓越功效，并不仅仅局限于这类病症。如果与其他全身主要穴位配合使用，它的治疗范围，就更为广泛了。除上述诸症之外，关于它所主治各种病情的分析，治疗的原理，以及操作手法等等，在本书前所注解的各篇歌赋中，都已分别有所阐释，所以在这里也不再细述，以下各条亦同，可逐一参阅前注。

**其二　内庭次趾外，本属足阳明。能治四肢厥，喜静恶闻声，瘾疹咽喉痛，数欠及牙疼，疟疾不能食，针着便惺惺**。（著者按：疟疾不能食的“疟疾”二字，《针灸大成》误为“虚疾”。据《千金方》所说：“内庭主疟不嗜食。”《类经图翼》亦称：“内庭主疗久疟不愈并腹胀。”因此对本句的“虚疾”二字，应校正为”疟疾”）

内庭，位于第二趾第一节的后外侧，当第二趾与中趾合缝处的上际，是足阳明胃经的荥水穴。凡出现在胃经循行通路上以及与肠胃有关的各种病症，在远导针法中，可针可灸，补泻皆宜，是常用的一个有效穴。

四肢厥，就是四肢厥冷，主要是由于胃阳不足，寒气偏胜所致。《素问·厥论》篇曰：“阳气衰于下，则为寒厥。”又说：“阳气起于足五指（趾）之表，阴气起于五指（趾）之里……气因于中阳气衰，不能渗营其经络，阳气日损，阴气独在，故手足为之寒也。”这就说明寒厥的形成，是阳气衰微于下，阴气过盛于上，影响到中焦所生的阳气，中下之气，不能互相资生而渗营经络，以致发生手足厥冷的现象。在内庭穴施行灸法，就是根据阳气衰于下的原理，温中祛寒，以振作胃阳为主的治本疗法。



“喜静恶闻声”，这是指阳明经气失调，属于阴盛阳虚的一种病变。《灵枢经·经脉》篇，曾将本病列为足阳明胃经的“是动病”之一，并具体描述了发病时的证候说：“恶人与火（厌见人与火光），闻木声则惕然而惊，心欲动，独闭户塞牖而处（只想关闭门窗，独自坐在屋内）。”为什么会造成这种“喜静恶闻声”的现象？《素问·阳明脉解》篇对此曾有所解释说：“帝曰：其恶人何也？岐伯曰：阳明厥，则喘而惋（忧惊的意思），惋则恶人。”指出了阳明厥气上逆于肺、心二脏，阳气入阴，致发生气喘和惊恐忧愁的不安情绪，因此就厌见烦扰，恶闻人声。在《素问·脉解》篇中也作了解释说：“所谓欲独闭户牖而处者，阴阳相薄也，阳尽而阴盛，故欲独闭户牖而居。”

说明阴欲静，静则安，指出喜静的主因，是由于阴邪偏胜，阳明气衰所致。《难经》五十一难更有明白的说明：“腑者，阳也，阳病（热多寒少）欲得寒，又欲见人；脏者，阴也，阴病（寒多热少）欲得温，又欲闭户独处，恶闻人声，故以别知腑脏之病也。”由此可见，“喜静恶闻声”属于阳明经阴盛阳衰的虚证，取用内庭穴，也当偏重于针补及灸法为主。

瘾疹，俗称风斑、风疹块，亦即现代医学所称的荨麻疹。它的特征是身体突然发作奇痒，皮肤灼热，有红肿小块，或红疹小点，随起随消，来得速，退得快，不遗留任何瘢痕。根据本病大多为风湿外袭，血热不清所致的主因，针泻内庭穴，就是以泄散蕴热，疏风祛湿为目的的一种治本疗法。

咽喉痛的原因很多，并有虚实寒热各种类型。由于胃经的循行，自头至足，它的支脉是沿喉咙，入缺盆，下膈膜，入属胃腑。所以取用内庭穴所治疗的咽喉痛，主要是指阳明积热，致咽喉大红大肿，疼痛如烧如灼；或肺胃之火上炽，发生咽中痒痛，燥辣红肿；或痰火上扰而引起的咽喉肿塞疼痛，痰声如锯等属实属热的喉痛之类。根据实证适宜于循经远刺的治疗原则，针泻内庭穴，就特别能显出清热、镇痛、消肿、涤痰，以及引火下行的功效了。



“数欠”，即屡屡呵欠，是胃气虚弱的表现。属于胃经的“是动病”之一（见《灵枢经·经脉》篇）。

牙疼的原因不一，这里所指的，主要是由于阳明经脉上的郁热，或胃火及湿热上攻，所引起的牙床红肿疼痛，或牙龈出血，以致口臭，舌苔黄，大便秘结，脉浮洪滑数，且有发热现象的属于实痛之类。根据经络系统和上病下取的治疗规律，针泻内庭穴，便可以疏通经气的壅滞，清热开郁，导火下行，而获得消肿止痛的效果。同时因足阳明胃经的分布，下循鼻外，入上齿龈内，因此从经络循行所及，如属于上颌齿痛者，收效更佳。

不能进食的疟疾，旧称食疟。《时病论》说：“食疟即胃疟也，因于饮食失节，饥饱不常，谷气乘乱，营卫失和，一有不谨，则外邪冒之，遂成疟疾。”本病的特征是寒止而热，热止而寒。寒热交并，苦饥而不能食，食即呕吐，并有胸满腹胀等现象。根据循经取穴的作用，在内庭穴施行泻法，可以条达中焦的气机，降脾胃之逆，荡涤宿食，促进食欲。但仍须配用大椎、陶道等治疟的专穴，宣阳和阴，则更可加强疗效。至于中脘、内关、公孙、足三里等穴，可作为宽胸消胀，运脾止呕之用，亦不可少。

惺惺，是静中不昧，含有悟彻与警觉的意思。也就是说，上述这些病症，如果单从内庭穴的部位与病所的距离来说，两者相隔很远，似乎不可能获得疗效。但只要掌握病情的虚实，运用适当手法，当进行针灸之后，便会体会到体表穴位与经络脏腑互通的作用。

**其三　曲池拱手取，屈肘骨边求。善治肘中痛，偏风手不收，挽弓开不得，筋缓莫梳头，喉闭促欲死，发热更无休，遍身风癣癞，针着即时瘳**。（著者按：屈肘骨边求的“屈肘”二字，《针灸大成》误为“屈指”）



曲池，是手阳明大肠经的合穴。取穴的时候，须将两臂屈肘做拱手式，在肘窝横纹端，近肘关节部，就是穴位的所在。

肘，就是膊臑与臂相联的关节部。因为曲池的部位，在外肘部的中央，即肱骨外上髁与桡骨小头之关节间，当肘窝横纹之端。所以对于各种原因所引起的肘中疼痛，在局部疗法中，针灸曲池穴，都能获得镇痛的功效。

“偏风手不收”，这包括两种不同的症状。偏风，是体虚而感受风邪，形成偏于一侧的半身不遂。手不收，是手臂局部放纵不收的痹症。《金匮要略》对此曾明白地指出：“夫风之为病，当半身不遂，或但臂不遂者，此为痹……”这是说明偏风与痹在肢体不遂上的显著区别。从感觉运动方面来说，手不能握，足不能行，不觉痛痒者，属于偏风；手指能屈，但举臂疼痛，屈伸不能自如者，叫做痹。取曲池穴治疗本病，就是根据循经近刺的规律，借以疏通经络气血的闭滞，使能够恢复运动。尤其是治疗半身不遂，在上肢部选用穴位时，曲池更是一个不可少的特效穴。但病在初起时，应先刺健侧，后针患侧。

“挽弓开不得”，是形容肘臂部拘挛疼痛，运动障碍，不能自由伸屈。本病大多为风寒湿热等邪的侵袭，气血郁滞，致使筋脉关节失去了正常的活动能力。取用曲池穴，就是直达患部疏通气血的有效疗法。《标幽赋》说：“肩井曲池，甄权刺臂痛而复射”。《通玄指要赋》说：“但见两肘之拘挛，仗曲池而平扫”。按此二句，前已均作注释，可参阅。

“筋缓莫梳头”，是形容上肢痿软无力或麻木，手不能举，筋脉缓纵不收，属于痿症一类的病变。本病的主因，不外是阴虚热伤津液，消铄肌肉，或湿热浸润阳明，或由痹症日久转变而来。在局部疗法中，一般都取用大肠经的合谷、曲池、肩髃为主穴，自手至肩地上下呼应，能有显著的效果。其中位于肘部的曲池穴，通上达下，更有清热行湿，舒筋活络的重要作用。但是热势尚存在时，只宜泄其热，暂不用灸；如已无热象，则宜补其虚，针灸并用。



促，即呼吸迫促。喉闭，是属于喉风喉痹之类的主要证候。喉风在发作时，恶寒发热，咽喉焮肿刺痛，肿势剧烈时，口噤不开，喉中闭塞，汤水不能下咽，痰涎壅滞，呼吸迫促。本病大多为肺胃积热，痰火上攻而成。按病因性质的不同，并有锁喉风、哑瘴喉风、缠喉风、撮口喉风等许多名称。至于喉痹的症状，一般也是喉中肿塞、痹痛痰多、汤水难咽、言语难出。它的原因虽多，不外是痰火及风邪抑遏所致。因风热者，兼有壮热恶寒；因热毒者，兼有面黄目赤；因阴毒者，则喉间肿如紫李，微见黑色；更有因饮酒过度，或七情所伤而成者，不胜枚举。但不论是哪一种原因的喉风喉痹，针泻曲池穴，都可以起到疏风开郁，清热泻火的作用。如同时配用合谷、二间、鱼际、液门等穴，以清肺与大肠及三焦的郁热，并加刺天突，可疏通喉间的阻塞，针泻丰隆以清胃热而降痰，必要时再在关冲、商阳、少商及尺泽等穴点刺泻血，以放散热毒，则收效更佳。

发热的现象，有表热、里热、表里俱热或潮热等各种区别，治法亦各有不同。取用曲池穴，主要是指外感初期具有表证的热病之类，它和大肠经的合谷、二间、三间等穴，同样具有发汗退热的功效。当外邪初犯肌表皮肤，风寒化热，还没有深入时，针刺曲池穴，可借以疏卫通阳，开泄腠理，驱邪从皮毛外出，汗出表解之后，发热的现象，亦可随之消失。此外，曲池穴因属大肠经的合土穴，联系了属土的脾胃，更有退周身邪热的作用，临床上用它治疗热病发狂，或伤寒余热未退，所谓发热更无休的症状，亦有显著的疗效。所以古人将它列为十三鬼穴之一，也就是这个缘故。

“遍身风癣癞”，是指以奇痒为特征的癣与癞疥等皮肤病之类。本病主要为内有血热，外感风湿，蕴积于肌腠而成。由于肺主一身之皮毛，凡肌表皮肤的各种病症，无不与肺脏有关。肺与大肠相表里，皮肤有痒疼的现象者，一般都属于阳证，适宜在阳经的大肠经取穴。针刺曲池穴，不但因它是大肠经的合穴，兼能有助于肺脏的清肃功能，使清热祛风的疗效，可以通达肌表，遍及全身。同时因阳明经是多血多气的经脉，曲池属于土穴，直接与属土的足阳明胃经有着密切的关联。胃为气血之海，曲池穴通过了这种关系，更可以发挥凉血润燥的效能，作为消除遍身癣癞在治本疗法中的要穴。



瘳，音抽；是病治愈的意思。“针着即时瘳”，是说明上述各症，针刺曲池穴，运用适当手法，必能迅即获得满意的疗效。

**其四　合谷在虎口，两指歧骨间。头疼并面肿，疟病热还寒，齿龋鼻衄血，口噤不开言。针入五分深，令人即便安。**

合谷，是手阳明大肠经的原穴。位于手虎口拇食二指的歧骨间，即第一、第二掌骨接合部的上端。以手平伸，将拇食二指伸张，在歧骨前显现微凹窝之处，就是穴位的所在。

头部疼痛的原因很多，按其疼痛的部位，主治的穴位也各有不同。由于手阳明大肠经的分布，自手至头，它有一条经筋，也是沿着经脉的走向，散布于头面，上行颊部，结于颧骨内侧部，上左额角，络于头部，再下右侧颌部。合谷，因是大肠经的原穴，所以它所主治的头痛，从循经取穴的作用上来说，是偏重于前额及颅顶的疼痛。在该穴施行泻法，疏泄和通调阳明的经气，常能显著地获得镇痛的效果。根据临床经验，对一般风邪外袭，非顽固性的头痛，针刺合谷穴，或轮流配用风池、太阳、上星、头维等穴，均用泻法，往往针一二次即愈。尤其是偏头痛，针合谷并加刺太阳、头维，收效极大。至于疼痛的部位，如有连及颌、颊、颧骨等部者，除局部取穴外，针泻合谷穴，并行置针术，尤有卓效。

面肿的原因不一，肿胀的部位，也有全面或局部的区别。其中较常见的，如由肾病而引起的颜面与眼睑浮肿，又如发病在颐颌部，腮腺红肿疼痛的痄腮之类；另有一种大头瘟，初起于鼻额，继则延至面目，红肿灼热，面有光泽。像这些面肿的形成，大多是属于风热上攻所致，治疗也当以疏风解表，清热退肿为主，针泻合谷穴，便能起着这些作用。所以临床上遇到面肿或局部面肿的症状，往往必须取合谷为主穴或配穴，利用远隔的诱导针法，以疏调阳明经气，清泄气血的壅滞，其效果一般都是很好的。



“疟病热还寒”，是指温疟的症状。《素问·疟病》篇说：“先伤于风，而后伤于寒，故先热而后寒也，亦以时作，名曰温疟。”《金匮要略》对本病的症状，并有较具体的描述说：“温疟者，其脉如平，身无寒，但热，骨节烦疼，时呕。”另有一种发于春夏，也以先热后寒为特征的，称为风疟。正如《沈氏尊生书》所说：“风疟者，自感风而得，风为阳邪，故其症先热后寒，恶风自汗，头痛烦躁……”取用合谷穴治疗本病，不但因它有疏风宣阳，解表退热的功效，对于这一类先热后寒，热多寒少，或发热较重的疟病，最为适宜。同时因它还可以缓解头痛，所以要消除疟病发作时的头痛现象，它更能起到重要的作用。不过治疟的专穴，如大椎、陶道、间使、后溪等，仍须分别采用，在发作前 2～3 小时内针刺，均用泻法，则疗效尤为显著。

齿龋是牙有蛀孔，发生疼痛，属于阳明湿热而引起的实证。因为手阳明大肠经的分布，入于下齿龈部，本经如有湿热郁火，经气闭壅，便会影响到牙齿发生疼痛。但不论其疼痛的性质时发时止，阵阵剧痛，或浮肿作痛等，根据实证宜采用循经远刺的原则，对于这一类齿痛，都可以针泻大肠经的原穴合谷，疏通经气的壅滞，清热泻火，而能迅速地止痛退肿，尤其是下颌齿痛，效果更为显著。

鼻衄血是由于血热妄行，导致鼻孔出血，或涌出不止。本病有内外二因：外因大多为感冒及风热壅盛而生；内因多由劳伤阴虚动火而发。因为肺开窍于鼻，鼻衄血的原因，虽不一端，但无不与肺脏有关。肺与大肠相表里，大肠经的分布，挟行于鼻孔的两侧，并和起于鼻梁两旁的陷凹部，下沿鼻外的足阳明胃经相衔接。所以对于由外感引起的鼻衄血，针刺合谷穴，在治本疗法中，能有疏风清热而止血的作用。热甚者或轮流加刺上星、口禾髎、迎香，以及用于清肺热的少商、鱼际、列缺等穴，则更可加强疗效。至于阴虚者宜以滋阴降火为主，亦可酌选涌泉、内庭等穴，引热下行。



口噤，就是牙关紧闭，上下颌闭合不开，属于昏迷失神病变中的证候之一。一般地说，口噤的现象，多属实证，例如猝然跌仆，人事不知的中风，若口噤不开，面色红赤者为闭证、属实。反之，如目合，口张，手撒者为脱证、属虚。由于大肠经的循行，自手至头，通过颊部，走入下齿龈部，又回出绕至口唇，因此从经络所通的作用上来说，不论哪一种原因所引起

“口噤不开言”的症状，都可以取用合谷为主穴，施行泻法。不但能借以祛风宣窍，而且可使疗效直接上达于口齿颊部，发挥开闭泄热的主要作用。

针刺合谷穴的深度，一般是三分至七分。所谓针入五分深，是泛指治疗虚实病症或深或浅的平均深度，主要还需要根据病情，与患者体质的强弱来决定。因为合谷穴，在一般手部穴位中，针刺感应比较强，对于初诊或虚弱患者，针刺宜较浅，达到痠感即止，否则常易发生晕针。至于身体壮实属于疼痛性以及癫狂发热等实证之类，采用泻法时，针刺的深度，亦可酌情刺至五分以上。但孕妇不宜针刺合谷穴，以免发生事故，这也是临床上应该特别注意的。

**其五　委中曲脷里，横纹脉中央。腰痛不能举，沉沉引脊梁。痠疼筋莫展，风痹复无常，膝头难伸屈，针入即安康。**

曲脷里，即膝后曲处，俗称膝弯。委中，是足太阳膀胱经的合土穴，位于膝腘窝横纹的中央，当腘动脉外侧，触着动脉的地方，所以说：“横纹脉中央”。



“腰痛不能举，沉沉引脊梁”，这是属于实证的腰痛，与肾虚而引起的隐隐作痛，绵绵不已者，有显著的区别。实痛大多由外感风寒湿邪，凝结经络，或外伤挫闪，气血不和，以致腰部剧烈痠痛，不能俯仰，卧时亦难以转侧，甚至牵引脊背，沉沉作痛。治疗这一类实痛，一般都适宜采用远道针法为主。由于足太阳膀胱经的循行，自头至足，其中直行的经脉，挟行于脊柱两旁，直达腰部；另又从腰部分出一支脉，挟脊柱穿过臀部，直下入膝弯的腘窝中（即委中穴的所在）；又有一支脉，挟脊柱，下行过髀枢部，沿大腿外侧后缘下行，与前一支脉会合于膝弯内。委中穴因属这两支从腰背而来的支脉会合之处，所以根据循经远刺的原则，在该穴施行针泻，疏通经脉，宣导气血，对属于实证的腰脊牵引疼痛，往往能迅速获得镇痛的疗效。

筋莫展，是筋骨关节不可以屈伸舒展，否则就会使痠疼加剧的意思。这是泛指腰腿痛，腿股风之类的病变。本病发作的部位，有仅局限于腰股和下腿的一部分，但通常发病时，痠疼的感觉，大多由上而下放散，从腰部、臀部向大腿后面至膝腘、下腿外侧及后面，以至足外缘及足背间，甚至有痛至脚跖者；如伸屈下肢，或屈其足背时，则疼痛更烈。在发病的过程中，多属持续性，而时时增剧，剧痛时甚至如灼如刺，也有缠绵至数月或数年不等。针泻委中穴治疗本病，就是从经络所通的作用上，按部取穴，以制止疼痛为目的的一种有效疗法。如加刺环跳、阳陵泉、昆仑等穴，则收效更佳。

风痹，是概括行痹、周痹、筋痹，以及流注与历节风之类的痹症。“风痹复无常”，是说明本病在外感风寒湿邪时，偏重于风邪乘虚侵入人体所致。由于风的特性，是数行善变，反复无常，流动不定的。所以一般的痹证虽在筋骨肌肉发生挛痛、沉重、痠麻等现象。但风痹的特征与风的特性一样，却是遍于周身，在上下左右走注流窜，痛无定处。针灸治疗，大多根据或上或下的疼痛部位，采用局部或循经近刺为原则。针泻委中穴，主要就是疏调膀胱经的经气，清热解表，尤其用于缓解肩背腰腿以及膝关节附近的疼痛等，更为适宜。但本病较为顽固，视其发病部位，仍当选用其他在局部的有效穴，配合针治，更可加强疗效。



“膝头难伸屈”，是指鹤膝风之类的病变。本病主要为风寒湿热的侵袭，致膝关节周围，灼热肿胀，发生剧烈疼痛，运动障碍，屈伸不得，日久渐至强直，上下腿肌肉萎缩枯细，膝关节肿大，成为畸形。在局部疗法中，委中就是一个常用的有效穴，以清除湿热，消肿止痛。属于急性发作者，如同时配用阴市、膝关、阴陵泉、阳陵泉等穴。病在两膝眼及膝头两侧，加用吸筒，每日一次。如病属初起者，往往于一周左右就能获得疗效。

“针入即安康”，是说明委中穴对上述各症，具有特殊的功效。但它是一个禁灸穴，仅宜针刺，不适宜灸治。

**其六　承山名鱼腹，腨肠分肉间。善治腰疼痛，痔疾大便难，脚气并膝肿，辗转战疼痠，霍乱及转筋，穴中刺便安。**

承山，别名鱼腹（形容在胫后软肉处的意思），属于足太阳膀胱经。它的部位，在下腿后侧的正中，腨肠（俗称小腿肚）的下尖，分肉之间的陷凹中，亦即腓肠肌两头间缝的下部，自跟腱停止部上约七寸之处。《挨穴法》说：“先定昆仑、跗阳、飞阳，与飞阳平直对委中。在腨肠之下分肉两方有行纹，穴在筋缝正中之顶点。”《三才图会》说：“伸足，从跟后至腨肠，以一指向上摩之，自行指止处是穴。”

“善治腰疼痛”，主要是指外感寒湿，或挫闪外伤所引起的腰部剧烈疼痛的实证。因为治疗这类属于实证的疼痛，一般都偏重在循经远刺的取穴原则，和治疗肾虚腰痛适宜于局部的取穴法，略有不同。根据足太阳膀胱经分布于腰背的循行通路，针泻承山穴，就是从经络所通的作用上，使镇痛的疗效，直接上达腰部。所以它和委中穴一样，同被称为治腰痛的特效穴。



痔疾的类型和名称很多，它的主因，不外是湿热，或阴虚火炽所致。本病在发作时，肛门刺痛，时流黄水血液，并出现大便秘结，或有便意而排出困难的现象。但也有先因发生便秘，排便困难，用力太过，因此而继发痔疾的。取用承山穴，治疗这类“痔疾大便难”的症状，主要是由于足太阳膀胱经，有一条别行的经，自下腿后侧上行，入于肛门之处；承山穴通过了这条经别，不但使它所具有清热、凉血、顺气的作用，可以通达于肛门部，减轻直肠瘀血，并促使痔静脉收缩，获得消炎镇痛的疗效；同时因热解气顺之后，便亦自通，更可消除由此而引起排便困难的现象。由于痔疾与便秘的原因很多，根据不同症状，痔疾可加取长强、二白、次髎，三阴交等穴；通便可酌选天枢、大肠俞、支沟、足三里、内庭、照海等穴助治，则承山穴的主治范围，也就更为广泛了。

脚气，有干湿两种类型。腿肿连膝超亮光者，称为湿脚气，主征是腿脚浮肿，顽麻疼重，弛缓无力，不便行走；属于寒湿者，更有恶寒及足冷如冰的现象。干脚气多由湿脚气久延不愈而成，特征是腿部肌肉日渐消削，干瘦而痿软无力，皮肤麻痹，无浮肿，冷痛则较前加重，即所谓“辗转战疼痠”的现象。战，是战栗恶寒，形容本病患者不能步履，在床上辗转反侧并接连发生战栗恶寒，腿部疼痛痠重等症状。由于脚气病的形成，多属血虚气弱，为湿邪乘虚侵入，使经络与气血壅滞不通所致。取用承山穴，就是一种有效的局部疗法。可借以疏泄经络的壅闭，宣导气血的阻滞。属于寒湿者，可用灸法。如有红肿灼热，口渴溺赤，属于湿热者，当用针泻。但为了标本兼顾，仍有必要配合足三里、三阴交、绝骨、复溜、阳陵泉等穴，更可增强疗效。至于承山穴对于下肢病的主治范围，并不仅限于脚气一类，如由其他原因所引起的膝肿、胫痠、下肢倦怠、战栗不能行立等症，它都可以治疗，均有卓效。



“霍乱及转筋”，是指霍乱吐泻因脱水而引起的转筋症状（俗称吊脚痧）。本病发作急骤，症情严重，在大吐大泻之后，腓肠肌强直性痉挛，其硬如板，且有剧烈疼痛。针泻承山穴，不但有制止吐泻，缓解腹痛的功效，同时在按部取穴的疗法中，特别具有舒筋祛寒，消除痉挛与疼痛的重要作用。所以它素被称为治疗转筋的特效穴。除霍乱转筋的重证之外，其他如下肢经脉失其营养，步行过劳，或寒冷乘袭所引起的轻证转筋之类，在承山施行针泻，往往都有显著的效果。

**其七　太冲足大趾，节后二寸中。动脉知生死，能医惊痫风，咽喉并心胀，两足不能行，七疝偏坠肿，眼目似云蒙，亦能疗腰痛，针下有神功。**

太冲，是足厥阴肝经的原穴。位于足大趾外侧本节后二寸，即第一跖骨与第二跖骨连接部的直前陷中，用手指从第一与第二跖骨之间，循歧缝上推，推至歧骨而指止处，就是穴位的所在。

太冲穴的部位，有动脉应手。古人在诊断疾病时，不论是头和手足各部，只要审察到脉管显露或者脉动应手的地方，都要去进行切脉，借以掌握病情。因此在《素问·三部九候论》说："故人有三部，部有三候，以决死生，以处百病，以调虚实，而除邪疾。"其中对于下部的切脉之处，并指出所谓"下部天，足厥阴也。"这个部位，据王冰的注释："女子取太冲，在足大指本节后二寸陷中是。"

由太冲来判别死生的问题，《素问·气交变大论》曾有明白的记载："岁金太过，燥气流行……肝木受邪……太冲绝者，死不治。"《素问·至真要大论》也有类似的说明："阳明司天，燥淫所胜……病本于肝，太冲绝，死不治。"《铜人腧穴针灸图经》更明确地说："凡诊太冲脉，可决男子病生死。"由此可见，古人将太冲部位的动脉，直接运用在诊断上的重要意义。



惊痫风，是指小儿惊风与风痫之类的病变。惊风的病因，多由内夹实热，外感风邪，风热交争，血乱气并，痰涎壅盛，致发生牙关紧闭、窜视反张、手足搐搦等症状。痫病的主因，大多也是由于肝风心火热甚风燥，涎溢胸膈，致突然发生眩仆倒地，昏迷不省人事，并有瘈疭抽掣、口眼㖞斜，或口作六畜之声等现象。太冲，因属肝经的原穴，对于各种病症中，凡有关肝风内动而引起手足搐搦、角弓反张，以及眩晕昏仆等现象，在治本疗法中，它就是一个不可少的有效穴。所以用它来作为治疗小儿惊风及痫病的主穴之一，在该穴施行针泻，往往能够显著地发挥平肝、息风、清热、开窍，恢复神志与镇静的作用。

心，指胸胁部而言。取太冲穴治疗咽喉和心胸部胀满的病变，从穴位的主治作用来说，关于咽喉方面，主要是指属于肝肺火盛，复感风寒，热毒陷于厥阴之分，而导致喉中肿痛闭塞的症状。另一方面，所谓“咽喉并心胀”，就是指由于肝气上逆，发生气塞喘咳，以及肝气太过，气血郁结而引起的胸胁部胀满疼痛之类。因为肝经的循行，自足至腹，散布胁肋，沿喉咙后面，上行至头；另有一支脉，从肝脏别贯膈膜，上注于肺中。所以针泻太冲穴，就是根据循经远刺的原则，治疗肝肺火盛所引起的喉痹，可借以清泄肝脏的邪热，引火下行。对气塞喘咳、胸胁胀满的症状，亦可用于降逆平喘、宽胸消胀，从根本上疏调肝气之后，它的功效，也就不难想见了。

“两足不能行”，是由于如肝虚血少，不能营养筋脉，或久行伤筋，血凝气滞，以致发生两足难以屈伸，萎弱挛急，肿胀痠麻，或膝盖冷痛等各种步行困难的症状。治疗这一类足病，除根据不同的原因，分别在局部或循经取穴外，都可以取用肝经的原穴太冲，作为标本兼治的主要穴位之一。在该穴施行针灸，借以旺盛血行，舒经活络，而消除气血不调，血不养筋的主因，自可由此而获得恢复步行的功效。

“七疝偏坠肿”的七疝，即冲疝、癞疝、厥疝、狐疝、瘕疝、癀疝、癃疝等七种疝病。偏坠肿，即疝病中偏于一侧睾丸肿大下坠的现象。因为肝经的循行，相交环绕阴器，再至少腹部。所以七疝和偏坠肿的症状，主要是属于肝经的病变。大多为寒湿袭留下焦，血凝气滞，肝气失于条达所致，治疗也偏重在循经取穴。针灸本经的原穴太冲，由于具有疏调肝气的作用，所以它是治一切疝病的要穴。如再配合三阴交，以宣通三阴经的气血阻滞；针灸气海，总调下焦的气机，或酌选大敦、曲泉、关元等穴助治，则更有相得益彰的妙用。

“眼目似云蒙”，是指目觉𥆨𥆨，如云雾蔽日一样，视物不清的现象。因为肝开窍于目，肝藏血，目得血而能视。所以“眼目似云蒙”的症状，大多为肝肾阴虚，血气不足，或血虚生内热，热邪入肝，阻碍了肝血的濡养作用所致。太冲，因属肝经的原穴，可补可泻，用它来治疗本病，在治本疗法中，不但可以补益肝气，促进脏腑的精气上注于目，借以增强视觉；

同时又可作为泄除肝热与导火下行之用。所以，它也是主治一切目疾的特效穴。只要辨证论治，掌握补虚泻实的原则，再配合眼区附近的穴位，就更可发挥高度的疗能。

腰痛不可俯仰的症状，是足厥阴肝经的“是动病”之一（见《灵枢经·经脉》篇）。主要因肝、肾同属下焦，腰是肾脏的外廓，肝木为肾水之子，两者能互为影响。所以如肝、肾亏虚，能够发生腰痛。同时因肝能藏血，肝主风，性喜舒畅条达；肝经又是血多气少的经脉，如有外感风邪，或瘀血留阻于经络，以致气机不宣而引起的腰痛之类，这都适宜偏重在肝经取穴。其中属于风邪的腰痛，痛多抽掣牵引腿足，或拘急且痠，而上连背脊；因于瘀血的腰痛，其痛如刺，日轻夜重，大便黑或秘结。对于这一类腰痛，都可以取用太冲，作为主穴，施行泻法，疏调肝经的经气。不但对因于风邪者，可借以祛风除湿，扶正祛邪；对瘀血的腰痛，更有活血通络和逐瘀的重要作用。至于因肝、肾虚而起的腰痛，则当采用补法，以补益肝、肾的不足，仍有缓解疼痛的显著效果，所谓“针下有神功”即指此而言。



**其八　昆仑足外踝，跟骨上边寻。转筋腰尻痛，暴喘满冲心，举步行不得，一动即呻吟，若欲求安乐，须于此穴针。**

昆仑，是足太阳膀胱经的经火穴，位于足外踝的后侧，跟骨结节的陷凹中。以手指从跗阳穴向下推按，至指到达足跟骨之处，适当外踝与跟腱的中央部分，就是穴位的所在。

转筋多由登山、远行、游泳，以致过劳，或寒冷乘袭，或各种中毒、霍乱吐泻脱水以及脚气病等所引起。它的主征，是腓肠肌强直性痉挛，发生剧痛，其硬如板，轻证经数分钟即止。如因脚气病所致者，往往经数日不解。其由脱水或中毒而起的，亦须随着原因病的好转，始能消失。对于这一类较为严重的转筋症状，针泻昆仑穴，就是一种有效的局部疗法，可借以缓解痉挛，舒筋止痛。如同时加刺委中、承山等穴，并作置针术，则效果尤为显著。

尻，就是腰以下十七至二十一节椎部的通称。腰尻痛，主要是指风寒湿邪凝滞于经络，由气血不和而引起属于实证的疼痛之类。本病与一般的腰痛不同，其疼痛部位，大都自上而下放散，从腰部经臀部、大腿后侧、下腿外侧及后面，以至足外缘及足背间等处，发生剧痛。由于足太阳膀胱经的循行，从腰中分一支脉，挟脊柱，穿过臀部，直入膝腘窝中；又有一支脉，挟脊柱，下行过髀枢部，沿大腿外侧后缘，向下与前一支脉会合于膝弯内，由此向下经过腓肠肌以及足跟部，出外踝骨的后方，至小趾外侧尖端。所以在《灵枢经·经脉》篇中，也曾明白指出："腰，尻，腘，腨，脚，皆痛"，为属于膀胱本腑经脉"是主筋所生病者"之一。取用昆仑穴，就是从经络所通的作用上，循经远刺，借以宣导气血，缓解疼痛的一种有效疗法。如同时加刺环跳、阳陵泉、委中等穴，施行泻法，针后使腰尻及全腿上下均有痠胀感，更有良好的效果。

"暴喘满冲心"，是指脚气病的患者，突然发生上气喘急、心胸满闷，或头痛、口干、呕吐等属于脚气冲心的症状之类。脚气的主因，大多由于水寒或湿热之气侵袭下肢，致经络与气血阻滞不和而形成的。若湿气上冲，就会急暴地发作这一类心悸、气促、胸满、烦喘闷乱等极为严重的病变。取用昆仑穴，在局部疗法中，不但是治疗脚气病的要穴，有宣通经络和行湿、祛湿的重要作用。同时因在井、荥、输、经、合的特定穴位中，属于经的穴位，一般都可以主治喘嗽寒热的证候。昆仑就是在膀胱经之中的经穴。所以咳喘症，通常也包括在它的主治范畴之内。在该穴施行泻法，用它来治疗由脚气上冲而引起的暴喘胸满的现象，兼筹并顾，发挥降逆平喘、宽胸除湿的效能，也就更为适宜了。但本病属于重证，为顾及其元气不支，必须补关元、气海，针后加灸，以维持元气。同时针泻心俞、巨阙，以通调心气；取足三里、内庭、阳陵泉等穴，可用于祛湿行湿，以导胃气的下行；取公孙、内关以解胸满而止呕。这样配合起来，效果就更显著了。

呻吟，是感觉痛苦而发出的声音，这里也就是形容动即呼痛的意思。举步难移而有剧痛的症状，它的范围很广，原因不一。根据这类病症，适用按部取穴的原则。再结合昆仑穴的主治作用来说，主要是指足关节风湿病，尤其是足外踝后部所发生的疼痛之类。本病多由感受风寒湿邪，血凝气滞，壅闭于经络而成。被侵的足关节部肿胀滑泽，皮肤潮红灼热，自发疼痛，不但是步行困难，略一动作，即痛彻心肺，如所谓一动即呻吟的现象。针泻昆仑穴，治疗这一类痛症，就是以调气行血，舒络通经为主的局部疗法。同时因按照五行穴的性质，昆仑是属于膀胱经之中的火穴。对于红肿灼热一类的实痛，在该穴泻火，更有消炎止痛的功效。

“若欲求安乐，须于此穴针”，这是说明昆仑穴的主治范围之广，不但对上述诸症，能有消除病苦，求得安乐的卓效，而它的部位，虽在足外踝后侧，而其疗效却可上达头面，遍及全身。例如头痛、项强、目眩痛如脱、鼻鼽衄、肩背拘急、腰腿疼痛，尤其是难产、胞衣不下、小儿癫发瘈疭等，在该穴施行针灸，一般都有良好的效果。由于它有催生的作用，所以对孕妇是禁针的。



**其九　环跳在髀枢，侧卧屈足取。折腰莫能顾，冷风并湿痹，腿胯连腨痛，转折重欷歔。若人针灸后，顷刻病消除。**

环跳，属于足少阳胆经。它的部位在髀枢（楗骨下，髀以上，即股骨之上端关节部），也就是位于大腿部的外侧，大转子前上部，臀大肌的附着部。取穴时须将身体侧卧，屈上足，伸下足，在股关节外侧，屈股时现横纹处，在该处强压，下肢有痠麻感，就是穴位的所在。

折，是屈的意思。折腰是古人常作为下拜的形容词，这是用作描述痛不可仰的腰部剧痛之类。本病大多是外感风寒湿邪，凝滞于经络，而气血不和所致。发病猝暴，疼痛剧烈，不能俯仰转侧，也有疼痛延及髀腿的，逢阴雨或寒冷，其痛更甚。对于这一类痛势剧烈，属于实证的腰痛，它的治疗和取穴原则，与隐痛绵绵不绝的肾虚腰痛，完全不同。针泻环跳穴，不但是根据患部的邻近取穴法，用于祛风除湿，理气散邪，可借以缓解疼痛。同时因环跳是足少阳胆经和足太阳膀胱经的会穴，膀胱经的分布是直达腰部的。因此从经络所通的作用上说，它能贯通胆与膀胱二经，疏调经络气血的壅滞，对于治实证腰痛的疗效，通常都可与委中、昆仑等穴，相提并论。

“冷风并湿痹”，这是指由于风寒湿邪阻滞了经络气血，使筋骨肌肉发生挛痛、沉重、痠麻的证候。其中由风邪偏胜而形成的称为行痹，其痛流行不定，身体沉重，遍身走注疼痛，有时或偏于上半身，或下半身不定。而寒为阴邪，由阴寒偏胜者多痛，所以也称为痛痹。症状是遍身或局部掣痛甚剧，痛处有寒冷感，如得温暖则痛稍减。至于湿痹的形成，就是湿邪留著，注于关节，亦称为着痹。它的特征是患处固着不移，肢体重著痠痛，或麻木不仁，或兼有浮肿等现象；如延久失治，甚至会使肌肉顽硬，关节变形，而成为残废。此外，根据受病的季节以及所表现的不同症状，还有周痹、胞痹、痛风、白虎历节风，以及皮、肉、筋、脉、骨等痹的名称，名目繁多，不一而足。但不论它的原因是属于风寒或湿邪所致，治疗大多是偏重在按部取穴为主。在下肢方面的，环跳就是其中一个不可少的有效穴。在该穴施行泻法，能有消除腰腿的风寒，及祛湿活络的重要作用。可是本病至为顽固，非短期内所能速愈，必须随症酌选其他有效穴位，如肩髃、曲池、风市、阳陵泉、悬钟、足三里、三阴交、合谷、太冲等穴助治，如痛久不已者，尤当着重于补泻兼施之法，收效更佳。

腿胯，就是指大腿和小腿以及两腿的中间。腨，一称腓肠，俗名小腿肚，与踹通用，也有将足跟称为腨或踹的。欹，是叹息的声音。歔，就是鼻出气。欷歔，是形容痛苦不堪，接连发出叹声而又非常悲切的样子。“腿胯连腨痛”是指腰腿痛或腿股风之类的疼痛。本病大都为慢性疾患，时时发作增剧，其疼痛部位多属自上而下地放散，从腰部至臀部，坐骨结节的中间，向大腿后面至膝腘，下腿后面及外侧，以至足外缘及足背间，其疼痛如灼、如裂、如绞、如刺，甚至不堪忍受。且每于夜间转剧，稍一转侧，伸屈下肢或屈其足背时，则痛势更烈，即所谓“转侧重欷歔”的现象。本病的治疗，在下肢部取穴时，环跳是一个要穴。在该穴施行泻法，并留针 10～20 分钟，不但可以使针感贯通全腿上下，以达缓解疼痛的目的；同时在治本疗法中，又可发挥疏调和宣通散邪的重要作用。如配次髎、承扶、殷门、委中、阳陵泉、飞扬、昆仑等穴，则更可加强疗效。

“若人针灸后，顷刻病消除”，这是说明只要根据不同的病情，在环跳穴分别施行针灸（针一寸半至二寸半，灸十壮至二十壮），除治疗上述腰痛、脚膝冷风湿痹、腿股风诸症之外，其他如半身不遂等下肢疾患，无不有显著的功效。所以古人将它列为回阳九针穴之一，说明确是一个具有卓效的孔穴。



**其十　阳陵居膝下，外臁一寸中。膝肿并麻木，冷痹及偏风，举足不能起，坐卧似衰翁，针入六分止，神功妙不同。**

阳陵，即阳陵泉，是足少阳胆经的合土穴。位于下腿外侧，膝下外臁一寸，腓骨小头的前下方凹陷中。取穴时，正坐屈膝垂足，从膝外侧关节之下，按取腓骨小头的微前下陷中取之（按《类经》、《医学入门》、《针灸聚英》、《医统大全》、《医宗金鉴》、《针灸大成》诸书所载，均系蹲坐取之，亦可作为参考）。

膝肿，就是膝关节周围发生肿胀疼痛，属于鹤膝风之类的病变。本病大多由三阴亏损，或风寒湿热侵袭所致。它的特征是关节肿痛，运动障碍，渐至上下腿肌肉萎缩枯细，独有膝关节肿大而成为畸形。至于麻木的现象，就是肌肤不仁，或不知痛痒，属于气血运行涩滞而形成的一种证候。但不论是膝肿或麻木，在局部疗法中，都必须取用阳陵泉为主穴，能有散邪通络，退肿解痛，以及行气调血而消除麻木的显著功效。对疼痛剧烈者，宜以针泻及留针法；治疗麻木则当以针后加灸，或专用灸疗为主。如随症酌选阴陵泉、三阴交、曲泉等穴助治，收效更速。

冷痹，是由于寒气偏胜，壅滞经络气血，使筋骨肌肉发生挛痛的一种病变。也就是痛痹、脉痹、皮痹、痛风等；以遍身或局部掣痛甚剧，且有寒冷感为特征的概括之称。偏风，是因体虚而感受风邪，形成偏于一侧的手不能握，足不能行，半身不遂的症状。本病的治疗，在下肢部大都偏重在胆经取穴，如环跳、风市、阳陵泉、悬钟等。尤其是其中的阳陵泉，不但在局部疗法中，可以宣通膝关节部位的气血壅滞，以恢复屈伸运动；同时因它是胆经的合土穴，与属土的脾胃，有着密切的联系，所以在该穴施行针灸，既可疏调胆经的经气，又能够起到调和中气的作用，对于体虚气弱，气血壅滞而枯萎不用的半身不遂症，特别有标本兼治的功效。另一方面，正因为它是胆经之中与中土有关的穴位，土能克水，水居北方属寒，因此对于阴寒偏胜而引起的冷痹，在阳陵泉施行灸疗，不仅可发挥胆升发清阳的作用，且更可借以促进脾阳运化水湿的功能，散寒祛湿，来消除由于寒邪而发生的疼痛现象。

举足不能起，是泛指各种原因所引起的下肢麻痹，两足不能提起，屈伸不得等运动困难的症状。“坐卧似衰翁”，是形容肢体筋脉挛急，不能正坐平卧，如同衰弱老翁弯腰屈背的现象。由于四肢及关节的屈伸运动，是与筋的活动有着一定的关联的，筋为肝所主，如肝虚血少，不能营养筋脉，往往也就是形成痉挛拘急等筋病的主因。肝与胆相为表里，胆经的阳陵泉，通过了这种表里关系，它的疗效，不但贯通肝、胆二经，同时因它是全身八个会穴之一的筋会，可以统治着关于筋脉萎缩、挛急、强直等一切筋病的证候，能有调和气血，舒筋活络的卓效。所以在该穴施行针灸，对于下肢麻痹，足不能提，以及肢体筋脉挛急、坐卧蹉屈不舒等症状，就特别成为主治的要穴了。

针刺阳陵泉的深度，历代针灸医籍，大多认为以六分为止。施灸的壮数，以三壮至七七壮不等。例如《甲乙经》曰："刺入六分，留十呼，灸三壮。"《针灸聚英》曰："铜人针六分，留十呼，得气即泻。又宜久留针，灸七七壮。"《针灸说约》曰："针六分，灸七壮。"《针法入门》曰："针六分，灸七壮至七七壮。"《针灸大成》曰："针六分，灸七七壮。"近代多数也主张可针至六分以上，其实关于阳陵泉穴针刺深度的问题，在实际运用时，主要还必须结合患者体质的强弱与肥瘦，以及针刺感应的有无等方面来决定。这样地灵活运用，才可以避免太过或不及的后果。



**其十一　通里腕侧后，去腕一寸中。欲言声不出，懊侬及怔忡，实则四肢重，头腮面颊红，虚则不能食，暴瘖面无容，毫针微微刺，方信有神功。**

通里，是手少阴心经的络穴。位于前臂掌侧下端的尺侧，腕横纹之上一寸处，即掌后豆骨之上横纹端，上行一寸，就是穴位的所在。

"欲言声不出"，是指舌下肿疼或舌体肿硬，属于心热病的证候。因为"心开窍于舌"，"舌为心之苗"，如心经火盛血壅，上冲舌本，往往能由此而导致舌下红肿胀痛，甚至舌胀满口，坚硬疼痛，或舌体肿硬，舌不能运动，而发生言语涩滞，声不易出的现象。针泻心经的络穴通里，就是根据本病以心热壅盛为主因，借以清热凉血，泻火开郁的一种治本疗法。但在必要时，如轮流加刺哑门、廉泉、关冲、中冲、少府、大都等穴，或在金津、玉液点刺泻血，更可加强疗效（《医学纲目》曰：

舌肿难言，取廉泉、金津、玉液，各以三棱针出血。又取天突、少商、然谷、风府)。懊侬，即胸中烦郁，也就是懊恼、烦恼的意思。本病的原因很多，一般如有心火亢盛，心烦口干者，属于实证。肝肾阴亏，或心脾耗损，由阴虚火旺而引起者，属于虚烦症。怔忡，是心胸跳动，无有宁时的一种证候。本病多偏于虚证，其原因主要为思虑过度，心血虚损。取用通里作为主穴，治疗这一类病变，一方面是根据经络系统，循经远刺，它的疗效，能够直接影响到心脏方面；同时因它是一个络穴，可补可泻。所以在该穴施行泻法，对属于实证的心中烦郁现象，能有清火安神的作用；施行补法，治阴虚火旺的虚烦症，也有补益心阴，宁神定志的功效。至于治疗惊悸怔忡之类的症状，针补通里穴，能够高度发挥养血宁心的疗能，更是临床上认为不可少的要穴了。

由于脾主四肢，四肢困重的现象，一般都偏重于脾病，为湿邪留滞所致。但从通里穴的主治作用来说，本条的“实则四肢重”，是指属于心经的实证而言。华佗《中藏经》论心脏虚实寒热脉证之法，对这一点曾明白地指出：“心病，则胸中痛，四肢满胀，肩背臂膊皆痛，虚则多惊悸，惕惕然无眠……”又曰：“心有水气则痹，气滞身肿，不得卧，烦而躁，其阴肿也。”又曰：“心中风，则翕翕发热，不能行立……”又曰：“心病则先心痛，而咳不止，关膈不通，身重不已，三日死。”凡此种种，都是说明在心病证候中，会出现四肢满胀、身肿、不能行立、身重不已等现象。四肢虽为脾所主，但在脏腑的五行关系上，心火为脾土之母，两者的证候，往往能互相影响。从经络系统方面来说，脾经的分布，自足上行至胸腹部，注于心脏中，和心经相衔接。心经由胸走手，又和相为表里的小肠经衔接着，小肠经的循行，沿肘臂上行，绕行肩胛，相交于肩上。所以，如上述的四肢重滞胀满，或心痛，肩背臂膊皆痛等现象，也就是和脾、心、小肠等脏腑的功能、筋络的分布，有着密切关联的。通里因是络穴，联络着心和小肠的表里关系，亦可与脾经相通，所以在该穴施行泻法，对于这一类属于心经的实证，就特别能够起到疏调经络的作用，而获得活血、行气、散结、止痛的效果。“头腮面颊红”，主要是心脏有热的一种证候。“心主血”，“心属火”，“心之华在面”，所以临床上遇到脉数、面赤、舌干尖赤、口渴欲饮等现象，也都是心热病的特征。心与小肠相表里，小肠经分布在头面的，要经过颊部、眼区周围、颧骨部等处。因此，在表里二经有热时，也常会出现头腮面颊发赤，或由于火郁于上而引起的颊部红肿之类。针泻通里穴，治疗这一种热病，因它可以发挥络穴的作用，使清热泻火的疗能，贯通二经。所以，将它作为治本疗法中的主穴之一。

虚，是指心气虚怯，营血不足的一种表现。不能食，就是根据心火为脾土之母，母虚子亦虚的原则，指由于心虚血少，影响到脾土不能健运，心脾两伤而发生饥不思食，饮食减少，食后不易消化的现象。“暴瘖面无容”，也是心虚病的证候。“暴瘖”，就是突然发作，声音嘶哑不能出声；它的原因很多，这里是指因气血亏损，虚火劫津，邪伤阴分而引起的一类（《素问·宣明五气》篇曰：“邪搏阴则为瘖”）。本病根据“舌为心之苗，言为心之声”的原理，以及心经的分布是“从心系上挟咽”、“复从心系却上肺”，所以在《灵枢经·经脉》篇记载十五络脉的主要病变时，其中对于通里穴，特别指出它是“循经入于心中，系舌本，属目系，其实则支膈（胸膈支撑不舒），虚则不能言。”借此来说明从经络系统上通里穴能有主治暴喑的作用。至于面无容的现象，即面色枯淡，晄白无华的病态。《素问·六节藏象论》曰：“心者，生之本，神之变也，其华在面，其充在血脉。”这里所谓其华在面的意思，就是心主血脉，血足则面容光彩，脉络满盈，由此即说明面无血色者，是属于心虚血衰的一种主要证候。所以，对这种都与心虚有关的“虚则不能食，暴瘖面无容”的症状，在循经远刺的治本疗法中，取用通里作为主穴，施行补的手法，自可分别获得滋阴降火，补养心血的显著效果，达到消除症状的目的。

毫针，已在本编中说明，不再重复。现在临床上普遍应用的细针，也就是模仿着古时的毫针，改制而成。它的特点，不但在运用时，采用任何手法，都可以搓转自如，提插应手，而且在施术过程中，对针刺部位所造成的创伤，也较其他针具轻微，能补能泻，养正而可蠲邪，所以它的应用范围，非常广泛。由于本条所指出通里穴的几种主治症，其中有虚证，也有实证，而通里又是浅在的络脉，因此也最适宜取用毫针，借以徐缓和平的微微针刺，既可发挥扶正祛邪的作用，又于泻邪之中，而不致伤正。正如《医宗金鉴》针对毫针的功用说："养正除邪在徐缓，静入徐出邪正安。"由此就不难理解本条所谓"毫针微微刺，方信有神功"的意义了。

**其十二　列缺腕侧上，次指手交叉。善疗偏头患，遍身风痹麻，痰涎频上壅，口噤不开牙，若能明补泻，应手即如拿。**



列缺，是手太阴肺经的络穴，位于腕后桡侧上一寸五分，即前臂桡侧的下端，桡骨茎状突起之直上部。取穴时须使患者将两手的拇指、食指张开，两虎口接合成交叉形，右手食指押在左手之桡骨茎状突起之上部，食指尖到达之处，约去腕关节一寸五分，筋骨陷中，就是穴位的所在。

偏头患，即偏于一侧的头痛。取用列缺穴善疗本病，主要因它是肺经的络穴，联络肺与大肠的表里关系。手阳明大肠经有一条经筋，随着大肠经自手至头的走向，散布于头面，上行颊部，结于颧骨内侧部，上左额角，络于头部，再下右侧颌部（见《灵枢经·经筋》篇），从经筋偏重于头额部的走向来说，所以如有风邪外袭而引起的偏头痛，或有连及颌、颊、颧骨等部的疼痛之类，都可以针泻列缺穴，不但能有疏风宣肺的作用，同时可贯通表里阴阳之气。循经远刺，通过了阳经的配偶关系，使它的疗效，上达头面，肺与大肠的经气皆得疏调之后，往往也因此而迅速地缓解疼痛了。

风痹，是概括行痹、周痹、筋痹、历节风之类的痹症。它的特征是上下左右走注痠痛，或周身疼痛痠楚，大多为风邪偏胜，使经络气血闭滞所致。麻，是泛指周身四肢或局部失却感觉，麻木不知痛痒的疾患。本病的原因很多，主要是气血运行涩滞，皮肤不能得其营养，即《内经》所说“荣气虚则不仁，卫气虚则不用”的现象。由于肺主一身之皮毛，与肌表皮肤有着密切的关联，所以有许多皮肤麻木现象，也多和肺气虚弱有关。尤其是体虚为风邪所袭，在肌表皮肤，发生麻木或疼痛痠楚所谓遍身风痹麻的证候时，因风为阳邪，一般更适宜取用阳经，即在与肺经相为表里的手阳明大肠经。在选穴上，如合谷、手三里、曲池、肩髃等穴，就是著名的有效穴。但列缺因是肺经的络穴，能够兼通表里，所以治疗肢体的风痹麻木，在标本兼顾的疗法中，就突出了它的作用。在该穴施行针灸，可同时影响到肺与大肠二经，发挥散风、开气、蠲痹、通络的效能，成为治疗本病的要穴之一。



壅，是壅滞，即阻塞的意思。“痰涎频上壅”，是泛指痰饮留滞，或痰热内蕴，因气机的出纳升降失常，致痰涎不断上逆，阻塞了气道的一种证候。这种证候，可以出现在许多疾病之中，例如喉中痰涌，声如曳锯的哮喘之类，就是以这种现象作为主征。至于将“痰涎频上壅，口噤不开牙（牙关紧闭）”的症状联系起来，也就是由于风寒风热袭于阳明经，以致筋挛脉急，痰涎阻滞而成的一种急性病变之类。根据痰涎是“气滞则盛，风动则涌”的病理，列缺穴因有疏散风邪、宣肺、平气、降逆的作用，所以对于任何病症中出现痰涎频上壅的症状时，它就是一个不可少的有效穴。同时因手阳明大肠经的分布，自手至头，通过颊部，走入下齿龈部，又回出绕至口唇，在经络系统上，如为风寒风热所袭，而发生牙关紧闭，口噤不开的现象时，针泻列缺穴，通过了它是联络着肺与大肠二经的关系，可以疏通大肠经，调节表里之气，使祛风宣窍泄热的疗效，能直接上达口齿颊部。因此要消除口噤不开牙的现象，在远道针法中，它就成为一个主要的穴位了。

明补泻，就是掌握病情的虚实，正确地运用补虚泻实的手法。因为络穴有一种特点，即当脉气实的时候，该处会发现肿硬或隆起；虚的时候，有时反会有陷下的现象，如仔细按摩，是较易辨别出来的。这种隆起或陷下的特殊反应，在诊断和治疗方面，常可作为辨别病情虚实的参考。同时因络穴都是兼通表里二经的，可补可泻，所以对手太阴肺经的虚证，取列缺补之，可以从手阳明大肠经上，引气来充实。相反的，如属肺经的实证，取列缺泻之，亦可使气从手阳明大肠经上起到调节的作用，而达到疏散的目的。当然，这里的关键，首先要辨明虚实，例如上述列缺善治偏头痛、遍身风痹麻、痰涎频上壅、口噤不开牙等症状，其中都有着虚和实的分别，列缺穴虽能主治这些病症，但主要还得从操作过程中，是否能正确地运用补泻手法来决定。所以说："若能明补泻，应手即如拿"，意即在此。



马丹阳天星十二穴辨证论治表

头面五官疾患

头痛、面肿——合谷

偏头痛——列缺

头腮面颊红——通里

眼目似云蒙——太冲

目疾（年过三旬后，针灸眼便宽）——足三里

鼻衄血——合谷

口噤——合谷

痰涎频涌上，口噤不开牙——列缺

欲言声不出——通里

暴瘖面无容——通里

牙疼——内庭

齿龋——合谷

咽喉疾患

咽喉痛——内庭

喉闭促欲死——曲池

咽喉痛——太冲

胸腹疾患

心（胸）胀——太冲

心腹胀——足三里

胃中寒——足三里

不能食——通里

暴喘满中心——昆仑

气蛊及诸般臌胀——足三里

腰背疾患

腰痛——太冲

腰疼痛——承山

腰尻痛——昆仑



折腰莫能顾——环跳

腰痛不能举，沉沉引脊梁——委中

四肢疾患

肘中痛——曲池

挽弓开不得，筋缓莫梳头——曲池

偏风手不收——曲池

膝头难伸屈——委中

腿肿膝胻痠——足三里

脚气并膝肿，辗转战疼痠——承山

膝肿并麻木——阳陵泉

腿胯连腨痛——环跳

两足不能行——太冲

举足不能起——阳陵泉

举步行不得——昆仑

瘈痛筋莫展——委中

转筋——昆仑

霍乱转筋——承山

四肢厥冷——内庭

四肢重——通里

疝痔及大便疾患

七疝偏坠肿——太冲

痔疾大便难——承山

肠鸣泄泻——足三里

诸风伤寒及热病

惊痫风——太冲

风痹复无常——委中

遍身风痹麻——阳陵泉

遍身风癣癞——曲池

冷痹及偏风——阳陵泉

冷风湿痹——环跳

瘾疹（风疹块）——内庭

伤寒——足三里

发热无休——曲池

疟病热还寒——合谷

疟疾不能食——内庭

诸虚劳损疾患

羸瘦损——足三里

懊侬、怔忡——通里

喜静恶闻声——内庭

数欠——内庭

# 九、胜 玉 歌

**简介** 本篇是杨继洲家传配穴处方的经验总结。杨氏浙江衢县人，是家学渊源的名针灸家，在明代嘉靖年间，被选为世宗的侍医。他对于针灸学术的贡献很大，著名的《针灸大成》，就是在他家传《卫生针灸玄机秘要》一书的基础上，加以增辑而成的。在杨氏行医的时候，元代王国瑞编撰的《扁鹊神应针灸玉龙经》，已流行一时，尤其是其中所载的《玉龙歌》，更为针灸医师及初学者所推重。但《玉龙歌》的原文较长，不易记诵，杨氏有鉴于此，特将他的家传秘录，结合了自己几十年来的临床心得，简明扼要地编成了这篇《胜玉歌》。为了表示本篇内容和临床上的实用价值，以及写作方式的精简，颇有胜过《玉龙歌》之处，所以定名为胜玉歌，借以引起读者的重视。



**胜玉歌兮不虚言，此是杨家真秘传，或针或灸依法语，补泻迎随随手捻。**

“胜玉歌兮不虚言”：这是说明本篇的内容，都是通过实践再实践之后的总结。不但是杨继洲个人在临床上应用很久，而且这里所提供的处方取穴的规律，也是杨氏祖先从经验中归纳出来的，素来是不肯轻易示人的家传秘方，所以特别指出了此是“杨家真秘传”以强调其价值。由于本篇列举的许多穴位，都是常用的有效穴，可以广泛适用于治疗属虚属实的各种病症，只要依照这些成方去辨证论治，根据实证宜针，虚证宜灸疗为主的原则，在这许多穴位上或针或灸，使用补泻迎随的各种手法，皆属适宜。所以说“或针或灸依法语，补泻迎随随手捻”。法语，是正告的意思。迎随，是根据经络循行的逆顺关系，按进针后针尖的方向，逆着经脉的循行叫做迎，迎而夺之为泻；顺着经脉的走向叫做随，随而济之为补。随手捻，就是运用指力施行各种操作手法，轻重深浅，或补或泻，可以随心所欲，运用自如的意思。

**头痛眩晕百会好，心疼脾痛上脘先。**

头痛眩晕的原因很多，包括风、热、湿、痰、气虚、血虚、食郁等几种。治疗的方法，也各有不同。百会，是督脉与足太阳膀胱经、足少阳胆经、手少阳三焦经、足厥阴肝经五脉的会穴。在局部疗法中，它不但是主治头顶痛的要穴，在经络所通的作用上，其疗效能贯通督脉、膀胱、三焦及肝、胆各经，所以不论属虚属实的头痛眩晕等现象，皆可以治疗。实证方面，如风邪所袭，恶风，汗自出，具有发作性，以头目眩晕为特征的风头痛。又如肝火厥逆，上攻头脑，必有眩晕症状的肝厥头痛之类。针泻百会穴，就可以疏散头部的风邪，并清泻诸阳气火的上亢，借以缓解疼痛，消除眩晕。虚证方面，如眼目眩晕，倦怠气短，过劳则甚的气虚头痛之类，在百会穴施行灸法，亦有升提阳气的重要作用。因此，取用百会穴治疗属虚属实的头痛眩晕症，只要正确地掌握或针或灸的手法，它的适用范围很广，且都有良好的效果。所谓“头痛眩晕百会好”的意思，也就是指此而言。



心疼，是泛指心胸部的疼痛。脾痛，脾与胃相为表里，系指胃腹部方面的疼痛之类。取任脉的上脘穴，治疗这一类心胸胃腹部方面的疾患，据历代针灸文献记载，包括心中烦热、痛不可忍，心疼积块，腹痛胀急，气胀积聚、上冲心胸，腹痛肠鸣，以及翻胃呕吐等症而言。根据不同的病情，在该穴或针或灸，能有攻积、调气、宽胸、止痛的功效。一方面因为上脘穴的部位，在腹上部中央之上方一寸处，在按部取穴的作用上，能够直达病所，制止疼痛。同时因上脘是任脉与手太阳小肠经、足阳明胃经三脉的会穴，根据经络系统，循经近刺，它的疗效，可以影响到胃与小肠二经，宣通气血，调和脾胃。所以如有出现在自胸膈至腹部方面的疼痛，它就是一个常用的有效穴。特别是偏重在上焦部分的疼痛，所谓“心疼脾痛上脘先”，不问其原因如何，更有首先取用它作为主穴的必要性。

**后溪鸠尾及神门，治疗五痫立便痊。**

五痫，即马、羊、鸡、猪、牛五种痫病，这是因其发病时，口中所出的声音似马、似羊，用以命名的一种临床分类方法。本病的特征，在发作时突然晕倒，不知人事，手足搐搦，两目上视，喉内发出五畜的声音；在将醒之时，必口吐涎沫，醒后则一切如常。取用后溪、鸠尾、神门等穴，来治疗这类五痫，确是一种有效的治本疗法。因为形成五痫的主要因素，不外是痰多火盛，由肝风胆火上逆，或心肾虚弱，气血不足，因惊因怒，神不守舍等而引起。治疗也大多偏重在清火豁痰，镇心安神为主。后溪，是手太阳小肠经的输木穴，小肠经属火，穴属木，亦是该经的母穴。在后溪穴施行补法，可以助木生火，如施行泻法，木被泻之后，亦可减弱火势。所以，它是常用于清热泻火的要穴。尤其因小肠与心经为表里，凡属于内热者，针泻后溪穴，能奏潜浮阳、泻心火的卓效。鸠尾，别名尾翳，属任脉，位于胸前蔽骨下五分之处。在局部疗法中，针刺该穴，具有散郁导气、清心宁神的效果，素被称为是统治一切痫病的要穴。神门，是手少阴心经的原穴，心藏神，凡与心脏有关，属于神志失常的病症，都包括在它的主治范畴之内，能有宁心安神的作用。所以它和后溪、鸠尾二穴配合起来，兼筹并顾，对于任何原因所引起的痫病，皆可适用。只要掌握病情的虚实，例如新病多实，以豁痰顺气、清火平肝为主，可施行泻法；久病属虚，当以调养心肾，化痰宁志为主，则宜采用补法，或兼行灸疗。不过应该特别注意针灸鸠尾穴的手法，已在上文说明，不再重复。

**髀疼要针肩井穴，耳闭听会莫迟延。**

髀，是大腿的上段，也有认为就是大腿部，在膝以上者统统可称为髀。针刺肩井穴治疗髀疼，根据《甲乙经》所说，肩井穴可治肩背髀痛；《铜人腧穴针灸图经》也说它有主治腰髋疼的功效。可见本条的髀疼，主要就是指肩背髀疼，由肩部痛延背腰部，或腰髋痛之类的疼痛。因为肩井穴属于足少阳胆经，胆经的分布，自头至足，其中要经过肩上，并由少腹两侧横入于髀枢部；另有一支脉，沿胸部过季胁，与前一支相合于髀枢部，循髀关节的外侧，向下出膝外侧，下行至足。所以，肩井穴除了在局部可用于治疗肩病之外，从经络所通的作用上来看，它的主治范围，还可以包括腰胯和髀枢部的疼痛。在该穴施行针灸，疗效能下达患部，疏调其中的血凝气滞，来消除由此引起的疼痛现象。不但如此，肩井也是胆经和手少阳三焦经、足阳明胃经、阳维脉四脉的交会穴，可以宣导三焦的气机，调整脾胃的运化功能。因此如属三焦和脾胃有关的各种髀痛，下病上取，尤其能够标本兼治，获得良好的效果。但在该穴进针时，必须注意到切勿深刺，以免发生晕针和出血的不良后果。但又因它具有治疗难产和催生的作用，所以对孕妇不宜针刺。



耳闭，是耳窍闭塞，气机阻滞，轻则重听，重则耳聋等属于听觉障碍的症状。本病不论是属虚属实，在局部疗法中，根据循经近刺的原则，都可以取用足少阳胆经的听会穴。但恢复听觉的或快或慢，与病程的久暂有着密切的关系。如一般实证，由肝胆风热，或痰火上扰，经气闭滞，起于猝暴，脉象浮大者，收效较速。至于肝肾阴虚，肾气不能上注，病程进展缓慢，脉象沉细的虚证，收效较缓，治当偏重在肾俞、太溪等补肾的穴位，听会只能作为配穴。由于针灸治疗耳聋，有宣通耳窍的重要作用，所谓“耳闭听会莫迟延”，就是说，针治耳病，以初起者收效最速。倘能在发病后，立即在听会穴进行针刺，或再酌选太溪、中渚、金门等穴位助治，兼作原因疗法，只要两耳没有器质性的病变，鼓膜正常，经适当的针灸之后，往往有迅即获得恢复听觉的特效。

**胃冷下脘却为良，眼痛须觅清冷渊**。

胃冷，就是胃阳不足，寒气偏胜。它的主要病变，大都是胃脘胀满疼痛，绵绵不止，或剧痛而喜热按，或泛吐清涎，呃逆呕吐，或因胃寒不能熟腐水谷，难以消化，致胸脘痞满，时作嗳气，不思饮食；也有因脾胃虚寒，而导致肠鸣腹痛的泄泻等。治疗这一类胃寒证，通常虽都偏重在脾、胃二经取穴，但在任脉的上、中、下三脘，特别是下脘，却也是不可缺少的要穴。因为下脘的部位，在脐上二寸，属十二指肠部，是任脉与足太阴脾经的会穴。它的主治症，包括了胃胀、腹痛、肠鸣、谷不传化、呕吐不嗜食等。尤其是对六腑寒气，在该穴施行灸疗，能有温中祛寒、调节脾胃的作用。所以，凡有关脾胃虚寒而引起的各种病症，都适宜取用它作为主穴之一，能有良好的效果。



眼痛可分为虚实二类。一般地说，痛而红赤，多眵多泪羞明者，多属风热与肝胆实火；痛而不赤者，大多为元气亏损，内热灼盛所致。根据属虚属实的病因性质，适用治疗的穴位，也各有不同。针刺清冷渊治疗眼痛，从穴位的名称，去体会它的主治作用，就不难想见它有清热泻火的功效，最适宜属于实证的眼痛之类。同时清冷渊的部位，属于手少阳三焦经，三焦经的分布，自手至头，绕颊部至眼眶之下；另有一支脉，相交于颊部而至眼外角。所以针泻清冷渊穴，也就是从经络所通的作用上，循经远刺，来疏泄三焦的气机，使上下通调，消除火郁于上而发生目痛的现象。但为了加强疗效，对于治眼痛的一些常用有效穴，如睛明、攒竹、合谷、外关、风池、光明、行间等，均有酌用的必要。

**霍乱心疼吐痰涎，巨阙着艾便安然。**

霍乱，是突然发生腹部绞痛、上吐下泻的一种急性病变。"心疼吐痰涎"，即心胸腹部疼痛，邪蕴在内，使脾胃的功能失常，吐出痰涎和食物，也就是霍乱发作时的证候之一。巢氏《诸病源候论》对本病的症状，曾较具体地说："霍乱者……发则心腹绞痛，其有先心痛者则先吐，先腹痛者则先利，心腹并痛者，则吐利俱发。挟风而实者，身发热头疼体痛而复吐利，虚者但吐利，心腹刺痛而已。"这里的虚实，就是属于寒热的两种类型。治疗的方法，大抵属热者必须放散血热，开胸和中，以针刺为主；属寒者宜以温中祛寒，壮阳理气，则当偏重以灸疗为主。

在巨阙穴施行灸法，是指属于寒证的一类而言。因为巨阙属于任脉，也是心之募穴，在局部疗法中，主治一切心痛、胸满、短气、咳逆、痰饮、腹胀、腹痛等症。属于寒证的霍乱，多系面唇色青，腹痛吐泻，下物如水，四肢厥冷，甚至肤枯螺瘪，目陷音哑，脉微欲绝。这是由于中气升降的陡失常度，清浊混淆而发生的严重症状。在巨阙施灸之后，利用它是心之募穴的特殊功效，一方面可以增强心力，消除音哑脉伏的现象；同时因心火是脾土之母，又可以借此益火生土，温运中焦，以发挥祛寒解痛，促进健运和制止吐泻的疗能。但本病至为急重，如同时加灸中脘、天枢、关元、足三里等穴，并在神阙隔盐灸，以温阳培本，充实元气，则收效更佳。



**脾疼背痛中渚泻，头风眼痛上星专。**

脾疼，是指出现在中焦部位的疼痛。脾疼背痛，就是指胸脾的症状而言。本病的特征，为发生牵引性的心背彻痛，并有胸满喘急，短气不利等现象。其致病的主因，大多系胃中受寒，阴邪上逆，阳气郁滞所致。取用中渚穴治疗本病，就是以通阳、散寒、理气、和胃为目的的一种远导针法。因为中渚是手少阳三焦经的输木穴，三焦属于相火，穴属木，火为木所生，亦为三焦的母穴。在该穴施行补法，木旺生火，可以增强三焦的元气；如施行泻的针法，也能够疏通三焦的气机，消除因邪入经脉，阳气郁滞的各种现象。由于三焦经的分布，自无名指的尖端起，沿手背上行，出前臂与上臂的外侧上肩，经过缺盆向下，分布于两乳之间的膻中部，与心包相联络，下过膈膜，从胸至腹属于上、中、下三焦。因此，从经脉所通的作用上来说，如有出现在自胸至腹有关三焦气机失常的病变，都适宜在该经取穴。而在井、荥、输、经、合的特定穴位中，任何一经属于输穴的，都有主治体重节痛的功效。中渚不但是三焦经的母穴，也是三焦经之中属于可用作缓解疼痛的输穴，所以用它来治疗心痛彻背的胸痹证，循经远刺，既可以旋转上焦清阳，疏利膈间气滞；又能降逆开郁，使中气和畅，逐散结聚的阴寒。这样，气机的升降恢复正常，消除了由气塞不通而致痛的病因，就可达到止痛的目的。



上星，属于督脉，是著名的十三鬼穴之一。它的部位，在前头骨的上方，鼻尖直上入发际一寸之处。头为诸阳之会，在按部取穴及循经近刺的疗法中，它就是主治头目及各种鼻病的要穴，具有宣泄诸阳热气的卓效。由于头目疼痛的病症原因很多，适用治疗的穴位，亦各有不同。所谓“头风眼痛上星专”，从它的部位和作用来说，系指偏重在前头痛，由风热所致及急性发作的实证之类。例如在临床上常见的头目眩晕、恶风自汗、时发时止的风头痛；发热心烦、目赤口渴的热头痛；风助火郁，急性发作的目赤肿痛等症。针泻上星穴，直接在头部疏泄督脉的经气，散风泄热，使经脉通调，热邪清除，往往可因此迅速获得缓解疼痛的功效。

**头项强急承浆保，牙腮疼紧大迎全。**

头项强急，主要为风寒所袭，邪束筋脉，血凝气滞，或肝虚血衰，失其濡养筋脉的作用，致发生头项强直、筋脉拘急，不能前后俯仰或左右回顾等难以活动的症状。取用任脉的承浆穴治疗本病，一方面因它位于下唇的下方，颐唇沟之中央，是任脉和足阳明胃经的交会穴。任脉为血之海，胃经亦称为水谷气血之海，所以在该穴施行针刺，可以起到活血通瘀的作用，以消除由于血行滞涩而引起本病的主因。同时因任、督、冲脉一源三歧，彼此存在着紧密的联系，承浆是任脉的最终一个穴位，和督脉的脉气相衔接，也有任督的会穴之称。督脉的分布，在头与躯干之后的正中，它的疗效，能直接影响到头项部。因此，在承浆穴施行针刺之后，通过了任、督二脉互通的关系，使感应入于头项，就更可发挥调和气血，缓解头项强急的功效。所以说“头项强急承浆保”，其实就是根据经络系统，后病前取的一种标本兼治的疗法。

大迎，属于足阳明胃经，也是胃经和手阳明大肠经的会穴。胃经的分布，沿鼻外入上齿龈内，复出环绕口唇，交叉于承浆穴处；复向两旁沿腮部下后方，出大迎穴，沿颊车，上行耳前。大肠经的循行，通过颊部，走入下齿龈部。大迎因是这二经的会穴，根据循经近刺和按部取穴的原则，所以是主治牙腮疼紧，包括齿颊部一切疾患的特效穴。如各种原因而引起的口噤不开、牙关紧闭、口渴、唇吻、瞤动、颊肿、牙痛不能咀嚼、牙关脱臼等症，只要在大迎穴或针或灸，疏泄手足阳明的经气，宣通齿颊部周围气血的壅滞，往往能因此获得良好的效果。“牙腮疼紧大迎全”，就是指上述这些症状而言。全，形容其有效，可以安全无虑的意思。同时因大迎穴的部位，在下颌骨腭舌沟的下端咬肌部，在局部疗法中，用它治疗牙痛时，如属于下颌齿痛者，更是一个必不可少的要穴。



**行间可治膝肿病，尺泽能医筋拘挛。**

本条是说明肝经和肺经的两个子穴的妙用（子穴的由来，可参阅十二经子母穴补泻歌）。行间属于肝经，是统治一切肝实证的要穴，用它来治疗的膝肿病症，主要是指膝关节周围发生肿胀疼痛，以及腿肿连膝之类的膝肿现象。由于本病的主因，不外是风寒湿热等邪的侵入经脉，使气血壅滞所致。在治疗上，一般虽偏重在局部取穴为主，但因为肝经的分布，自足上行，须经过膝弯内缘；肝藏血，因而又有调节血行的功能。所以，从经脉所通的作用上来说，如有湿热或火郁以及血凝气滞而引起的膝肿现象，都可以针泻行间穴，能起到清热泻火，行瘀通络，而获得消肿解痛的功效。临床上常用它配合足三里穴，以共同发挥调气行血的作用，成为治疗膝肿病的主要穴位，也就是这个缘故。

尺泽，是肺经的子穴，亦为主治一切肺实证的要穴。用它来治疗筋拘挛，是指上肢部的筋脉拘牵挛急，不能自由伸屈。尺泽的部位，在肘窝横纹外方的凹陷中，从按部取穴的作用上，主治肘关节周围的疼痛，以及各种肘臂疾患，素来是常用的有效穴。同时它有泻除上焦的瘀血及郁热的功用，所以对上焦肺、心两脏的病变而出现筋肉挛急的症状时，在治本疗法中，针泻尺泽穴，更有通瘀泄热而舒筋活络的卓效。另一方面，因筋为肝所主，在脏腑五行的关系上，肝属木，肺属金，存在着金有克木的制约作用。筋的屈伸活动，需要肝血的营养，如肺金过盛的时候，肝木为肺金所伤，则肝虚血衰，不能营养筋脉，也能够成为筋脉拘挛的主因。正如《素问·五脏生成》篇所说："肝之合，筋也，其荣爪也，其主肺也。"又曰："多食辛，则筋急而爪枯。"这就是说明肺金为肝木之主，辛味是入肺的，多食辛，则肺金过盛，木被金所克太过，肝为肺伤，致有筋急爪枯的现象。根据这个原理，采用实者泻其子的疗法，针泻肺经的子穴尺泽，就是泻除肺金的盛气，使肝木得以恢复其营养筋脉的作用，因而也可以借此消除筋脉拘挛的症状。



**若人行步苦艰难，中封太冲针便痊。**

行步苦艰难，其致病的原因很多。取中封、太冲二穴，治疗本病，从按部取穴的作用来说，中封的部位，在足内踝的前下方一寸陷中。太冲是在足背部第一、第二跖骨连接部的前方，因此，如属于足踝关节周围及足背部等处发生肿痛，致有行步苦艰难的现象时，在局部疗法中，针此二穴，可以直接疏通患部周围的气血，达到消肿止痛而恢复步行的目的。不但如此，由于中封和太冲二穴，都属于足厥阴肝经，太冲尤其是具有代表性的原穴。肝主筋，筋的活动是否正常，直接影响着四肢关节的屈伸运动；肝藏血，能够营养筋脉，又有贮藏血液和调节血量的功能。所以对一般行步艰难的现象，不论它属于哪种类型，如因血行阻滞，筋脉受伤，以致肿胀疼痛，或痠重麻木，屈伸不得等，在治本疗法中，都可以针刺中封和太冲二穴，能有养血散瘀，舒筋活络的功效。如属两足厥冷者，尤为适宜。至于中封和太冲，又同是主治淋病、阴茎痛、疝气等病的要穴，倘因患有这些病症，表现出行步艰难的苦楚时，则针此二穴，借以消除致病的因素，也就能够恢复行动，步履如常了。



**脚背痛时商丘刺，瘰疬少海天井边。**

足背部肿胀疼痛的症状，它的主因，不外是外伤扭挫，或风寒及湿热下注而引起的，但有虚实的不同。一般地说，如按之可暂时减痛者属虚；按之痛不可忍或高肿者属实。皮色不变，遇暖痛缓者属寒；皮色焮红，遇冷痛轻者属热。因此治疗的方法，亦各不同。“脚背痛时商丘刺”，就是根据本病与脾湿有关的主因，偏重在脾经按部取穴的疗法。因为足太阴脾经的分布，从足大趾的尖端起，经过隐白、大都、太白、公孙各穴，上行至足内踝前下方商丘穴的一段中，商丘就是在足部的最终一个穴位。脾为湿土，又主四肢，所以如有风湿、寒湿、湿热等湿邪留滞经脉，在足背部发生疼痛的现象时，采用循经近刺法，欲期直接在患部周围清热、化湿、消肿、止痛，当以取商丘穴最为适宜。不但如此，由于商丘是脾经的子穴，实者泻其子，可统治脾经的一切实证。所以在临床上治疗湿阻气机的腹满胀痛，湿留肌肉的身体困重，湿滞交阻的大腹胀满，以及湿热熏蒸而引起的头胀、胸闷、腹痛和黄疸等症，都必须取用商丘作为主穴之一，借以化湿导浊，疏泄郁阻。因此，在该穴施行针泻，治疗由湿邪留著而引起的脚背肿痛的症状，更是标本兼治的一个重要穴位。

瘰疬的患部，大多在耳前后或颈项间，或在肩上，或延窜胸前及胸之侧，下达两胁，初起生一二粒，继则逐渐增多，一块未消，一块又起，至为顽固。取少海、天井二穴，就是循经远刺的一种治本疗法。少海，是手少阴心经的合水穴，在脏腑五行的关系上，是心经之中与属水的肾脏有着密切关联的穴位。心属火，主一身的血脉，古人认为瘰疬的病因，有由于虚损所致，水亏火炽，肝郁血热而形成的。如《金匮要略》虚劳篇说："马刀侠瘿（即瘰疬的古称，生于腋下长形者，状如马刀，故以为名），皆虚劳得之。"《外台秘要》也说："肝肾虚热则生疬。"因此，在少海穴施行针灸，就是为了益水泻火，清热凉血，从根本上来消除瘰疬的病因。同时因手少阴心经的分布，从心系上行于肺部，横出向腋窝下，循上臂内侧后缘，下贯肘中。所以针灸少海穴，从经络所通的作用上来说，对于出现在胸侧、腋下等处的瘰疬，最为适宜。至于天井穴，是手少阳三焦经的合土穴，三焦属相火，穴属土，土为火所生，亦称为三焦经的子穴，可统治该经的一切实证。由于生瘰疬最常见的部位，包括耳下、缺盆、肩上、胁下等处，大多属于手少阳三焦经、足少阳胆经二经分布的所在。这些部位上所发生的瘰疬，也就是三焦气机不宣，肝胆火郁，痰湿流窜经络，气液蕴结不化所致。针泻天井穴，不但可以疏泄三焦的气滞，调和经络，流通气血，发挥三焦的决渎之权，使升降正常，水道通畅，痰湿得以内化（《素问·灵兰秘典论》曰："三焦者，决渎之官，水道出也"）。同时三焦经和胆经的脉气，手足少阳是互通的，所以针泻天井穴，亦能清除胆火的郁遏，使疗效能够通过手足少阳的经脉，直接上达患部，以通调该区气血的闭滞。临床上常用天井作为治瘰疬的特效穴，就是这个缘故。但对于久病或患者体质较弱者，取用天井穴，亦可偏重于灸疗，左病灸右，右病灸左，不过在施灸时，仍须采用疾吹其火，毋待自灭的泻法。或加灸百劳及胆经的原穴丘墟、输穴足临泣，则收效更佳。

**腹疼闭结支沟穴，颔肿喉闭少商前**。（著者按：腹疼闭结的“腹疼”二字，《针灸大成》为“筋疼”。按支沟穴虽可治疗肩臂痠重，四肢不举，及胁肋疼痛等症，但筋疼二字，不如腹疼与便秘相联系，辞意较为贯通，故筋疼似为腹疼之误。兹据承淡安著《中国针灸学讲义》，支沟穴摘要栏所校正者更正之）

腹疼闭结，是腹部疼痛、大便燥结、排便困难的现象。本病的性质和类型很多，归纳起来，可分为阴结、阳结两大类。冷和虚属于阴结，冷为阴凝固结，气机闭塞；虚为下焦阳虚，无力运行，或津液失润，肠内干槁所致。至于胃实而秘，或热铄津液，或风胜则干，以及气滞不行等由于实、热、风、气所致者，属于阳结。但不论哪种类型，都可以取用支沟穴，而有特殊的功效。因为支沟是手少阳三焦经的经火穴，三焦属于相火，穴属火，也就是火经中的火穴。如有相火炽盛，属于实热等阳结一类的便秘症，针泻支沟穴，能够清热泻火，从根本上祛除便秘的主因。正如《类经图翼》所说：“凡三焦相火炽盛，及大便不通，胁肋疼痛者，俱宜支沟泻之。”当然，支沟穴也并非专治实证，局限于泻火通便之用的。另外，由于三焦是称为阳气之父，有导引原气出纳运化于一身之中的功能，所以《难经》三十一难曾特别指出，“三焦者，水谷之道路，气之所终始也。”《难经》三十八难指出：“三焦为原气之别，主持诸气。”这就说明三焦的功用，所有体内水谷的精微，气血津液，都必须由三焦之气的导引，输送全身，始得以周流于肌肤和脏腑之间。从这种作用上，不但可以了解在三焦经取穴，为什么能够治疗便秘的原理；反之，如因三焦的气机运行失常，发生阴凝固结，湿滞不行，或无力传送，或精血枯燥，以致表现出各种腹疼便秘的症状时，不论属虚属实，都适宜取支沟作为主穴，或针或灸，施行不同的补泻手法，使气机得以畅行，自可发挥缓解疼痛和通利便闭的疗效。

颔，在颏（下巴）之下，喉结之上两侧肉的软处。颔肿喉闭，是属于喉风的证候，也就是咽喉连及颔部，发生焮肿刺痛，甚至咽喉肿闭、口噤不开、水浆难下，且有痰涎壅塞、呼吸不利等症状，例如锁喉风、缠喉风、撮口喉风之类的喉症。本病的主因，不外是肺胃积热，痰火及风热抑遏，气血凝滞而成。对于这一类属于实证的喉风，在治本疗法中，都必须取用少商为主穴，在该穴点刺放血，能有清热开郁的卓效。因为少商是手太阴肺经的井木穴，能有泄诸脏之热的功用。肺经的分布，自胸至手，从喉管（气管）横出腋下，沿上臂及前臂的内侧，下行至拇指端，就是少商穴的所在。因此在该穴循经远刺，利用它在指端最敏感的反射作用，不但可以使疗效上达咽喉，消除颔肿喉闭的现象，同时在该穴泻血之后，尤其可以疏通经脉的气血凝滞，开郁泄热。这种疗效，在历代针灸文献中，记载很多。如《圣济总录》载："唐刺史成君绰，忽腮颔肿大，喉中闭塞，三日水粒不下，甄权以三棱针刺少商穴微出血立愈，泻脏热也。"《资生经》载："咽中肿塞，谷粒不下，针少商穴立愈。"但本病的类型很多，对症情较严重者，必要时加刺商阳、关冲出血，再针合谷、液门、尺泽、鱼际、内关、丰隆，以清热降火，化痰涤浊，更有捷效。



**脾心痛急寻公孙，委中驱疗脚风缠。**

脾心痛急，是泛指出现在心胸胃腹部急性发作的疼痛之类。发生疼痛的病因虽是很多，但都可以取用公孙穴，作为主治的要穴之一。因为公孙是足太阴脾经的络穴，别走足阳明胃经，联络着脾胃的表里关系，可以通调表里二经的阴阳之气。它的主治作用，在《灵枢经·经脉》篇中曾明白地指出：“足太阴之别，名曰公孙，去本节之后一寸，别走阳明。其别者，入络肠胃。厥气上逆则霍乱，实则肠中切痛；虚则鼓胀，取之所别也。”这就说明公孙穴贯通了脾、胃二经；而它的部位，虽在足大趾本节后一寸处，但因有一支别行的脉，上行入腹，络于肠胃，所以在该穴利用远导针法，对于肠胃绞痛发作急骤的霍乱症，就特别有和中调气，散邪止痛的功效。本条所谓“脾心痛急寻公孙”，也就是这个意思。另一方面，公孙与奇经八脉之中的冲脉，还有着直接相通的密切关系。冲脉的分布，沿腹向上会于咽喉，再别行绕络唇口，在冲脉发病时，会表现出气从少腹上冲，腹中胀急疼痛等证候。公孙穴因与冲脉有紧密联系，所以用它来主治各种脾心痛急的症状，借以宽胸利膈，行气散郁而缓解疼痛，便显得更是一个不可少的要穴了。

风为阳邪，流动不定，脚风缠即属于腿游风之类的足病。大多为营卫风热相搏，凝结于经脉而成。它的特征，是发作急骤，在两腿的内外侧，忽生赤肿，形如堆云，焮热疼痛。治疗这一类实证，适宜按部取穴，以宣泄患部周围气血的壅滞。尤其是足太阳膀胱经的委中穴，它不但在局部疗法中，是治疗腿脚病的要穴，同时可作放血泄热之用。凡属于火热、气结、血瘀，及一切壅闭有余的实证现象，都可以在该穴的静脉上点刺放血，有泻火、开郁、缓解疼痛的功效。所以对于风热相搏在腿部发生赤肿疼痛的足病，在该穴放血，借以疏泄风热，消肿止痛，自可达到驱疗脚风缠的目的。



**泻却人中及颊车，治疗中风口吐沫。**

人中，即督脉水沟穴，也是督脉、手阳明大肠经、足阳明胃经三脉的会穴。统治一切热病，或发作急骤的昏仆倒地，不省人事等症，是用作急救的特效穴，所以也称为十三鬼穴之一。颊车，属于足阳明胃经，由于胃经的分布，入于上齿龈内，出而环绕口唇，交叉于唇下沟，再退沿腮下后方，沿颊车，上行耳前。所以在循经近刺的局部疗法中，取用颊车穴治疗中风，牙关不开、口噤不语、口眼㖞斜、失音、颊肿牙痛等症，是常用的有效穴，也称为十三鬼穴之一。针泻颊车和人中二穴，来治疗中风口吐沫的症状，就是指突然发作，昏仆失神，口噤不开，面色潮红，或鼾呼痰鸣，面色苍白，多汗，遗尿的中风症。前者是闭证属实，后者是脱证属虚。本病在急救方面，不论属虚属实，都必须针泻人中穴，不但可宣通督脉，使疏散风邪的疗效，能直接上达头脑，开闭泄热，清神通窍；同时它又是手阳明大肠经和足阳明胃经的会穴，这二经的循行，分别入于上下齿内，环绕口唇，所以针泻人中穴，通过了会穴的关系，对于痰涎上壅、牙关紧闭等现象，同样能有特殊的效果。至于在颊车穴施行针灸，从经脉所通以及直达病所的作用上，主要是对于口眼㖞斜、口噤不开等症状，独有良效。不过针刺的部位，也有先后的区别，一般属于轻证者，大多是㖞左先针右，㖞右先针左。像这类重证，就需要先用轻微的雀啄术，㖞左治左，㖞右治右，然后再针刺对侧，施以间歇的旋捻术，针后再隔姜灸三五壮。另如按照病情的轻重，再随症酌选其他穴位助治，这样，就更可增强疗效。



**五疟寒多热更多，间使大杼真妙穴；经年或变劳怯者，痞满脐旁章门决。**

五疟，是泛指不同类型的各种疟疾。《素问·刺疟》篇曾有肝、心、脾、肺、肾五疟的名称，这是根据所属五脏的关系而分类的。但由于发病的季节、地理环境，以及患者体质不同而发生的各种疟疾，据历代医籍记载，名目尤为繁多。如风疟、温疟、暑疟、湿疟、寒疟、瘅疟、牝疟、瘴疟、疫疟、食疟、痰疟、劳疟等，不胜枚举。归纳起来，主要无非是寒热的轻重，发作的迟早，间歇时间的久暂等区别而已。“五疟寒多热更多，间使大杼真妙穴”，就是说明各种类型的疟疾，不论是寒多热少，或发热时间较长，热比寒更多的热重寒微等现象，都可以取用间使、大杼二穴为主，能有相得益彰的妙用。间使，属于手厥阴心包经，心包络是心的外围，心主血，称为君火，与各种热病有关。心包络通过了与心经的密切关系，所以称为相火，该经的许多穴位，大多也是治疗热性病为主。心包络又和三焦经相为表里，厥阴与少阳互通，特别是间使穴的部位上，有一种异常的反应，对于心与心包络之间，心包络与三焦经的表里之间，负有调和气血的特殊使命，所以定名为间使穴（见《灵枢经·本输》篇）。由于疟疾的形成，主要为病邪蕴扰于半表半里，营卫不和，阴阳相搏所致，针刺间使穴，就能够由里达表，通调厥阴与少阳的经气，使血行正常，三焦的气机和畅，借以清热、除烦、解表、截疟。因此，不论是何种类型的疟疾，它是一个不可少的特效穴。大杼，属于足太阳膀胱经，也是手足太阳、少阳、督脉别络的交会穴，在全身著名的八个会穴之中，它称为骨会，可统治一切骨病。《素问·水热穴论》，更特别指出了它有泄热的功效说："大杼、膺俞（中府）、缺盆、背俞（风门），此八者（因四穴均系双穴），以泻胸中之热也。"因此，大杼穴的主治范围，包括胸中郁热、身热头痛、伤寒汗不出、咳嗽、感冒，以及肩胛痠痛、颈项强急等症。另在《灵枢经·海论》篇，指出了大杼穴和冲脉的关系说："冲脉者，为十二经之海，其输上在于大杼。"说明大杼穴的部位，是称为血海的冲脉精气所输注的地方。如上所述，大杼穴因具有这许多特殊的功用，在该穴施行针泻，来治疗风寒蕴扰，以寒热往来为特征的疟疾，就可以疏风祛寒、调血行气，尤其是热重寒微的风疟、温疟、瘅疟之类，更有退热散疟的卓效。它和大椎、陶道等治疟专穴，常能相提并论，成为必不可少的要穴之一，也就是具有这种作用之故。

"经年或变劳怯者，痞满脐旁章门决"，这是指经年累月，久疟不愈者，不但会体力衰弱，尪羸气怯，因劳辄发，寒热模糊，成为不易治疗的劳疟。同时因疟久失调，疟邪夹瘀血痰湿，聚于左胁之下，伏于肝经，渐结渐固，也会结为痞块，胀满不舒，形成疟母的症状。要消除这种疟母，脐旁（在脐上二寸，横开六寸之处）的章门穴，就是一个具有特效的重要穴位。因为章门属于足厥阴肝经，是肝、胆二经的会穴，也是脾之募穴，在八个会穴之中，它是其中的脏会，能统治一切脏病。由于肝藏血，脾统血，痰湿又多和脾脏有关，所以在章门穴施灸，对痰瘀凝结成痞的疟母，通过了它所属肝经、脾募及脏会等的特殊功用，就能有疏肝破瘀、活血通络，以及化痰湿、消痞满的重要作用，即所谓“痞满脐旁章门决”。决，就是疏决。《素问·阴阳应象大论》：“血实宜决之。”实，是邪气实，也就是破去瘀血，如同决水一样，决之使流的意思。

**噎气吞酸食不投，膻中七壮除膈热。**

噎气，就是饮食下咽时，有气逆梗塞的情况。吞酸食不投，是泛指食虽入咽，仍复吐出的膈证，以及反胃症状中的吞酸嗳气，食后不久，即行吐出，或朝食暮吐，暮食朝吐的现象。噎膈和反胃，都是胃失和降的疾病，不过在病因和证候上各有区别。噎膈多由忧思悲恚，气机郁结，痰凝瘀阻，或气血亏损，津液枯耗；也有从反胃呕吐病久而转成的。反胃则多由胃阳虚弱，或命门火衰，不能熟腐水谷所致。取用任脉的膻中穴治疗这类病变，主要就是它有理气畅中的特效之故。因为膻中是全身八个会穴之一的气会，别名上气海，可统治由于气机郁结而引起的一切病症。同时它又是任脉与脾、肾、三焦、小肠等脉的会穴，也是心包络的募穴，通过了这许多经脉所通的关系，它的主治范围，就更为广泛了。所以对于各种原因的噎膈症，都可以治疗。尤其是噫气频频、胸中满痛、气逆不舒、食难下咽的气膈、食膈之类。在该穴施行针灸，借以散上焦的郁结，更有宽胸启膈、降气和中的功效。至于在该穴灸疗反胃的症状，主要也就是促使气机通畅，调和脾胃，以达到气行则呕吐自止的目的。由于噎膈虽有虚实之分，但以属热者居多。

如气郁痰凝，或痰涎聚结，化火伤阴，或津枯已极，痰火内盛等，都是与火和热邪有关的。所谓“膻中七壮除膈热”，就是这个意思。不过采用七壮为度的灸法，因为古人曾将膻中列为禁针穴，以其位当枢要，避免刺到胸骨内，发生意外，所以都偏重以灸疗为主。但如有丰富的临床经验，熟练的手技，根据不同的病情，或针或灸，仍可灵活运用。如再配合膈俞、胃俞、中脘、气海、内关、足三里、公孙等穴助治，则收效尤佳。

**目内红肿苦皱眉，丝竹攒竹亦堪医。**

目内红肿，包括红赤肿痛、羞明流泪、隐涩难开等各种证候。本病不外是肝胆火炽，心火上炎，或风火郁遏等原因而引起。“目内红肿苦皱眉”，就是形容发病时的剧烈疼痛，以表示这是属于实证一类的目疾。取用手少阳三焦经的丝竹空，足太阳膀胱经的攒竹，配合起来治疗本病，从二穴的部位来说，丝竹空位于眉之外端，攒竹位于眉之内端，不但在局部疗法中，如同时施行针泻，可以疏泄目部周围气血的壅滞。而从经络系统方面，取此二穴来治疗目疾，更有着重要的意义。因为手少阳三焦经的分布，终于眼外角，足少阳胆经，起于眼外角，在丝竹空的部位上，就是三焦经和胆经脉气相衔接的所在。因此，它的疗效可以贯通二经，治疗三焦壅热和肝胆火炽，以及风助火郁，属于实热与急性发作的头部和眼目病，最为适宜。为了达到清热开郁的目的，该穴还可作为微刺放血之用。日人本间祥白所编的《经穴主治症的研究》一书，曾特别指出了这种作用说：“丝竹空善治头病与目疾，对眼病中的角膜实质炎、虹膜炎、结膜炎充血等阳性证，在此穴稍微泻血，尤有奇效。”至于足太阳膀胱经的循行，起于眼内角，由此上行，首先所经过的就是攒竹穴，所以它的别名叫做明光、夜光、始光，是主治一切目疾的要穴。尤其对于风热外侵，使经气失于宣通而导致的目赤肿痛之类，针泻攒竹穴，更有疏风散热的特殊功效。

不过攒竹穴兼能主治眉棱骨痛、前额痛；丝竹空也有缓解头部剧烈疼痛的作用。本条所谓“目内红肿苦皱眉，丝竹攒竹亦堪医”，就是说明目疾如兼有前额痛、眉棱骨痛等的头痛现象者，针泻二穴，则兼筹并顾，同时能获得良好的效果。

**若是痰涎并咳嗽，治却须当灸肺俞；更有天突与筋缩，小儿吼闭自然疏。**

痰涎并咳嗽，是由于七情郁结，脾土失于健运，结成痰涎，肺道不利，以多痰为特征的内伤咳嗽之类。形成咳嗽的原因很多，但不论是内伤或外感，无不与肺脏密切相关。而症状的表现，虽也是多种多样，可是在治本疗法中，无不认为宜取用肺俞作为主穴。因为肺俞属于足太阳膀胱经，在背部的脏腑各俞穴中，它是直接联系了肺脏，有着内外相应的重要作用。当肺脏发生病变时，该处就会出现一种异常的感觉，如压痛或麻木等，临床上常可遇到。所以它能够主治一切肺脏疾患，尤其是肺气不宣而引起的咳嗽症，在该穴或针或灸，更有卓效。用它来治疗痰涎并咳嗽的症状，根据本病是脾阳不运，生湿生痰，上干于肺，气逆不顺的主因，自当着重在灸治为主，以增强肺脏的清肃之气，而获得宣肺止咳、化痰祛湿的功效。所以说：“若有痰涎并咳嗽，治却须当灸肺俞”，就是这个缘故。

“更有天突与筋缩，小儿吼闭自然疏”，这是说明取肺俞可统治一切咳嗽病之外，如再配合天突、筋缩二穴，另有一种特殊的作用。所谓“小儿吼闭”，就是指虚咳、顿咳、天哮之类的咳嗽。吼，是喉中痰鸣的声音。闭，是形容急剧咳嗽而无吸气余地，犹如气闭窒息的现象。王肯堂《幼科准绳》对本病的症状，有较具体的描述说：“虚咳，连声不断，喉中痰鸣，气息欲绝，嗽罢则吐白沫或干呕，此肺虚而气不顺也，面唇皆白而惨，嗽过，额上多汗，哽气长出，乳食减少。”取天突、筋缩二穴治疗本病，有两种不同的作用：天突的部位，在喉头之下二寸陷中，属于任脉，也是任脉和阴维脉的会穴，在局部疗法中，是主治咽喉气管疾患的要穴，尤其是咳嗽气喘，出现喉头发痒的时候，该穴更不可少。另外，由于小儿吼闭症，在咳嗽开始时，必是咽喉及气管先有不可忍受的奇痒，继则发生一连串的咳嗽，针刺天突穴，就是为了疏通气机，而发挥止痒平喘镇咳的功用。至于本病较严重者，也会出现脑部并发症如癫痫的现象，如秦景明《幼科金针》所说："天哮……若见血面青，饮水无度，吐脓腥臭，喉痹失声，惊痫皆至者，俱为不治。"像这许多危重的病情，当然也有并非同时发作的，取用督脉的筋缩穴，就是为了治其中的惊痫症状。因为筋缩穴，在左右肝俞穴之间，肝主筋，称为筋缩的意思，就是因它与肝脏有关，善治肝阳暴逆、筋脉挛急等症状而得名的。用它治疗小儿惊痫等疾患，在《甲乙经》早有明确指出："小儿惊痫如瘈疭，脊急强，目转上插，筋缩主之。"由此可见，取用天突与筋缩二穴，所谓"小儿吼闭自然疏"的疗法，主要是对于出现惊痫症状者，最为适宜。而天突穴的主治范围，对任何咳嗽气喘症，皆可适用。但注意在针刺时，针头须向下方斜刺，以避免刺伤气管。尤其是针治小儿，更须慎重操作。所以在必要时，亦可选取临床常用的太渊、尺泽、经渠、列缺、合谷、肺俞、脾俞、足三里、丰隆等穴，行单刺法，每日一次，仍宜以轻刺、浅刺为主，进针后稍稍捻运，即行轻轻出针。对于小儿，一般都不适宜留针或作强刺激，这是临床上应该注意的。



**两手痠疼难执物，曲池合谷共肩髃。**

曲池、合谷、肩髃，都属于手阳明大肠经。取此三穴配合起来，治疗两手痠疼难执物的现象，主要就是指风寒湿热等邪侵入经脉，气血郁滞，致在上肢部出现痠重疼痛，屈伸不能自如，难以握物，运动障碍等属于痹证之类的症状。取此三穴的特殊妙用，是可以使针感自手至肩地上下贯通，在上肢部所有大肠经的循行通路上，逐节相传，发挥疏通经脉、驱邪外出的疗能。因为合谷是大肠经的原穴，有疏风、解表、退热的功效，在该穴施行针刺，循着经络系统，它的感应通过了肘臂，可以上达头面。而位于靠近肘关节部的曲池，是大肠经的合穴，在局部疗法中，素来是主治一切肘臂疾患的要穴，在该穴施行针刺，承前启后，可以衔接着来自合谷穴的针感，加强了宣导气血、扶正祛邪的作用。至于肩髃穴，是手阳明大肠经、手太阳小肠经、阳跻脉三脉的会穴，它所相通的都是可用于疏风、化湿、清热的阳经。所以当针刺了合谷、曲池之后，接着再针刺肩髃穴，通上达下，对于各种原因所引起的痠疼与运动障碍的现象，就都有缓解疼痛和恢复运动的可能。临床证明，凡治疗一切上肢疾患，包括痿、痹、关节风湿病、半身不遂等症，无不取用这三个穴位，作为主穴。其疗效的显著，也就不难想见了。

**臂疼背痛针三里，关风头痛灸风池。**

臂疼背痛，是泛指风寒湿邪所引起的上肢及肩背部疼痛之类。三里，即通常所称的手三里，属于手阳明大肠经。大肠经的循行，自手至头，其中要经过肘外侧，再从上臂外侧前缘，上至肩部，走到脊柱骨之上，和诸阳经会合于大椎。所以如有外邪侵袭，使血凝气滞，发生上臂连及肩背部的疼痛时，从经络系统上来说，适宜在大肠经取穴，借以疏调气血，缓解疼痛。手三里就是其中可用于循经远刺的要穴之一。因为它的部位，在曲池穴的下方二寸，当大肠经的循行通路上出现病变时，往往会在手三里穴附近显现出一种硬结或压痛的特殊感觉。所以在该穴施行针刺，由此使感应迅速地通过了曲池穴，上达前臂肩背颈项等处，就特别能够发挥疏调经气和镇痛的作用。临床上将它列为治疗中风、口噼、齿痛、颊颔肿、肩膊疼痛、手痹不仁、肘挛不伸、半身不遂等症的常用穴，能和合谷、曲池、肩髃等穴相提并论，也就是它有这种特殊的功效之故。



风池，属于足少阳胆经，也是胆经和三焦经、阳维、阳跻四脉的会穴。从经脉所通的作用上，是主治头部包括眼耳鼻等疾患，可作为祛风散邪的重要穴位，而以风池穴得名。用它来灸疗头风、头痛，根据虚证宜灸的原则，主要就是指病程较久，疼痛起伏不一，时发时愈的头风症，以及痛连眼梢角的血虚头痛之类。这种虚痛，往往在下午较甚，且常与心悸、怔忡、呕恶、眩晕等症并见。一般地说，虚证的头痛眩晕症状，属于内风，多与肝木有关，即《素问·至真要大论》所谓“诸风掉眩，皆属于肝”的病因。肝与胆同属风木，相为表里，头为诸阳之会，有关头部的病症，大多适宜在阳经取穴。所以，对于与肝风密切相关的头风、头痛等症状，在胆经的风池穴施灸，更有良效。不过，风池穴也并非仅是灸疗这一类虚证而已，在实证方面，如外感风寒，或肝胆风热和痰火上逆所引起的头痛，以及肾阴不足，肝阳上亢所导致的眩晕等，都适宜在风池穴施行针泻，同样能获得满意的效果。只要辨明病情的虚实，掌握或针或灸的手法，灵活运用，治疗各种原因的头痛病，风池确是一个不可少的要穴。



**肠鸣大便时泄泻，脐旁两寸灸天枢。**

腹内肠鸣并不时排泄稀薄大便的泄泻症状，大多是外受寒邪，内停湿滞，脾胃虚弱，不能熟腐水谷所致。即《内经》所谓：“感寒则肠鸣洞泻”，“脾病者，虚则腹满肠鸣，飧泄食不化”的现象。取用脐旁二寸的天枢穴治疗本病，主要因为天枢属于足阳明胃经，是足少阴肾经及冲脉的会穴，也是大肠的募穴。天枢既属胃经，又是大肠之募，所以在施行针灸之后，可统治一切肠胃疾患。由于肠鸣腹泻的症状，多属感受寒邪或脾虚失于健运而引起，因此，在天枢穴亦当偏重于灸治为主（孕妇禁灸），可借以散寒祛湿、温中健脾，起到标本兼治的作用。必要时如再加灸中脘、气海、脾俞、大肠俞、足三里等穴，尤能加强疗效。

**诸般气症从何治，气海针之灸亦宜。**

气病的范围很广，如五脏失调，七情所伤，都能够导致气病。《素问·举痛论》曾指出："百病生于气也，怒则气上，喜则气缓，悲则气消，恐则气下，寒则气收，炅则气泄，惊则气乱，劳则气耗，思则气结。"治疗这类气病，根据不同的原因，如在上焦方面，大多取用称为上气海的膻中穴为主；在下焦方面，则偏重于脐下一寸五分之处的气海穴，尤其是脏虚气惫，真元不足的虚证之类，更必须取用此穴来增强元气，总调下焦的气机。所以，古人将它称为人身的生气之海，以此作为穴名。不过它的主治症，除了下焦的气虚症状，及卒中虚脱，妇女血崩等重证之外，还包括了由于气行失常而引起的腹痛、疝气痛，上冲心腹及其他属于下焦气滞郁阻而发生的各种症状。根据病情的虚实，或针或灸，都可以用于治疗，不但能够益气固本，补下元的虚衰，同时能鼓动气机，宣通涩滞，使升降复其常度，中气和畅，而消除因郁结与气逆上冲所致的现象。所谓"气海针之灸亦宜"，意即在此。



**小肠气痛归来治，腰痛中空穴最奇。**

小肠气痛，是属于疝病之类，大多为积湿久蕴化热，使小肠的气机乖错所致。《灵枢经·四时气》篇说："小腹控睾，引腰脊，上冲心。邪在小肠者，连睾系，属于脊，贯肝肺，络心系，气盛则厥逆，上冲肠胃熏肝……"说明小肠气痛，与一般疝病的不同之处。它的特征，是少腹疼痛，牵连腰脊，控引睾丸，甚至会上冲心腹作痛。归来穴的部位，在脐下四寸的中极穴旁开二寸之处，取用归来治疗本病，主要是疏通气机，以缓解少腹控睾而痛的一种局部疗法。这种主治作用，早在《甲乙经》即指出："奔豚，卵上入，痛引茎，归来主之。"《铜人腧穴针灸图经》也说："归来，治少腹奔豚，卵缩茎中痛，妇人血脏积冷，可灸五壮，针入八分。"由此可见，所谓"小肠气痛归来治"的按部取穴法，不但能够宣气行瘀，消除局部的疼痛，而且如有奔豚气上冲心腹的现象，也有平冲降逆的作用。本病如系湿热蕴结小肠者，当以针刺为主；如寒邪所致者，宜偏重于灸疗。

由于小肠气痛，会牵连腰脊疼痛，“腰痛中空穴最奇”，就是指这种并发腰脊疼痛的症状，可以配用中空穴，共同来进行治疗。中空，即中髎穴的别名，在第三后骶孔中，属于足太阳膀胱经。膀胱经的循行，从腰部分出一支脉，挟着脊柱下行，其中首先所经过的穴位，就是上髎、次髎、中髎、下髎各穴，所以通常取中髎作为治疗腰痛的有效穴，就是根据循经近刺，使镇痛的疗效，能够直达腰脊的缘故。同时中髎是肝、胆二经所结的会穴，肝经环绕阴器，上至少腹，胆经出于少腹两侧的气冲部。针刺中髎，通过会穴的关系，可以影响到肝胆二经，也就可以治疗少腹部的疼痛。正如《甲乙经》所说：“小肠胀者，小腹膜胀而痛，中髎主之。”因此，中髎穴的作用，与一般治腰痛的穴位不同之处，就是它能够兼治腰腹，如有小腹膜胀，引腰而痛的各种疾患，最为适宜。用它来主治小肠气痛，牵连腰脊，控引睾丸的现象，兼筹并顾，当然也就更有奇效了。



**腿股转痠难移步，妙穴说与后人知；环跳风市及阴市，泻却金针病自除。**

“腿股转痠难移步”，是形容大腿难以转侧，痠重麻木，不能屈曲，腿足失了运动的能力，起立步行，均感困难，属于下肢麻痹的症状之类。大多为风寒湿邪，侵入下肢，经络循行失常，气血阻滞不和所致，治疗也偏重于按部取穴为主。环跳，属足少阳胆经，又是胆经和足太阳膀胱经的会穴。胆经的循行，自头至足，其中经过了环跳穴所在的髀枢部，循髀关节的外侧，向下出膝外侧，走外辅骨之前，下行至足。膀胱经有一支脉，下行过髀枢部之后，由此沿大腿外侧后缘，行膝弯内，经腓肠肌下行至足。因这两条经脉自大腿至足地循行，所以在股、膝、腿、足各部，任何原因所引起的疼痛和麻痹现象，环跳穴都是一个具有特效的要穴。风市，在大腿外侧正中线上的中部，属于足少阳胆经，在局部疗法中，是主治中风瘫痪、半身不遂、下肢顽麻冷痹、腿膝无力等症的一个特别具有疏风、祛湿、通络行气等功效的常用穴。阴市，在大腿前侧之下约四分之一处，属于足阳明胃经，它的主治范围，偏重于由寒邪而引起的下肢疾患。正如《类经图翼》所说："阴市主腰膝寒如注水，痿痹不仁，不得屈伸。"因此，取用阴市、风市、环跳三穴相配合，来主治腿股转痠难移步的症状，自可发挥相得益彰的妙用。所谓"泻却金针病自除"的功效，也就不难想见了。泻却，是指排除了病邪的意思，不是指泻的手法而言。因治疗下肢麻痹症，一般都适用补法，轻微推进，出针后加灸，或专以灸疗为主。

**热疮臁内年年发，血海寻来可治之。**

热疮臁内年年发的现象，就是在外科中最为缠绵的臁疮（又名裙边疮、伤守疮，俗称烂脚）。本病多发生于胫部内臁和外臁，一般位于小腿下三分之一的地方。患部溃疡深陷，肉色黯红或黑紫，边缘高起，四周皮肤乌黑，僵硬不活，或脱屑，疮口中常分泌出有臭味的稀薄脓水或血水，有时足及小腿发生浮肿，通常虽很少有疼痛感觉，但经年累月缠绵甚久，顽固难治，即俗谓："里臁外臁得长二十四年"。形成臁疮的主因，不外是湿热下注所致。《医宗金鉴》对此有较具体的说明："臁疮当分内外臁，外臁易治，内臁难痊。外臁属三阳，湿热积聚而成，早治易于见效。内臁属三阴，湿兼血分虚热而成。"取用血海穴治疗发于内臁的臁疮，就是泻除湿与血热的治本疗法。血海，属于足太阴脾经，脾统血，具有统摄血液的功能；脾属湿土，凡湿邪留滞的病变，无不与脾土有关，一般也适宜在脾经取穴；尤其是其中的血海穴，顾名思义，已不难想见它是统治一切血病的要穴。所以在该穴施行针泻，治疗臁疮，不但可以清血分之热，消除由此而引起的主要因素，同时又能够引湿导浊，疏泄留滞于脾经的湿邪。因此，即使采用外科的药物治疗臁疮时，亦可配合血海穴，能起到重要的作用，而加强疗效。

**两膝无端肿如斗，膝眼三里艾当施。**

两膝肿大，就是在膝关节周围发生肿胀，难以屈伸的现象。治疗这类关节病，大多是偏重在患部的附近取穴为主。膝眼，在膝盖之下，两旁陷中，两足共有四穴。它虽是经外奇穴，但在局部疗法中，对由于风寒湿邪的侵袭，血凝气滞；或由其他原因所引起而出现在膝关节周围的肿胀、疼痛、麻木症状，在该穴施行针灸，使针感直达患部，就能够发挥疏风祛湿，消肿止痛等功用。急性者，可每日针治一次，并在两膝眼加用吸筒；慢性者，则间日针治一次，并当施行艾条的灸疗为主，必要时亦须采用吸筒。同时再配合足三里穴，更可加强疗效。因为足三里是足阳明胃经的合土穴，位于膝眼下三寸之处。胃经的分布，其中有一支脉，直下至膝盖部，复沿胫骨前外侧直至足面，所以不论是寒湿或湿热引起的腿膝肿痛或麻痹的疾患，循着经络系统，取用患部邻近的足三里穴，都有清热、祛湿、退肿等功效。尤其是脾胃阳衰，不能运化，水湿下注而引起的腿膝肿大的现象，更需在足三里穴施灸，调和脾胃，行气化湿，借以获得扶正祛邪、标本兼治的效果。



**两股转筋承山刺，脚气复溜不须疑。**

转筋，就是腓肠肌强直性痉挛的现象。本病的原因很多，症状也有轻重的分别。如因气血失调，寒冷乘袭，或因登山远行，下肢过于疲劳所致者，属于轻证，往往亦能不治而愈。如因各种中毒或大吐大泻脱水而引起的霍乱转筋，属于重证，大多须随其病因的消失始能恢复。但任何原因所引起的转筋症状，都必须取用承山作为主穴。因为承山属于足太阳膀胱经，它的部位，在下腿后侧的中央，腓肠肌丰隆部的下缘。所以在按部取穴的作用上，在该穴施行针泻，能起到缓解痉挛的作用。同时它还有祛除寒邪的卓效，如《类经图翼》所说："今时多用承山穴治伤寒立效，亦有初发疟疾者，灸之立已。"所以，对于肠胃受寒而发生的寒性霍乱，既可以通过承山穴散邪祛寒，制止吐泻，作为急救之用；而且因此引起的转筋症状，在标本兼治之后，由于原因的消失，当然亦得以随之缓解。但治疗本病，亦可专以灸治为主。如《千金方》所说："灸转筋随年壮神验，霍乱，灸百壮。"《针灸大成》亦称："脚转筋，多年不愈，诸药不效者，灸承山二七壮。"

脚气的形成，大多是由于血虚气弱、水寒或湿热之邪侵袭下肢，使经络与气血壅滞不通所致。浮肿者为湿脚气，不肿者为干脚气。一般地说，脚气病的症状，主要是两脚软弱，弛缓无力，顽痹，挛急，不便行走。除此以外，在发病过程中，还会出现多种多样的证候，如头痛壮热，状类伤寒，或少腹不仁，或上气喘急，或昏愦呕逆等。取复溜穴治疗脚气病，一方面适用于局部疗法。另一方面，因为复溜是足少阴肾经的经金穴，肾属水，穴属金，水为金所生，亦称为肾经的母穴。虚者补其母，可统治一切属于肾虚的病症。由于脚气病的变化，在临床上有很多情况，例如湿气自下侵上，渐入少腹，痹木不仁，这是属于肾虚阳弱的一种现象，就必须针灸复溜穴，借以补益肾气，助阳利水；又如湿气循经上入于肺，肺气不降，上气喘满，甚则不得平卧，也需要取复溜作为主穴，因它是肾经之中属金的穴位，从脏腑五行的关系上，直接和属金的肺脏有着密切的联系，可兼治肺、肾二经的病变。所以在复溜穴施行针灸，对于这种上气喘满的证候，就能够发挥泻肺行水，平喘降逆的作用。至于湿气上冲心胃之分，发生心胸烦闷，呕吐气急，甚至六脉沉匿，属于脚气冲心的危重证候，也适宜取用复溜穴作为急救之用。因为复溜能振作肾阳，由肾阳的温煦，可以使气血畅行，以消除水湿上冲，阴邪外遏，阳气内陷，六脉沉匿等各种现象。所以治疗脚气冲心，复溜穴能有下气、除湿、泄毒，以及消除脉象的沉匿等功用。“脚气复溜不须疑”，就是因为它兼有这许多作用之故（按《玉龙赋》有“要起六脉之沉匿，复溜称神”之句，可互参阅）。

**踝跟骨痛灸昆仑，更有绝骨共丘墟。**

踝跟骨痛，是泛指各种原因所引起的足踝及跟骨部的肿痛之类。昆仑，在足外踝后侧跟骨上陷凹中，是足太阳膀胱经的经火穴，在局部疗法中，是主治踝跟骨痛的要穴，有清热泻火，消肿止痛的功效。绝骨，即足少阳胆经悬钟穴的别名，是著名八个会穴之一的髓会。除了统治一切髓病之外，对于出现在下肢部的痿厥、麻痹，疼痛等各种现象，可用以通经、调气、濡阳营络，是治本疗法中的要穴。丘墟，是足少阳胆经的原穴，能主治胆经的虚证实证，尤其是各种足病，包括腿胫瘦、转筋、痿厥以及踝骨附近的疼痛等症，是舒筋活络、宣导气血的常用有效穴。取用昆仑、绝骨、丘墟三穴，配合起来，治疗足踝及跟骨部的肿痛之类，不但可以直达患部，疏调其周围气血的壅滞，缓解疼痛，同时因三穴都是补泻皆宜的穴位，主治的范围很广，所以对本病任何原因所引起的，均可适用。只要辨明病情的虚实，或针或灸，灵活运用。一般地说，如按之可暂时减痛者属虚；皮色不变，遇暖痛缓者属寒，对这种虚寒的现象，当偏重灸疗为主。按之痛不可忍或高肿者属实；皮色焮红，遇冷痛轻者属热，对这种实热证，则当以针泻为主。



**灸罢大敦除疝气，阴交针入下胎衣。**

疝气的类型很多，它的症状，主要是少腹连及上下作痛，或睾丸肿痛，控引少腹。其致病的主因，总的来说，不外是寒湿热三气之邪而引起的。至其病理，则与足厥阴肝经有着密切的关系。因为肝经的分布，自足上行，沿大腿内侧向上，相交环绕阴器，再至少腹部。《灵枢经·经脉》篇对于肝经络脉的循行与病候，更明确地指出：“足厥阴之别名曰蠡沟，去内踝五寸别走少阳，其别者循胫上睾，结于茎，其病气逆，则睾肿卒疝，实则挺长，虚则暴痒，取之所别也。”所以，治疗各种疝病，大多偏重在肝经取穴，以疏泄肝气为主，特别是肝经的井木穴大敦，更是一个必需的穴位。肝属木，穴亦属木，大敦不但是木经中的木穴，且位于足大趾的内侧，爪甲根部，也是肝经脉气首先所发的一个穴位。因此，在循经远刺的作用上，它具有疏泄肝气，使之下行以制止疼痛的特效。但本病如属于寒湿所致者，当以灸治为主。散寒化湿，则肝经气滞阻逆的现象，得以疏通，疝病的疼痛，自可随之消除。所以说：“灸罢大敦除疝气”，也就是这个意思。

阴交，不是任脉的阴交穴，从能够下胎衣的功效来说，这是指足太阴脾经的三阴交穴。该穴是肝、脾、肾三阴经的交会之处，故而得名。肝藏血，脾统血，肾藏精，这三条经脉的走向，都是自足上行，通达腹部，所以在该穴施行针泻，对于胎衣不下的难产，特别有催生的作用。在历代针灸文献中，都提出孕妇禁针三阴交穴的警戒，就是这个缘故。相反的，如属于胎衣不下的难产，三阴交便是必不可少的要穴了。根据临床经验，三阴交用于难产的催生时，应依临产气力疲惫，不能努出的主因，且又有胞衣不下，少腹作痛，恶露不多等现象，在操作时，先针补两手的合谷穴，以充实孕妇之气，再针泻两足的三阴交与太冲穴，使针感通达下焦，营气泻血。这种上下肢配穴法，一般收效很快。不过操作手法的强弱，必须按照产妇身体的强弱来决定，切避“过与不及”，这是与疗效密切相关的一个重要问题。



**遗精白浊心俞治，心热口臭大陵驱。**

遗精，即在睡眠时精液外泄的一种疾病。因相火过旺，心肾不交，有梦而遗者，叫做梦遗；如精关不固，无梦而遗的叫做滑精。白浊，是在阴茎中发生热痛，时时流出秽浊如脓的浊液，大多为湿热内蕴，或色欲过度，真元不固所致。取用足太阳膀胱经的心俞穴，治疗遗精、白浊，主要因为在背部俞穴之中，心俞是直接联系了心脏，作为内外相应的穴位。由于梦遗的现象，大多是欲念妄动，房事过度，与心肾有着密切的关系，心藏神，肾藏精，心为君火，肾为相火，如心有妄思，心神耗损，相火随心火而动，君火摇于上，相火炽于下，就会影响到精舍失宁，精液随之以泄。相反的，如肾阴不足，引起心火上炎，也会有心神不安，而出现夜梦颠倒，精液自泄的证候。所以针灸心俞穴，就是根据这些与心脏密切相关的主因，以宁心安神、滋阴清火为目的的一种治本疗法。至于白浊也有与心热有关的病因，例如《素问·至真要大论》所谓："诸病水液浑浊，皆属于热"。针刺心俞穴治疗白浊，就是属于这种心虚生热，湿热下注，发生茎中作痛，浊液微现黄赤之类的浊病，而用以清心降火，从根本上消除其病因的一种疗法。但本病如因肾虚阴衰，败精瘀腐流注，或脾虚下陷等所致者，则当以补肾利尿、健脾益气等疗法为主。取用心俞穴之外，按照不同的病情，可酌选脾俞、公孙以补虚而运脾阳；取肾俞、膀胱俞以宣通气化；取天枢以清肠中湿热；取关元以鼓舞下焦，畅通败精瘀浊；取阴陵泉、三阴交以化湿而通利小便。

心热口臭，是指心火上逆，熏蒸于口舌，发出秽臭之气。大陵，是手厥阴心包经的输土穴，亦称原穴。心包络属于相火，穴属土，土为火所生，从五行的关系上，是该经的子穴。实者泻其子，可以统治心包经的一切实证，有清心泻火的卓效。心包络是心的外卫，古人有心不受邪，由心包络代受其邪的说法。所以如有内伤外感，脏腑失调，影响到心火壅盛，或内热表虚的现象时，都适宜在心包经取穴。特别是既为原穴，又属子穴的大陵，更是不可少的穴位。心开窍于舌，舌为心之苗，如脏腑内热壅盛，蕴积于胸膈之间，热邪乘心火冲发于口，往往是发生口臭的主因。针泻大陵穴，就是循经远刺，清心降火的治本疗法。热邪被驱除之后，口臭的现象，当然也随之而消除。所谓“心热口臭大陵驱”，即指此而言。

**腹胀水分多得力，黄疸至阳便能离。**

腹胀，是指腹部胀大如鼓的臌胀病之类。胀和臌有着密切的关系，胀病虽不都会变成臌病，但臌病则无有不兼腹胀。臌胀病的类型很多，从取用分水穴的主治作用来说，所谓“腹胀水分多得力”，是指水臌而言。本病的症状，巢氏《诸病源候论》说：“此由水毒气结聚于内，令腹渐大，动摇有声，常欲饮水，皮肤粗黑，如似肿状……”形成水臌的原因很多，主要是肺不通调，脾不运输，肾不分利，水湿壅塞而不得排泄，溢于皮肤而成。取用水分穴，就是以宣泄水液，通利小便为目的的局部疗法。因为水分的部位，在脐上一寸之处，属于任脉，它的别名，叫做分水，顾名思义，已可想见是治疗水病的要穴。而在临床实践中，任何原因所引起的水臌病，在该穴连续施灸数十壮，温补脾阳，往往可以迅速促进小便畅通，发挥利尿泻下的作用。所以治疗水臌症时，它的得力很多，也是常用的一个要穴。如再加灸水沟、脾俞、肾俞、膀胱俞等穴，以加强脾之健运，促其分利小便，并针刺阴陵泉、三阴交、足三里等穴，以利尿行湿消肿，则更可加强疗效。不过应该特别注意的，取水分穴治疗水臌病，绝对不可针治，正如《铜人腧穴针灸图经》所说：“患水肿者禁针，针之水尽即死。”这种警戒，确然不可漠视。



至阳，属督脉，位于左右膈俞穴之间，是主治黄疸以及虚劳羸瘦、四肢倦怠、食欲不振、消化不良等脾胃疾患的要穴。黄疸的发生，与脾胃有着密切的关系，大多为脾失健运，湿遏于中，胆汁为湿所阻，浸淫肌肉，溢于皮肤而成。其中又可分为阳黄、阴黄两大类：阳黄属于湿热，黄色鲜明，伴有身热口渴、胸闷腹满等症状，治当清热利湿。阴黄属于寒湿，黄色黯晦，伴有身凉肢冷、神疲嗜卧、腹胀、便溏等症状，治当温化寒湿为主。取用督脉的至阳穴治疗黄疸，因它有清热退黄、健脾利湿的功用，所以对于各种类型的黄疸，只要掌握病情的虚实，分别采用或针或灸的手法，确是治本疗法中的要穴之一。尤其是年久不愈，身体衰弱，表现有精神沉郁、四肢不举、心悸耳鸣、食欲不振、倦怠衰弱等属于虚证的黄疸之类，取用至阳穴，更为适宜。每日于施行补的针法之后，再行灸疗。或酌选肝俞、脾俞、肾俞、中脘、足三里、公孙等穴，针后加灸，借以温阳益火，健脾助运，祛湿散寒，恢复肠胃的功能，则奏效尤为迅速。

**肝血盛兮肝俞泻，痔疾肠风长强欺。**

肝血盛兮，是泛指木旺生火的肝热血盛等症状之类。它的表现多种多样，如肝火上炎，会发生目赤肿痛、多泪、口苦、舌红、口干、心中烦热、夜寐不安、寐中惊惕，以及容易发怒，眩晕，胁痛等症；如热极生风，会出现角弓反张、抽搐痉挛的症状。如肝热下行，可导致阴痛、淋浊尿血。又因肝热过盛，木火刑金，使肺阴耗损，还可以因此并发咳呛、咳血等现象。凡此种种，在治本疗法中，都可以针泻足太阳膀胱经的肝俞穴，能有清热降火，和肝调血的卓效。因为在背部的脏腑俞穴之中，肝俞是肝脏的精气输注之处，直接联系着肝脏，成为内外相应的穴位，而以此定名。所以，临床上遇到与肝脏有关的一切病症，无不认为应取用肝俞作为主穴。“肝血盛兮肝俞泻”，就是这个缘故。相反的，倘有肝虚血液衰少的症状，如头晕欲仆、耳鸣目眩、目干雀盲、身体麻木等，同样也可以取用肝俞穴为主，不过须改用补的针法，或偏重于灸疗。

痔疾，是由于湿热蕴结于大肠，或阴虚火炽等原因，致在肛门生疮，大便时肛门紧张或疼痛，以及时流黄水血液，大便不利。肠风，是肠出血，亦称便血。它的特征，是下血清而色鲜，少腹部胀满疼痛，肠内鸣响，或先血后便，肛门并不肿痛，大多为胃腑积热，久而生风，或风客大肠，伤及阴络所致。“痔疾肠风长强欺”，欺，是压迫和驱除病邪的意思。也就是说，取用长强穴治疗痔疾和便血的疾患，是具有特效的一种局部疗法。因为长强的部位，在尾闾骨下端与肛门之间的陷凹中，是督脉的络穴，在该穴施行针刺，针感可直达肛门，不但对于痔疾能够消炎祛毒，散瘀镇痛。而且对于肠风便血的现象，也可以起到镇静肠管，通便止血的作用。所以临床上治疗痔血、痔漏、肠风、脏毒等一切与肛门有关的疾患，也就公认它为一个要穴了。

**肾败腰疼小便频，督脉两旁肾俞除。**

肾败，是肾脏精气过于泄露亏耗的意思。腰疼小便频，都是肾虚的证候。由于肾是真阴的根源，腰为肾脏的外廓，所以肾阴不足的人，不但会发生腰痛，且因肾气衰弱，气虚不能固摄，或下焦虚寒，往往亦能出现小便频数，夜间尿多等情况。在治本疗法中，不论其病程的久暂，症情的轻重，自当偏重于补肾为主。所谓“督脉两旁肾俞除”的治疗方法，也就是说，取用督脉的命门穴，以及在该穴两旁各开一寸五分之处的肾俞，是统治一切肾病的特效穴。因为命门有培元固本的作用，古人称它为“五脏六腑之本，十二经之根”。凡治疗有关肾气不足，精力衰退的各种疾患，它是一个必需的穴位。至于在背部的脏腑各俞穴中，直接与肾脏相联系的，就是肾俞穴。凡一切与肾脏有关的病症，它都可以治疗。尤其是肾虚腰痛之类，它的症状，大多是进展缓慢，逐渐增剧，隐痛绵绵不断，遇劳则更甚，并有耳鸣遗精，神思困倦，腰腿痠软无力等现象。治疗这类虚证的腰痛，通常都适宜采用近刺法，在患部附近取穴。所以，取用位于第二腰椎之下的命门穴，以及在它两旁的肾俞，在按部取穴的规律中，就更有标本兼治的卓效。至于因肾虚不能约束尿窍，而出现小便频数的现象，针灸命门和肾俞穴，益肾滋阴，从根本上消除其致病的因素，往往能同样获得满意的效果。但在治腰痛时，如再加取肾经的原穴太溪，或针灸关元穴，以补肾培元，更可加强疗效。这些穴位，也都能适用于治疗小便频数。不过在必要时，为了充实下元的气机，使能固摄，还须加灸气海、中极，或针补三阴交等穴，则收效尤佳。

**六十六穴施应验，故成歌诀显针奇**。

六十六穴，是指本篇所提供的共计六十六个常用的有效穴位。这许多穴位，散布在一定的经脉循行通路上，对其所属的经脉及脏腑的病候，有着直接的影响，在各穴或针或灸，都可起到宣导经脉气血与调和脏腑的作用。尤其是其中一些具有特殊性的穴位，如原、络、郄、募、背俞、井、荥、输、经、合、八会以及各经的交会穴等，在针灸临床治疗上，更是具有特殊作用和重要意义的必需穴。为了便于实用，将它编成了简明的歌诀，也就是说明这些穴位，是通过了长期实践所总结出来的经验，如能熟记，辨证论治，灵活运用，都可以用于调整经络与脏腑的功能，从而达到治愈疾病的目的，所以说“六十六穴施应验，故成歌诀显针奇”。



《胜玉歌》辨证取穴表

头面五官疾患

头痛眩晕——百会

头风头痛——风池

头风眼痛——上星

眼痛——清冷渊

目内红肿——丝竹空、攒竹

耳闭——听会

心热口臭——大陵

牙腮疼紧——大迎

咽喉颈项腰背疾患

颔肿喉闭——少商

头项强急——承浆

瘰疬——少海、天井

脾疼背痛——中渚

腰痛——中空

胸腹疾患

心疼脾痛——上脘

脾心痛急——公孙

胃冷——下脘

噎气吞酸食不投——膻中

霍乱心疼吐痰涎——巨阙

腹胀——水分

四肢疾患

两手痠疼难执物——曲池、合谷、肩髃

臂疼背痛——手三里

筋拘挛——尺泽

髀疼——肩井

膝肿——行间

两膝肿——膝眼、足三里

腿股转痠难移步——环跳、风市、阴市

行步艰难——中封、太冲

脚气——复溜

脚风缠——委中

踝跟骨痛——昆仑、绝骨、丘墟

脚背痛——商丘

两股转筋——承山

疝痔及大小便疾患

疝气——大敦

小肠气痛——归来

痔疾肠风——长强

肠鸣泄泻——天枢

腹痛便闭——支沟

肾败腰疼小便频——命门、肾俞

遗精白浊——心俞

诸风癫痫疟疾与咳嗽疾患

中风吐沫——人中、颊车

五痫——后溪、鸠尾、神门

五疟——间使、大杼

疟母——章门

痰涎咳嗽——肺俞

小儿吼闭（百日咳）——天突、筋缩

其他内外科疾患

黄疸——至阳

肝血盛——肝俞

诸般气症——气海

下胎衣——三阴交

臁疮——血海

# 十、肘后歌

**简介** 本篇出自《针灸聚英》，该书为明嘉靖年间四明针灸家高武所编著。考历代医籍中，采用“肘后”二字作为篇名的，最早是晋代葛洪所著的《肘后备急方》。葛洪当时编著该书的目的，是搜集了常用有效而最易求得之药所配成的药方，使得能够普遍推广流传，作为人人应该随身常备而切合实用的一种验方集，故以肘后备急方为名。本篇用了肘后歌作为篇名，基本上也是根据《肘后备急方》命名的意义，说明本篇的内容，主要是介绍了用途很广的许多有效穴。由于每一个穴位和药物的功能一样，都有它一定的作用，又与所属经络及其循行分布，有着密切的关系。要怎样掌握每一穴的特性，结合经络系统，运用在多种多样的病症方面，是一个相当复杂而细致的问题。本篇就是根据临床的经验总结，列举一部分常见病症，重点地指出了循经远刺、近刺，以及异位刺法等等处方配穴的规律，来反复说明穴位的灵活运用，以及在治本或治标作用上的重要意义。使可举一反三，融会贯通，而更能切合实用。本篇内容，相当于手册，可供随时查考和研究之用，所以称为肘后歌。



**头面之疾针至阴，腿脚有疾风府寻。**

取至阴用它来治疗头面疾患，是属于上病下取的远道针法。取风府治疗腿脚方面的病症，也是远道针法中，属于下病上取的一种疗法。本篇首先指出了这两个远距离的异位刺法的例子，主要是从整体观念出发，来说明经络系统在人体的生理功能和发病机转上，以及在治疗方面，都有着重要的意义。尤其是运用穴位与病所距离很远的远导针法，能够获得疗效，更可以证明经络的传导转输作用在临证治疗上的重要性。《灵枢经·终始》篇对这一点明白地说："病在上者下取之，病在下者高取之，病在头者取之足，病在腰者取之腘。"这种取穴规律，就是根据经络系统指出了异位刺法的妙用。临床证明，凡有关火郁、气结、结聚不通、壅闭有余的实证之类，一般都适宜采用这种异位刺法为主，上病取下，下病取上，左病针右，右病针左，具有特殊的功效。

至阴，是足太阳经的井金穴，膀胱属水，穴属金，水为金所生，亦称为该经的母穴，虚者补其母，可统治属于膀胱经的一切虚证。由于膀胱经的分布，自头至足，至小趾外侧尖端而终，至阴就是在这条循行通路上的最终一个穴位。所以在该穴施行针灸，通过了经脉传导和转输的作用，使针感能够上达头面，即所谓"头面之疾针至阴"的意思。这里虽不是说，所有头面之疾，都可以由至阴穴来担当治疗，但根据古今的临床实践证明，针灸至阴穴治疗风寒头痛、头重、目痛、目生翳、鼻塞、鼻衄等症，上病下取，利用趾端的反射作用，疏风祛寒，镇痛散邪，往往能获得一定的效果。它所以称为治头面疾患的要穴之一，这就是一个实例。



风府，是用于疏散风邪的著名穴位，属于督脉，也是督脉、膀胱经、阳维脉三脉的会穴。督脉是诸阳脉的纲领，有统领诸脉的总督作用而得名的。所以督脉的穴位，除了局部疗法之外，还可以主治全身的病症。膀胱经的循行，由头部沿腰背下行，须经过腿足部，阳维脉的分布，循腿膝自下而上，终于头部。风府穴通过了本穴是膀胱经和阳维脉交会穴的关系，循着这一通路，所以可以治疗腿脚方面的疾患。特别是与风邪有关的，如中风后遗症的半身不遂、下肢瘫痪等症，最为适宜。正如《甲乙经》所说："足不仁，刺风府"。由此可见，"腿脚有疾风府寻"的疗法，已有很久的历史了。

**心胸有病少府泻，脐腹有病曲泉针。**

心胸病，是泛指各种心脏疾患，以及出现在手少阴心经循行通路上的病变。取用手小指本节后，骨缝陷中的少府穴，治疗这类心胸病，是根据循经远刺的一种有效疗法。因为在肘关节以下井、荥、输、经、合的特定穴位中，少府是手少阴心经的荥火穴，心属火，穴亦属火，也就是火经中的火穴，更适宜于治疗心病。心是内脏的主宰，心藏神，心主血，如有心悸惊惕、神昏、谵语等属于神志与血液的疾患，无不与心脏有关。手少阴心经的分布，起于心中，出属心系，它的支脉，从心系上挟咽喉，连系到目系。直行的经脉，从心系上行于肺部，横出向腋窝下，循上臂及前臂内侧后缘，沿小指内侧直至指尖。少府因是心经中的火穴，通过了经络系统，它的疗效就可以上达心胸部。在该穴施行泻的手法，可以清心降火、宁志安神；施行补法，能够补益心血，消除心气虚怯所引起的各种现象。所以它是主治心胸疾患的要穴。这种功效，在历代针灸文献中记载很多，如《千金方》所说："少府主嗌中有气如息肉状。数噫恐悸，气不足。"《外台秘要》说："少府主烦满少气，悲恐畏人，臂痠，掌中热，手踡不伸。"《类经图翼》说："主治痎疟久不愈，振寒烦满"。由此可见，少府是补泻皆宜的穴位。既可治属于心虚证的心悸怔忡、惊惕不安，又可治属于心热证的心胸烦满热闷、痛如针刺等证候。所谓"心胸有病少府泻"，就是指这类热证，可利用循经远刺的泻法，来调整脏腑和经络的功能，借以消除病理现象。



曲泉是足厥阴肝经的合水穴，肝属木，穴属水，水为木母，也称为肝经的母穴。它不但可主治肝经的病症，特别因它是肝经之中的水穴，在脏腑五行的关系上，与属水的肾脏有着直接的联系，所以也能够治疗肾病。肝和肾同属于下焦，如有出现在下焦脐腹部方面的疾患，在远道针法中，曲泉就成为一个不可少的要穴了。同时因肝经的分布，沿腿足股膝的内侧上行，环绕阴器，抵达少腹。肾经的循行，也是自足上行，从大腿内侧后缘，上入腹部，通过脊柱，入属肾脏，联络膀胱。曲泉穴既是兼通分布于少腹部的肝、肾二经，因此，它的主治范围，包括少腹胀痛、阴挺出、阴痒、阴茎痛、小便难、癫疝、肾囊收缩，以及房劳失精等症。在循经取穴的作用上，都是常用的有效穴。亦即所谓“脐腹有病曲泉针”。当然，曲泉穴的主治症，并不仅仅局限于这些病症，这里重点地指出了专治脐腹病，主要就是为了说明它是肝经中的水穴，兼通属于下焦的肝、肾二经之故，借此可以去理解五行穴的特性和脏、经络、病候之间的密切关系。

**肩背诸疾中渚下，腰膝强痛交信凭。**

中渚是手少阳三焦经的输木穴，三焦属于相火，穴属木，火为木所生，所以也称为三焦经的母穴，有补益和通调三焦元气的重要作用。在远道针法中，用它来主治各种肩背疾患，主要因为本病的形成，除了因肺脏疾患而引起的以外，多为风寒湿等邪的侵袭，经脉阻闭，血凝气滞所致。此外，如在肩背部出现一片冷而疼痛的情况，更是痰饮内伏，或寒邪凝结的特征。由于三焦有导引原气出纳运化于一身之中的功能，内外上下，无所不通，如《难经》三十八难所说：“三焦为原气之别，主持诸气。”所以如因外邪袭入肩背部，使血凝气滞而发生疼痛的现象时，针刺三焦经的母穴中渚，就可以疏通三焦的气机，恢复气血的正常运行，借以缓解疼痛。同时它又能宣调肺气，增强清肃的作用，来消除由肺脏疾患所并发的肩背疼痛。不但如此，三焦还有决渎水道的功用（《素问·灵兰秘典论》曰：“三焦者，决渎之官，水道出焉”），因此对于痰饮内伏、寒湿凝结而引起的肩背痛，针刺中渚穴，既能够疏泄三焦的气滞，还可以发挥三焦的决渎之权，使升降正常，水道通畅，痰湿得以内化。病因既除，疼痛亦即可随之消失。所以说：“肩背诸疾中渚下”，就是包括这许多作用而言。

腰膝强痛，是指腰部连及腿膝发生疼痛，难以转侧，与肾病有关的一种证候。交信，在足内踝直上约二寸之处，属于足少阴肾经。肾为真阴的根源，其中又蕴涵着命门的真阳，腰是肾脏的外廓，肾经的循行，须经过腿肚内侧，出膝弯内缘上行。所以，如因肾脏精气的过于泄露亏耗，往往会发生腰痛、腰腿痠软或觉冷；如肾虚兼有寒邪的侵袭，更会发生腰膝腿股牵引疼痛。取用交信穴治疗本病，不但在循经远刺的作用上，可用于滋阴而壮肾阳，同时因它是阴跻脉的郄穴，更能发挥复元通气、祛寒解痛的功效。因为在奇经八脉之中，阴跻脉是足少阴肾经所别出的一支脉。所谓跻的含义，有几种解释，亦可以与“强哉娇”的娇字相通，与敏捷同义。也就是说，跻脉的行走路线，在身体的左右两侧，与整个身体的转动灵活、娇捷超越有关，所以称为跻脉。阴跻脉的病候，大多是阳气不足，阴气偏盛，通常都适宜取用它的郄穴去治疗。郄穴，即骨肉的间隙，为气血汇聚之处。对一般较为严重的病症，如针刺郄穴，特别有疏通气血的显著功效。因此，交信穴既属肾经，又是阴跻脉的郄穴，用它来主治与肾病有关的腰膝强痛，难以转侧的症状，兼筹并顾，就更有补益肾气，宣通气血的郁滞，而获得制止强痛的疗效了。



**胁肋腿痛后溪妙，股膝肿起泻太冲。**

后溪属于手太阳小肠经。用它来治疗胁肋腿痛，穴位与病所的距离，虽是很远，但因为后溪是小肠经的输木穴，小肠与心经为表里，同称为火经，心为君火，主一身的血脉，凡有关心火血热，以及属于五脏的热性病，都适宜在此二经取穴，特别是后溪因是火经中的木穴，木为火母，亦称为小肠经的母穴，在该穴施行补法，木盛火炎，虽可以补益火气的不足，如施行泻法，木被泻之后，亦可减弱火势，所以它是治疗由表入里及各种内热的病症，具有泻火退热的特效穴位。同时，因它是木穴，在脏腑五行的关系上，与属木的肝脏有着密切的联系，肝经散布于胁肋，一般胁肋疼痛的症状，无不与肝经有关。例如由肝实火盛而引起的疼痛，主要表现有容易发怒，两胁下痛，脉弦口苦，或烦热、口渴，或二便热涩不通等症。针泻火经中的木穴后溪，通过了它与肝木互通的关系，治疗这类肝实火盛的胁肋疼痛，借以清泻肝火，退热除烦而缓解疼痛，也最为适宜。所谓“胁肋腿痛后溪妙”，即指此而言。不过取后溪穴治疗腿痛，则又和它是直接联系了督脉的作用分不开的。根据《素问·骨空论》的记载，督脉有三条循行路线，其中有行于腰背的一条，它的分布是：“别绕臀，至少阴与巨阳，中络者，合少阴，上股内后廉，贯脊属肾”。说明督脉的别络，绕行臀部，至此与足少阴肾经、足太阳膀胱经相会合，并与下行至髀枢部，沿大腿外侧后缘，下达膝弯与腿肚的膀胱经循行路线相互沟通。在八脉八法之中，后溪穴是与督脉直接相通的穴位，而督脉又有这种通达腰背腿足的关系，所以针泻后溪穴，能疏调与它所通的各经脉的气血，从而也就能够作为治疗腿足疼痛的一个辅助穴位了。

太冲，是足厥阴肝经的输土穴，阴经以输代原，亦称为原穴，是主治肝经一切病症在治本疗法中的重要穴位。所谓“股膝肿起泻太冲”，一方面是由于肝经的分布，沿足背循内踝上行，上膝弯内缘，沿股内侧，上达少腹。所以在经脉的通路上，如有寒湿及湿热等邪的侵袭，使气血郁滞，出现股膝肿起的症状时，都可以针泻太冲穴，以疏调经气的壅闭，祛湿除寒，活血通络，而达到消肿的目的。同时因肝藏血，有贮藏血液和调节血量的功能，肝主筋，筋与四肢关节的屈伸运动，密切相关。所以，如有血行失常，气凝湿阻，在股膝腿足等部发生肿胀疼痛，甚至屈伸不如，难以步行等症状，在标本兼治的疗法中，都适宜取用太冲作为主穴之一，借以消肿止痛，恢复步行。



**阴核发来如升大，百会妙穴真可骇。**

“阴核发来如升大”，是指发生在颈项部的瘿气颈瘤之类。

初起如樱核，继则颈项部肿大而柔软，成为如瘤状下垂的现象。巢氏《诸病源候论》瘿候说："瘿者，由忧恚气结所生，亦曰饮沙水，沙随气入于脉，搏颈下而成之。初作，与樱核相似，而当颈下也。皮宽不急，垂槌槌然是也。恚气结成瘿者，但垂核槌槌无脉也。饮沙水成瘿者，有核瘺瘺，无根，浮动在皮中。"取用百会穴治疗本病，从经络系统方面来说，因为百会是督脉与足太阳膀胱经、足少阳胆经、手少阳三焦经、足厥阴肝经五脉的会穴，这许多经脉的循行，都要经过颈项部，其中的肝经，虽是沿喉咙后面，上达头面，但也是与颈部有关。所以针刺百会穴，通过它是循行于颈项部的五条经脉的会穴关系，使消除肿胀的疗效，能够直达患部。

其次，从本病的主因和症状来说，瘿气颈瘤的形成，内因主要是七情所伤、湿痰停滞、气血营卫的郁滞所致；外因则多属感受山岚水气而成。本病不但以颈部肿大和眼球突出为特征，且伴有胸闷气促、心悸惊惕，或头目眩晕、食欲不振、四肢倦怠、失眠、怕热多汗等现象。由于百会穴兼通督脉肝、胆、三焦、膀胱各经，它的主治范围很广，对于七情郁结、痰湿停滞而引起的各种疾患，在该穴施行针刺，既可清泄诸阳气火的上亢，又能行气化痰，消除致病的主因。同时对于头目眩晕、心神恍惚、惊惕不安等症状，借以疏风平肝，也可以起到宁志安神的镇静作用。因此，它能够成为治疗本病的主穴之一，确是有其独到之处。所谓"百会妙穴真可骇"，骇，就是形容其疗效的卓越，能使人感到惊奇的意思。



**顶心头痛眼不开，涌泉下针定安泰**。（著者按：定安泰的定字，《针灸大成》原载为足字，当系误刊）

顶心头痛眼不开，就是指痛至眼目也不能睁开的现象，来形容疼痛的剧烈，这也是属于肾虚头痛与肝厥头痛之类的疼痛。《素问·五脏生成》篇说："头痛巅疾，下虚上实，过在足少阴（肾经）巨阳（即足太阳膀胱经），甚则入肾。"说明肾虚头痛的主因，是正气虚于下，邪气实于上。肾与膀胱为表里，膀胱经的分布，“起于目内眦，上额，交巅；其支者，从巅至耳上角，其直者，从巅入络脑……”所以，如肾阴不足，阴虚阳实，阳邪乘虚而上攻，就会导致剧烈的顶心头痛。正如《医学入门》所记载本病的症状说：“肾虚，下虚上盛，巅顶痛不可忍，脉举之则弦，按之则坚。”除了这种肾虚头痛之外，另有一种肝厥头痛，也是以头顶疼痛为特征的。《金匮翼》说：“肝厥头痛者，肝火厥逆，上攻头脑也。其病必在巅顶，以肝之脉与督脉会于巅故也……必须眩晕，或厥逆抽掣也。”取用涌泉穴，治疗这类肝厥和肾虚头痛，就是一种循经远刺的有效疗法。因为涌泉，位于足心，是足少阴肾经的井木穴，肾属水，穴属木，木为水所生，亦称为肾经的子穴，不但可以统治属虚属实的肾病，同时因它是木穴，在脏腑五行的关系上，与属木的肝经有着密切的联系，所以也能够治疗出现在肝经的病症。例如一般水不涵木、风动火郁而引起的小儿惊风，及失神昏厥等重证，针泻涌泉穴，泻木之后，往往有良好的效果。由于涌泉有兼通肝、肾二经的作用，因此在该穴施行灸疗，来主治肾虚头痛，可以补肾阴之不足，壮水益精，使虚阳不致上犯。如在该穴施行针泻，治疗肝厥头痛，也可以发挥清热及引火下降的功用。这样从根本上消除了致病的因素，当然也就会达到制止疼痛的目的了。所以说：“涌泉下针定安泰”，意即在此。但为了加强疗效，治肾虚头痛，如再加灸肾俞、关元等穴；肝厥头痛加刺百会、肝俞、行间等穴，则收效更佳。



**鹤膝肿劳难移步，尺泽能舒筋骨疼；更有一穴曲池妙，根寻源流可调停；其患若要便安愈，加以风府可用针。**

鹤膝肿，就是膝肿而胻腿枯细，状如鹤膝而得名的。鹤膝肿劳，就是久虚成损，损极不复的各种虚劳症的统称。也就是说，鹤膝肿的致病主因，是由于肝、脾、肾的足三阴经亏损，风寒湿之邪乘虚而入，气血阻滞不得流行，下注膝部而成。本病的治疗，一般都在腿膝部取穴为主，如阴陵泉、阳陵泉、膝眼、三阴交、足三里等，都是常用的有效穴。取用肘关节附近的尺泽与曲池二穴相配合，来治疗出现在膝关节的病变，这种远距离的针法，其实是偏重于治本之用的。因为尺泽是手太阴肺经的合水穴，在脏腑五行的关系上，与属水的肾脏相联系，所以通常用它来主治尿意频数及遗尿症，皆有卓效。曲池，是手阳明大肠经的合土穴，和属土的脾胃有着密切的关联，也可用以治疗因脾胃失调而引起的疾患。由于鹤膝肿的形成，与肾气虚损，脾胃衰弱的原因有关，取用尺泽穴，不但因它是肺经中属水的穴位，可借以壮水益肾，同时因它具有宣调肺气，舒展筋骨疼痛的功效，肺为气之主，肾为气之根，肺主出气，肾主纳气，促使气机的出纳升降正常，舒筋活络，也就可以消除由气血阻滞，下注膝部而发生鹤膝肿的主要因素了。至于曲池穴，素来是主治半身不遂、屈伸困难等症的要穴，具有疏风、解表、发汗、退热，以及宣导气血的卓效。尤其因它是大肠经土穴，可兼作调整脾胃之用，所以用它来治疗鹤膝风，就更能够起到重要的作用了。即所谓“更有一穴曲池妙，根寻源流可调停”的意思。

由于鹤膝风的病因，与风邪有一定的关联。不仅是三阴亏损，而且在三阴不足之中，大多有“外受风寒，脾湿下注而成者”（见《马评外科证治全生集》）。所以在本病发作过程中，如见有“洒淅恶风，不时汗出，熨之痛稍止”的现象，都适宜针刺督脉的风府穴，以作为疏风祛寒之用。所谓“其患若要便安愈，加以风府可用针”，也就是说，风府是禁灸穴，仅可针刺，不宜灸疗。但它是督脉、膀胱经、阳维脉三脉的会穴，具有统治一切风病的特效。它的主治范围很广，轻证如伤风感冒、头痛眩晕；重证如中风不省人事、半身不遂，都可以用作疏散风邪、清热宣窍的主穴。所以对于鹤膝风兼有外感风寒的证候时，加刺风府穴，也就更可显出相得益彰的妙用了。

**更有手臂拘挛急，尺泽刺深去不仁；腰背若患挛急风，曲池一寸五分攻。**

本条是继上述尺泽、曲池治疗鹤膝风的功效，进一步说明二穴还有消除筋脉挛急的重要作用。所谓手臂拘挛急的证候，就是指上肢部的筋脉拘牵挛急，不能自由伸屈的现象。本病的原因虽多，但在局部疗法中，都适宜取尺泽作为主穴，能有舒筋活络，恢复运动的显著功效（其治疗作用，可参阅前篇《胜玉歌》“尺泽能医筋拘挛”之句，已作详注）。不过在针刺的深度方面，本条提出了“尺泽刺深去不仁”。所谓刺深，其实也是有一定的深度的。根据历代针灸文献的记载，大多主张是刺入三分为度，在近代的临床实践中，一般也不超过五分。《素问·刺禁论》对于深刺尺泽穴，反会发生屈伸不如的不良后果，曾明白地指出：“刺肘中内陷，气归之，为不屈伸。”这就是说，深刺肘中部位的尺泽穴，非但不能泻出其邪，反而邪袭于内，使邪气内陷，结聚于局部，气不得出，血不得散，以致手臂不能屈伸。这种警戒，是临床上应该特别注意的。

“腰背若患挛急风”，是泛指外感风寒，使腰背部筋脉挛急，发生疼痛的症状。一般地说，腰痛因于风的，脉来浮弦，痛多抽掣，牵引腿足，或拘急且痠，而上连背脊。腰痛因于寒的，腰背拘急，腰冷如冰，痛不可仰，遇热则缓，逢寒则增。治疗这类属于外感的腰背挛急而痛的症状，通常虽偏重于选用肾俞、腰阳关、委中、环跳、昆仑、腰俞等穴为主，但由于手阳明大肠经的曲池穴，具有疏散周身风邪的作用，因此在治本疗法中，需要取用曲池穴，来共同发挥祛风散邪的功用。所谓“曲池一寸五分攻”，也就是认为针治本病宜用深刺，才能够增强疗效。据文献记载，针刺曲池穴的深度，大多不超过一寸。如《甲乙经》所说的是刺五分，《铜人腧穴针灸图经》是针入七分，《类经图翼》也是刺七分等。所以针刺到一寸五分之深，是超过常用的深度了。但“曲池一寸五分攻”的针法，并不过度，不过主要是根据患者的身体肥瘦，病情的需要，灵活运用，太过或不及，都是不适宜的。

**五痔原因热血作，承山须下病无踪**。

痔疾的名称很多，所谓五痔，就是通常所称的牝痔、牡痔、脉痔、肠痔、血痔等五种类别。其中发病的部位、形状与性质，以及致病的原因，虽是不同，但总的来说，它的主因，大多与湿热、阴虚火炽、血虚生热有关。即所谓“五痔原因热血作”。历代医家，对于痔疾的基本治疗原则，也无不偏重于清热凉血、散瘀祛毒疗法为主。如朱震亨说：“痔疮专以凉血为主，大抵以解热、调血、顺气先之。盖热则血伤，血伤则经滞，经滞则气不运行，气与血俱滞，乘虚而坠大肠，此其所以为痔也。”取用足太阳膀胱经的承山穴，确是治疗各种痔疾常用有效的穴位。因为膀胱经除了自头部下行至足的正经之外，另有自下腿后侧上行至项属于别行的一部分，称为别行之正经，其中要经过膝腘窝中，至尻下五寸处别入于肛门。承山穴因通过了这条“经别”入于肛门的循行通路，因此在该穴施行针灸，可以使清热凉血、通脉顺气的疗效，直达肛门部，而消除由此而引起的各种症状。所谓“承山须下病无踪”，就是特别强调了它的这种功效。但痔疾的类型很多，根据不同的情况，必要时如再酌选长强、二白、大肠俞、脾俞、三阴交等穴助治，则更可加强疗效。



**哮喘发来寝不得，丰隆刺入三分深**。（著者按：刺入三分深的“三分”二字，《针灸大成》原载刊为“三寸”。按丰隆穴的针刺深度，据古今针灸医籍所载，绝无超过一寸以上者。而《甲乙经》、《铜人腧穴针灸图经》、《医学入门》、《类经图翼》等文献记载，均明确指出丰隆刺入三分，故据此校正之）

哮与喘原属两症，症状各有不同。气为痰阻，呼吸有声的叫做哮；气逆而呼吸急促，出纳升降失常的叫做喘。哮症一般可分为冷热两类：冷哮，多由痰饮留滞，感寒失表，遇冷则剧发，脉细弦或滑，舌润不渴；热哮，多由痰热内蕴，留于肺络，风寒外束，以致痰塞气道而引起，身热口渴，两脉滑数。喘症也不外虚实两型：虚喘多因肾元亏损，丹田之气不能摄纳，津液凝痰，肾气上逆所致，心悸脉虚；实喘多因感受外邪，壅滞肺窍，或痰火、水气阻塞清道而成，其症状肩耸气促，两脉滑实。但不论是何种哮喘，无不与痰有关。在发作剧烈时，往往不能平卧，即所谓“哮喘发来寝不得”的现象。在远道针法中，取用丰隆作为治哮喘的主穴之一，就是以涤痰化浊为目的的一种有效疗法。因为丰隆是足阳明胃经的络穴，别走入足太阴脾经，联络着脾、胃二经的表里关系。一般地说，痰生多由脾湿，生于脾脏，聚于胃腑，流动不定。丰隆既属兼通脾、胃二经的络穴，所以对于一切与痰饮有关的病症，它都可以适用，是一个具有卓效的要穴。正如《医学纲目》所说：“诸痰为病，头风喘嗽，一切痰饮，取丰隆、中脘。”由此可见，在该穴施行针灸，来治疗气为痰阻，喉中痰吼喘逆的哮症，可作为逐痰降气之用。对于喘症方面，特别是实喘之类，如喘不得卧，胸膈满闷，喉有痰声，声喧户外，属于痰饮内阻，肺气不降，治宜泻肺行痰的一类；又如咳嗽久不愈，痰多稠黏，咯吐困难，胸膈满闷，大便难，苔厚脉滑，为痰浊阻于肺胃，应以泄浊化痰为主的一类；又如咳嗽气急，痰涎壅盛，胸膈满闷，属于虚阳上攻，气不下降，着重在降气化痰之类的喘症等，在消除痰浊的作用上，都必须取丰隆作为主穴。只要辨证论治，根据实热宜针，虚寒宜灸的原则，一般都有良好的效果。当然，要治愈哮喘症，除了丰隆之外，仍须随症选取其他穴位，如治虚喘应灸关元、肾俞、气海、足三里。实喘应加针期门、合谷、鱼际、肺俞、足三里、内关。若喘症而至面淡鼻冷则不治，然速灸关元、气海各数十壮，或可挽救。



**狂言盗汗如见鬼，惺惺间使便下针。**

狂言是狂躁刚暴，骂詈不避亲疏，甚至登高而歌，弃衣而走，日夜不宁，属于癫狂病的武痴之类。盗汗，是睡眠时汗出，醒则汗止，属于阴虚的一种证候。如见鬼，是泛指一种所谓神志失常的病变。取用手厥阴心包经的间使穴，治疗这一类病症，主要因为心包络是心的外围，心藏神，心主血，又称君火，凡有关神志、血液及内热的病症，无不与心脏有关。古人有心不受邪，由心包络代受其邪的说法，所以治疗这类心病，都可以在心包经取穴。由于癫狂病的形成，不外是七情过度，痰迷心窍，也有由热病而引起的。针泻间使穴，因它有清心泻火、宁志安神的作用，所以素被称为治狂病的要穴之一（《千金方》："狂邪发无常，披发大唤欲杀人，不避水火，及狂言妄语，灸间使三十壮，亦治惊恐歌哭"）。另一方面，汗为心之液，盗汗的形成，主要是阴虚生内热，真阴耗损，不能内营而敛藏，心火炎盛，以致肺失卫护。取用间使穴，不但可以补血养心、滋阴清热，同时因它是心包经之中属金的穴位，在脏腑五行的关系上，直接与属金的肺脏相联系，肺主一身之皮毛，与肌表皮肤密切相关，所以间使穴因兼通心、肺二脏，更有益气固表的作用。此外，若加后溪、阴郄、肺俞、百劳等穴，则收效更佳。除了可用于治疗盗汗之外，对于气血不足，或痰火壅盛，而出现如中鬼邪、狂言妄语的病变时，取用间使穴，通过了它所联系的心主血，肺主气的功用，同样可用于调和气血，泻火开郁，而发挥清神宁心的疗能，即所谓"狂言盗汗如见鬼，惺惺间使便下针"的治本疗法。惺惺，是静中不昧，含有悟彻与警觉之意。这里即是指毫无怀疑地应该取针灸间使穴的意思。



**骨寒髓冷火来烧，灵道妙穴分明记。**

"骨寒髓冷火来烧"，是泛指寒证之中，寒到了极点，反见热的假象，表现有热在皮肤，寒在骨髓，属于里真寒外假热的一种病变，也就是《素问·阴阳应象大论》所谓"寒极生热"、"重寒则热"的现象。俞根初的《通俗伤寒论》，对真寒假热的病情，认为在临证上所表现的症状，有寒水侮土和肾气凌心两种情况。其中关于肾气凌心的症状，并作了具体的分析说："气短息促，头晕心悸，足冷溺清，大便或溏或泻，气少不能言，强言则上气不接下气，苔虽黑色，直抵舌尖，舌质浮胖而嫩，此皆里真虚寒之证据。惟口鼻时或失血，口燥齿浮，面红娇嫩带白，或烦躁欲裸形，或欲坐卧泥水中，脉则浮数，按之欲散，或浮大满指，按之则豁豁然空，虽亦为无根之火，乃阴竭于下，阳越于上，上假热而下真虚寒，戴阳证也。治宜滋阴纳阳，加味金匮肾气汤救之。"这是一种较为严重的病症。"骨寒髓冷火来烧，灵道妙穴分明记"，就是适用于这类肾气凌心证，可作为治疗其中的气短、息促及心悸等症的一个要穴。因为灵道是手少阴心经的经金穴，在脏腑所属的五行关系上，与属金的肺脏有着密切的联系。也就是心经之中，既可治心病，又能宣肺气的两用穴位。《难经》六十八难对于井、荥、输、经、合各穴的主治症，曾明确指出："井主心下满，荥主身热，输主体重节痛，经主喘咳寒热，合主逆气而泄。"根据这个原则，可见在五穴之中，属于经的穴位，多有主治喘咳寒热的功用。灵道因是心经中的经穴，所以用它来治疗这类真寒假热的肾气凌心证，对于其中的心悸、气短息促、气少不能言，强言则上气不接下气等现象，尤其能够起到安神、平喘、调气、降逆的重要作用。本来，在四肢和胸腹部方面，可用以主治这类症状的有效穴位是很多的，本条特别提出了通常较为少用的灵道穴，就是重点说明了心经中属于经金穴的独到之处。

**疟疾寒热真可畏，须知虚实可用意；间使宜透支沟中，大椎七壮合圣治。连日频频发不休，金门刺深七分是。**（著者按：大椎七壮合圣治的"大椎"二字，本属治疟要穴。《针灸大成》刊为"大狂"，应系"大椎"之误）

疟疾，是一种寒热往来，发作有一定时间的病症。根据发病时寒热的先后、间歇期的长短，以及患者体质强弱的不同，一般可分为虚实两类，来区别相对的病理现象。虚，是正气虚，实，是邪气实。大抵邪浅则一日一发，邪稍深则间日一发，邪再深则三日一发。发作时间移早是邪达于阳，移晏是邪陷于阴。邪气轻而正不虚的，寒热相等而发作有时；若邪气重而正气怯弱的，寒热模糊，势必混而不分。这都是临床上的常见病情，也可以作为治疗时处方配穴的依据。即所谓“疟疾寒热真可畏，须知虚实可用意”的意思。取用手厥阴心包经的间使穴，治疗各种类型的疟疾，确是一个清热截疟的特效穴位（其治疗作用，可参阅《通玄指要赋》“疟生寒热兮，仗间使以扶持”、《胜玉歌》“五疟寒多热更多，间使大抒真妙穴”等句）。在操作手法中，本条特别提出了“间使宜透支沟中”的针法，因间使穴的部位，在腕横纹正中直上三寸两筋间，支沟穴的部位，在腕后阳池穴直上三寸两筋骨间陷中，所以间使与支沟二穴，一在前臂前面的下部，约三分之一处，一在前臂后侧的下部，约三分之一处，恰恰是前后相对，在间使穴深刺，也就可以直透支沟，借以增加疗效。因为临床上针刺间使穴，只要运用适当，即使并没有直透支沟，往往也能获得良好的效果。古人提供了深刺可直透支沟的经验，当然也不容漠视，不过要掌握这种透针法，同时还需要结合丰富的临床经验，与熟练的手技，否则是不宜轻率运用的。



大椎，属于督脉，也是督脉与手三阳经、足三阳经共七脉的会穴。因它与手足各阳经都有互通的关系，可用于宣阳和阴，泻阳火的有余，泄胸中之热，所以在治本疗法中，它能够成为主治各种疟疾的特效穴。但通常取用该穴时，都在发作前2小时采用针泻为主，刺至发生痠感后，再留针15～20分钟，或与陶道穴交替使用，并配合间使、后溪等穴，往往能够控制不发，达到截疟的目的。本条提出了“大椎七壮合圣治”的疗法，合圣治，是指依据古法的意思。也就是说，凡属于寒疟、湿疟、劳疟及疟母之类，取用大椎穴，当偏重于灸疗为主，收效尤佳。这种灸疗的作用，在历代文献中记载很多，例如《千金方》所说："凡灸疟必先问其病之所发者先灸之，从头项发者，于未发前预灸大椎尖头。"《外台秘要》曰："备急疗瘴疟服药后灸法，灸大椎三四十壮，无不断者。"《医学纲目》曰："久疟不愈，大椎先针后灸三七壮。"诸如此例，不胜枚举。这也说明了大椎穴可以治疗各种类型的疟疾，只要辨明病情的虚实，或针或灸，皆可适用。

"连日频频发不休"，这是指外邪侵入较浅的一种疟疾。根据《内经》的记载，疟疾发作的间歇期与病邪的深浅，是密切相关的。邪已深入者，则间日或三日一发；邪浅者一日一发。取用金门穴治疗这类邪在浅表，连日发作的疟疾，主要因为金门是足太阳膀胱经的郄穴。太阳主一身之表，凡出现头痛恶寒发热，在体表方面，属于邪束太阳经脉的表证，都适宜在膀胱经取穴。郄穴，为气血汇聚之处，特别有疏通气血的显著功效，所以针泻金门穴，对于寒热往来、阴阳相搏、连日发作的疟疾，就能够起到调和营卫、解表散邪的作用。同时因金门又是阳维脉的起点，阳维脉的循行，自足至头，也就是作为维络手足诸阳经的联络线而得名的。因此在阳维脉的起点金门穴施行针泻，宣通诸阳以祛邪，对于发作过程中所表现的头痛身痛等症状，尤有缓解与镇静的功效。不过针刺金门穴的深度，据古今医籍记载，大多是三分为度。而本条所谓"金门刺深七分是"的针法，竟深达七分之多，这样的深度，如无足够的经验，是不宜轻易深刺的。



**疟疾三日得一发，先寒后热无他语，寒多热少取复溜，热多寒少用间使。**

"疟疾三日得一发"，是泛指邪已随经络深入于内的一类疟疾（详见《素问·疟论》篇）。由于疟疾发作时的症状，大多是先发振寒，继以高热，汗出后即渐见身凉热退。像这样先寒后热的一般性情况，可酌选常用的治疟穴位进行治疗，取穴时并没有特殊的规定，即所谓"先寒后热无他语"的意思。但同是三日一发的疟疾，如见有寒多热少或热多寒少的现象时，其重点取用的穴位，就有所区别了。因为在疟疾发作时，阴盛则发寒，阳盛则发热，阴盛于阳，则寒多热少，阳盛于阴，则热多寒少。从这种阴阳寒热的相对关系中，本条提出“寒多热少取复溜，热多寒少用间使”的主治穴位，也就是根据这个原则而来的。复溜，是足少阴肾经的经金穴，在脏腑五行的关系中，与属金的肺脏相连系。肺主气，为生气之源，有通调营卫气血的功能，肺经为肾水之母，肾水的属性是寒冷的。《素问·阴阳应象大论》说：“在天为寒，在地为水，在体为骨，在脏为肾。”所以各种阴寒偏胜的现象，无不与肾水有关。疟疾的寒多热少，是阴盛于阳的表现，发生恶寒，更是卫阳被束的特征。因此，对恶寒重于发热的疟疾，针灸肾经中属金的复溜穴，使上焦通畅，下焦充实，不但可以祛除阴邪，更可振发肾阳的温煦作用，使营卫调和，获得散寒除疟的效果。至于间使是属于手厥阴心包经的经金穴，心包络称为相火，凡与心火有关的各种热性病，都适宜在心包经取穴，特别是治疟具有特效的间使穴，用它来主治发热重于恶寒、热多寒少的一类疟疾，根据经络系统具有宣阳和阴的作用，在该穴施行针泻，借以由里达表，通调经气，也就更可发挥清热及消除烦躁的疗能了。



**或患伤寒热未收，牙关风壅药难投，项强反张目直视，金针用意列缺求。**

牙关紧闭、头项强直、角弓反张等现象，是属于痉病之类的主要证候。痉，就是筋脉牵引，身体强直，以不柔和的背强反张为特征的一种病变。其致病的原因很多，属于外感方面的，不外是伤风发热，重复感寒，或感受风湿之邪所致。即《内经》所指出的“诸暴强直，皆属于风”，“诸痉项强，皆属于湿”，“风痉身反折”等。在《金匮要略》中所记载的，更有“太阳病发汗太多，因致痉”，“风病下之则痉，复发汗必拘急”，“痉家虽身疼痛，不可发汗，汗出则痉”等。这都是属于误治而引起的一类。至于痉病的主要症状，《金匮要略》有着较具体的说明：“病者，身热足寒，颈项强急，恶寒时头热，面赤，目赤，独头动摇，卒口噤，背反张者，痉病也。”在治疗方面，根据不同的情况，可取用的穴位，是很多的。本条所谓“金针用意列缺求”的疗法，就是指外感风寒而引起的一类。因为列缺是手太阴肺经的络穴，联络着肺与大肠的表里关系，肺主一身之皮毛，与肌表皮肤有着密切的关联。当风寒外邪袭入人体时，开始必先在体表部发病，肌表皮肤既为肺脏所主，所以针泻列缺穴，就能有疏风散寒、解表退热的卓效。同时因肺经有一条支脉，从手腕后分出，由列缺穴直下，向食指内廉直出食指的尖端，与手阳明大肠经相衔接。列缺既是肺与大肠表里二经的络穴，不但可以调节二经的阴阳之气，而且通过了阳经的配偶关系，顺着大肠经自手至头的循行通路，它的疗效，也就能够上达头面颈项。所以通常用它来主治头项强直、口噤不开等症，以宣导气血，开窍泄热，往往有良好的效果。由此可见，取用列缺穴，治疗由风寒而引起的痉病，对其中“牙关风壅药难投”以及项强目直视等现象，也就可以发挥清热养阴的功效，从根本上来消除其致病的因素。但本病并非轻证，须酌选百会、人中、大椎、风门、肺俞、曲池、合谷、委中、涌泉等穴，或在少商点刺泻血，则收效尤佳。



**伤寒四肢厥逆冷，脉气无时仔细寻，神奇妙穴真有二，复溜半寸顺骨行。**

“伤寒四肢厥逆冷”，是伤寒六经中属于少阴病的一种证候。“脉气无时仔细寻”，是指沉伏微细等脉象而言。由于少阴病的主要症状，一般是“脉微细，但欲寐，恶寒，四肢厥冷，下利清谷”等。其中的恶寒、肢厥，是表寒；下利、脉微，是里寒，这也是心肾阳气衰微所表现的全身虚寒现象。像这样的阴盛阳虚，病从寒化，精神极度疲惫的状态，无论外感或内伤，病发展到严重阶段时，多会出现此种脉证。因此少阴不专是热性病的晚期证候，其他慢性病也可能出现这种症状。取用复溜穴治疗本病，主要因它是足少阴肾经的经金穴，肾属水，穴属金，金为水之母，亦称为肾经的母穴，虚者补其母，可统治肾阴或肾阳虚弱所引起的各种病症。肾经的分布，自足上行，它直行的脉，从肾上行至肝，通过膈膜入肺，有一支脉，从肺出来，联络心脏，再贯注于胸中。所以在肾经的母穴复溜施行针灸，从经络所通的作用上来说，它的主治范围，可以包括了与肝、心、肺脏有关的各种病变。更重要的是，它具有振作肾阳的特殊功效，由肾阳的温煦，可以散除寒邪，使气血畅行。如因阴盛阳虚，血气困滞，出现六脉沉伏的现象时，更可温中回阳，起六脉的沉伏。所以，用它来治疗表现有恶寒踡卧、下利、手足冷或脉不至、呼吸困难等有阴无阳、属于少阴病的危重症状，复溜是一个不可少的穴位。正如《医学纲目》所说："伤寒六脉俱无，复溜补之，大回六脉。"这种卓越的功效，也就是本条所谓"神奇妙穴真有二，复溜半寸顺骨行"的意思。由于复溜穴的解剖部位，在胫骨后方，比目鱼肌下端移行于跟腱处，所谓"半寸顺骨行"，就是指出在操作时，要顺着骨骼深刺达五分之多，疗效更为显著。《针灸大成》对这一点，曾载有经验说："人脉微细不见，或有或无，宜于少阴经复溜穴上，用圆利针针至骨处，顺针下刺，候回阳脉，阳脉生时，方可出针。"这样的针法，虽须结合丰富的经验，但在临床实践中，也确是值得去仔细体会的。



**四肢回还脉气浮，须晓阴阳倒换求；寒则须补绝骨是，热则绝骨泻无忧；脉若浮洪当泻解，沉细之时补便瘳。**

"四肢回还脉气浮"，是指阴证转阳的现象。由于三阴经所起的证候，所表现的如四肢厥冷，脉象沉伏微细等，以属于虚寒者居多。但经过适当的治疗，邪气衰退，阳气渐复，就会回还到肢暖脉浮，里证转表，使三阴经病转变成为三阳经病。这样由阴证转变为阳证的情况，与伤寒热病过程中的由表入里，自阳至阴，依次转化的规律，恰恰相反。所以说“四肢回还脉气浮，须晓阴阳倒换求”。此后就必须从所出现的阳证方面，明辨阴阳的盛衰，邪正的消长，来决定治疗措施。因为这种里邪出表的转变，虽显示了病情已有好转的可能，但病邪未尽，症状的表现也是多种多样的。所以适宜取用绝骨穴，灵活运用，来进行治疗。绝骨，即足少阳胆经悬钟穴的别名，是足三阳的大络，也是八个会穴之一的髓会，可统治一切髓病，以及出现在表里之间，属寒属热的各种虚实病症，是一个能够调和阴阳，可补可泻的常用穴位。只要辨证论治，掌握虚寒宜补，实热宜泻的治疗原则，它的主治范围是非常广泛的。伤寒病的阴证转阳，由于患者体质的强弱，邪正的盛衰，以及治疗的适当与否，往往仍会出现寒与热的不同证候，临床上可以从口渴、二便、脉搏、四肢等等方面去仔细辨认。如有寒象者，当在绝骨穴施行补法，或专用灸疗；见有热象者，则当偏重于针泻为主，即所谓“寒则须补绝骨是，热则绝骨泻无忧”的意思。至于脉象方面，根据“凭证辨脉，以脉合证”的原则，更是作为决定补泻手法的一个关键。本条所谓“脉若浮洪当泻解，沉细之时补便瘳”，就是从两种截然不同的脉象中，指出了宜补宜泻的依据。浮脉主表，属于阳脉；洪脉是火气燔灼之候，所以当用泻法，以泄热解表，沉脉属于阴脉，主邪气内伏的里证，虚证亦能见此；细脉为气血衰，诸虚劳损之候。因此对这类脉象，要考虑到心阳不振，本元虚弱的情况，以补虚为主。像这样地以脉合证，正确地掌握了补虚泻实的手法，作适当的处理，也就更可相应地获得一定的疗效。



**百合伤寒最难医，妙法神针用意推；口噤眼合药不下，合谷一针效甚奇。**

百合病的病名，有两种解释，一是因需用百合为主药，以药效名病；另一是根据《金匮要略》所记载的“百合病者，百脉一宗，悉致其病也。”认为这是属于全身百脉的病变，与一般局部疾患不同，故以百合病定名。本病的起因，据《千金方》所载：“百合病者，皆因伤寒，虚劳大病已后，不平复，变成斯症。”本病的主要症状，《金匮要略》描述说：“意欲食，复不能食，常默然，欲卧不能卧，欲行不能行，饮食或有美时，或有不欲闻食臭时，如寒无寒，如热无热，口苦小便赤，诸药不能治，得药则剧吐利，如有神灵者，身形如和，其脉微数。”这一系列的征象，没有定处和定形，不但全是恍惚去来，似病非病，且又是诸药都不能进治，服药后即出现剧烈的吐和利。像这种既难辨认，又不易治疗的病，正如本条所谓“百合伤寒最难医，妙法神针用意推”的情况一样。由于百合病的病源，是经脉中有虚热，属于阴虚而热的一类。所以在治疗方面，《金匮要略》提出养阴清热的百合地黄汤为主药，而不适宜发汗、吐、下等法，否则反会发生误治的后果。本条所谓“口噤眼合药不下”，出现牙关紧闭的病变，也就是血液枯燥而痉挛，属于误汗伤津，误下伤阴所引起的一种较为严重的证候。取用合谷穴治疗这类变证，主要因为它是手阳明大肠经的原穴。大肠经的循行，自手至头面，通过颊部，走入下齿龈部，又回出绕至口唇。因此从经络所通的作用上来说，针泻合谷穴，既可使开闭宣窍的疗效，直接上达于口齿颊部，消除口噤不开的现象；同时因合谷还有通表理气，引热下行，不使邪热向上灼铄的作用，大肠与肺又有表里的关系，肺主气，为人身气化的总机，合谷是大肠经的原穴，针泻合谷，通过了表里关系，也可以用于调节肺气，同样能起到补虚清热的作用。为了特别指出它有这种标本兼治的效果，所谓“合谷一针效甚奇”，意即在此。



**狐惑伤寒满口疮，须下黄连犀角汤；虫在脏腑食肌肉，须要神针刺地仓。**

狐惑，是证候的形容词，始见于《金匮要略》。因本病的症状变幻不定，状如伤寒，又不是真正的伤寒，面目也有赤、黑、白等不固定的变化，各种现象，使人的神志惑乱而狐疑，所以称为狐惑。历代医籍，对本病众说不一：《千金方》认为是温毒使然，所以状如伤寒；《医宗金鉴》认为狐惑是牙疳、下疳等疮的古名；尤在泾认为即巢氏《诸病源候论》所载的䘌病（䘌音匿，即虫食病）。

本条所谓“狐惑伤寒满口疮，须下黄连犀角汤”之句，从口疮和所用的方药来说，也就是指一种虫病而言。明代李梴《医学入门》的伤寒杂症对此曾有较具体的分析说：“狐惑，亦虫病也。如狐听冰，犹豫不决之义。初起状如伤寒，或因伤寒变成。其候四肢沉重，欲食恶闻食气，欲眠目不能闭，舌白齿晦、面目色变无常。虫食下部为狐，下唇有疮，其咽干；虫食其喉为惑，上唇有疮，其声哑，杀人甚急。皆因汗下失宜，邪热入腹，以致饮食少而肠胃虚，虚则甚，三虫举而食人五脏……通用黄连犀角汤治䘌……又湿䘌虫症与狐惑症同，但专食其脏为异耳。”这里所说的三虫食其五脏及专食其脏等语，是泛指寄生在肠中的各种虫类吸收营养的情况，也就是本条所谓“虫在脏腑食肌肉”的意思。古人认为虫病的形成，大多为脾土不运，湿热蒸化而生。又因脾开窍于口，口疮更是湿热上蒸的现象，所以在治本疗法中，采用黄连犀角汤为主（黄连一钱半，犀角二钱，乌梅三个，木香一分）。



在针灸疗法中，取用口角外方四分的地仓穴，虽是偏重在主治口疮，却也有标本兼治的重要作用。因为地仓属于足阳明胃经，也是胃经与手阳明大肠经、任脉、阳跻脉四脉的会穴。其中除阳跻脉之外，各经脉的分布，都是挟口环唇，或络于唇口。所以在地仓穴施行针刺，不但能够在局部清泄口唇周围的热毒，同时通过了它所交会的经络系统，更可以和阳宣腑，疏泄湿热的郁蒸，湿去热走，腑络自和，也就可消除满口疮的主因了。至于口疮由虫病而引起的，在辨证方面，一般地说，大多是唇内生疮如粟粒，鼻孔发痒，腹痛时作时止，痛停即能饮食，且伴有面黄肌瘦，眼眶鼻下青黑，食欲减退，或异常增加等。这些都是虫病的常见证候，在治疗方面，原当以杀虫为主，所以针刺地仓穴之外加针天枢，同时如再配合杀虫药及调理脾胃的疗法，则收效尤佳。

**伤寒腹痛虫寻食，吐蚘乌梅可难攻，十日九日必定死，中脘回还胃气通。**

蚘，就是蛔虫。“伤寒腹痛虫寻食”，是泛指寒邪直中三阴所出现的腹部冷痛，利完谷，蜷卧肢冷，囊缩，吐蛔，舌黑滑润，脉沉细等属于危重的寒证。不论其所中的是太阴、少阴、厥阴，一般都有腹痛的症状。所谓“虫寻食”，就是形容在发生吐蛔的时候，脏寒胃虚，蛔虫在腹内扰动的情况。

张仲景《伤寒论》厥阴病第三三八条，曾说明蛔厥的症状，并提出“……蚘闻食臭出，其人常自吐蚘，蚘厥者，乌梅丸主之”的治蛔方剂。蛔得酸则伏，以乌梅之酸收之，这确是一个治疗吐蛔的效方。本条所谓“吐蚘乌梅可难攻，十日九日必定死”的严重情况，也就是说，治疗寒邪直中三阴，而有腹痛吐蛔的重证，与治疗蛔厥症不同，不可能仅用乌梅丸杀虫，即能奏效。而这种阳消阴长，阳不胜阴的病情，发展迁延至相当时日，也必致成为死候。因为病邪直中三阴，都属患者阳气素亏，抗病功能衰减，为邪所夺，受病后即出现阴性的虚寒症状。病既发于阴，则阴寒气胜，阳气消沉，所以这种直中之邪，病的转变，以亡阳为多，主要也以阳气的消长作为安危的关键。临床上治疗本病，大都采用理中汤、四逆汤为主，以破阴邪而复阳气。本条所谓“中脘回还胃气通”的疗法，也就是根据这个原则而来的。中脘，属于任脉，是任脉与手太阳小肠经、手少阳三焦经、足阳明胃经四脉的交会穴，也是胃之募穴，可以调和中焦，统治一切脾胃疾患。在该穴施灸，有温中暖腑，调气宽胸，逐肠胃之寒，以及引胃中生气上行的卓效。同时在全身八个会穴之中，中脘称为腑会，以它是六腑之气的会合处所而命名的。凡有关六腑的病变，皆可取用。所以它也称为回阳九针穴之一，对于暴亡诸阳欲脱的危症，更有特殊的功效。由此可见，用它来灸治腹痛吐蛔、阳气衰微的严重虚寒证候，借以温中暖腑，既可制止腹痛与呕吐，更可散除寒邪，通调胃气，而发挥回阳固脱的疗能。

**伤寒痞气结胸中，两目昏黄汗不通；涌泉妙穴三分许，速使周身汗自通。**

“伤寒痞气结胸中”，是指伤寒太阳病因误下而邪热阻隔气分，发生自觉的胸脘痞塞满闷，郁结不舒的现象。《伤寒论》太阳下篇对于这种痞症的形成，曾有明白记载：“脉浮而紧，而复下之，紧反入里，则作痞，按之自濡，但气痞耳。”同篇第一六四条又说：“伤寒，大下后，复发汗，心下痞，恶寒者，表未解也，不可攻痞，当先解表，表解乃可攻痞。解表宜桂枝汤，攻痞宜大黄黄连泻心汤。”这就是说明大下之后，再发其汗，则重伤正气，热邪乘虚入里，致成痞证。但仍见恶寒，是表犹未解的证候，治疗就必须分清缓急，先表后里，用桂枝汤解表，即因它有轻微发汗与健胃的功用之故。本条所谓“两目昏黄汗不通”，即属于这一类的病情。目黄，当指内热而言；汗不通，是指表尚未解的意思。取用涌泉穴治疗本病，主要是根据解表宜桂枝汤的疗法，来作为发汗清热的解表之用。涌泉，是足少阴肾经的井木穴，木为火之母，在该穴施行泻法，木被泻之后，即可减弱火势，它不但是清热泻火的要穴，同时因肾与膀胱为表里，膀胱经属于太阳，主一身之表，经脉的循行，又须经过头项腰背部，因此对于表犹未解，或仍有头痛发热、身痛等现象者，涌泉穴通过了肾与膀胱的表里关系，疏卫通阳，起到清热与解表的作用。由于本病是伤寒大下后，又复发汗，因误治使邪热陷入，心下痞结，且另有表尚未尽的恶寒现象，所以治疗这类曾已用过汗法和下法的表证，仅适宜于轻微发汗。取用能益肾清热的涌泉穴，与一般表证偏重在阳经取穴发汗解表的情况，其中的治疗目的与功效，大不相同。所谓“涌泉妙穴三分许，速使周身汗自通”，就是指微汗而言。也就是说，治疗这类内有邪热，表犹未解的痞症，在攻痞之前，首先应以微汗解表为必要的措施。

**伤寒痞结胁积痛，宜用期门见深功。当汗不汗合谷泻，自汗发黄复溜凭。飞虎一穴通痞气，祛风引气使安宁。**

“伤寒痞结胁积痛”，是泛指热邪入里，阳气内陷，发生胸中痞闷不舒，及胁下积聚而痛的病变。一般地说，由于足厥阴肝经的循行，散布在胁肋部，任何原因所引起的胁痛，往往都和肝经有着密切的关系。正如《内经》所说：“邪在肝，则两胁下痛”，“肝病者，两腋下痛引少腹。”在循经近刺的作用上，治疗各种原因的胁肋疼痛，都可以取用肝经的期门作为主穴。因它不但是肝、脾、阴维三脉的会穴，也是肝之募穴，主治的范围很广，具有疏肝行气、清热散瘀、宽胸通结的特殊功效。所以用它来治疗“伤寒痞结胁积痛”的症状，标本兼顾，所谓“宜用期门见深功”也就能够特别显出它的重要作用了。



在治疗伤寒太阳病的过程中，都以解表法为主，根据不同的病情，有多种多样的解表方法。通常如无汗、脉紧的表实证，需开表发汗；对于自汗、脉缓的表虚证，就不适宜再用开表发汗，仅宜调和营卫，以解肌表之邪。其他还有表不解而又筋脉失于濡养的，治当发表生津；又如外有表邪，里有郁热，不出汗而烦躁的，治当发表而清里热等，都属于解表法的范围。本条所谓“当汗不汗合谷泻”，就是指一种太阳病多日未解，表实失汗，阳邪太甚，不得透达，脉浮紧，无汗，表邪犹在的证候。取用合谷穴治疗本病，因它是手阳明大肠经的原穴，大肠与肺为表里，肺主皮毛，与肌表皮肤有着密切的关系。合谷穴不但可以贯通表里二经，治疗出现在肌表方面与肺脏有关的各种疾患，同时因它是阳经的原穴，阳主表，特别具有轻清走表，宣行气分之热，以及升散透发的功用。所以在合谷穴施行针泻，治疗当汗不汗表邪未解的证候，如果使针下的痠感扩散到上臂，开发腠理，宣通毛窍，往往即能应手而获得开表发汗的疗效。

至于“自汗发黄复溜凭”的意思，这里的自汗，是指头汗和额上微汗而言。发黄，即由于湿遏热伏，所出现的一种证候。对这类自汗发黄的原因与症状，《伤寒论》中记载颇多，例如太阳下篇第一三四条所说：“……若不结胸，但头汗出，余处无汗，剂颈而还，小便不利，身必发黄。”说明在用了下法后，没有成为结胸，仅见头上汗出，因热与湿合，郁结在里，以致发黄。又如阳明篇第二〇〇条所说：“阳明病，被火，额上微汗出，而小便不利者，必发黄。”同篇第二三六条也说：“阳明病……但头汗出，身无汗，剂颈而还，小便不利，渴引水浆者，此为瘀热在里，身必发黄，茵陈蒿汤主之。”这都是说明了身热发黄与头汗出的主因，是由于瘀热在里，湿热互结，蒸郁不化所致。取用复溜穴治疗这类自汗发黄的病症，不但因它是足少阴肾经的母穴，具有滋阴降火、清热利湿的功效，而且更重要的，是由于湿热发黄的形成，因湿无出路，必有小便不利的现象，这又是三焦的气化失常所致。上至胸膈，下至膀胱，俱为热邪所伤，再加上小便不利之湿，湿热蒸郁在里，上焦的肺气不宣，不能通调水道，下焦的肾气失于蒸化，这样都能使水湿蕴滞而成为尿闭的主因。针刺复溜穴，可以消除这种现象，就是因它既为肾经的母穴，又是肾经之中属金的穴位，在脏腑五行的关系中，与属金的肺脏有着密切的联系。所以它兼通了肺、肾二经，一方面能够宣调肺脏的肃降之气，使水道通畅，同时还可以调整下焦的气机，振发肾气的蒸化作用，使气行水化，小便得以畅通，排除湿邪，泄热渗湿，使黄从小便分利。所谓“自汗发黄复溜凭”，就是特别指出了在治本疗法中，它有这种清热利湿与祛黄的重要作用。

飞虎，即手少阳三焦经支沟穴的别名。三焦经属于相火，在井、荥、输、经、合的特定穴位中，支沟的五行属火，也就是火经中的火穴，在三焦经之中，它是一个具有清热泻火及调气通络等作用的代表穴位。《难经》三十一难说："三焦者，水谷之道路，气之所终始也。"《难经》三十八难说："三焦为原气之别，主持诸气。"这就是说明三焦有导行原气出纳运化于一身之中的功能，凡有关三焦气机运行失常而引起的各种病变，都适宜在三焦经取穴。所以支沟既为火经火穴，对于三焦气滞的病症，特别能够显出开郁行气的功效。用它来通调痞气，是指一种外无形迹，自觉胸脘痞闷不舒的证候。这类痞满的形成原因很多，如脾胃虚弱，误下伤中，或湿热夹痰，或饮食阻滞，或痰气搏结及暴怒忧郁等，都能引起痞症。一般地说，不外是肺气不降，脾气不运，升降失司所致。治疗的方法，虽当根据不同的病情，灵活运用，但支沟穴因有理气开郁的卓效，所以在治本疗法中，对各种由气行失常而引起的痞症，皆可适用。尤其是火为土之母，在这个称为火经的火穴上施行补法，益火生土，还可起到健脾化痰与促进中气和畅的作用，借此来消除各种形成痞满的主要因素，平复不正常的病理现象，使患者得以安宁如常。



**刚柔二痉最乖张，口噤眼合面红妆；热血流入心肺腑，须要金针刺少商**。（著者按：刚柔二痉的"痉"字，《针灸大成》为"痓"字，考痓病之名，首见于《金匮要略》，但巢氏《诸病源候论》及《千金方》诸书均作"痉"。后世医家亦皆认为"痓"为"痉"字传写之误，故本条亦据此校正，以归一致）

痉，是一种筋脉牵引拘急、背强反张、口噤不开为特征的病变。其致病的主因，不外是外感风寒等六淫之邪，或误汗伤津，误下伤阴等误治而引起的。在发病过程中，如因表邪而起的，发热恶寒无汗，称为刚痉；如发热汗出，不恶寒，称为柔痉。但不论属刚属柔，一般都会表现出背脊反张、头摇项强、四肢拘急、身热足寒、口噤不开、面赤目赤等症状，即本条所谓“刚柔二痉最乖张，口噤眼合面红妆”的现象。由于本病都属于热性病范围，主要是上焦心、肺二脏的壅热，所谓“热血流入心肺腑”，由高热使津血枯燥，不能营养筋脉所致。因此，对于各种类型的痉病，在治疗方面，无不以退热为原则。少商，是手太阴肺经的井木穴。井，为泉源出水之处，也就是肺经脉气由此而出的意思。在该穴循经远刺，利用它在指端最敏感的反射作用，不但可以宣通肺气，使上焦的壅热，得以疏解，同时在该穴微刺出血，还有清泄诸脏之热的功效。所以被称为十三鬼穴之一，可主治各种热性病。正如《乾坤生意》所说：“此为十井穴，凡初中风，暴卒昏沉，痰涎壅盛，不省人事，牙关紧闭，药水不下，急以三棱针刺此穴及少冲、中冲、关冲、少泽、商阳，使血气流行，乃起死回生急救之妙穴。”由此可见，针刺少商穴，来治疗“口噤眼合面红妆”的痉病，能发挥泄热急救的卓效，确是毫无疑义的。但同时如再加刺大椎、风门，以治项背的强急反张，刺水沟、合谷，以开口噤而醒神昏；刺曲池、委中，以清除郁热；刺昆仑、涌泉，以引热下行，则收效更佳。



**中满如何去得根，阴包如刺效如神，不论老幼依法用，须教患者便抬身。**

中满，指中焦胃腹部胀满不舒的现象，一般多属脾胃运化失常所致。其主要鉴别，在于胀与痛的两方面，按之不痛者为虚，痛者为实。治疗的方法，大多也偏重于消运疏导为主。但本病除脾胃之外，还有其他原因所引起的，倘不从原因上着手治疗，就不易根治。“中满如何去得根，阴包如刺效如神”，就是指由于肝病引起的一类中满而言。因为阴包属于足厥阴肝经，亦称为肝经之别走。就是说，在肝经的循行通路上，从曲泉穴别走，循着大腿内侧，上达腹股沟的一段中，阴包就是其中为脉气首先所经过的一个穴位。由此而循经上达腹部，距离较近，所以通常用它主治腰痛、腹痛以及下焦虚寒、阳气衰弱所引起的小便不利等症，都有特殊的作用。用它来治疗属于肝病的中满证，《素问·厥论》篇对这类症状，曾有具体的描述说："厥阴之厥，则少腹肿痛，腹胀，泾溲不利（大小便不利），好卧，屈膝，阴缩肿，骺内热。"这就是说明肝经的分布，自足上行，循股，入阴中，环阴器，抵少腹挟胃属肝络胆，所以经气厥逆会发生少腹肿痛、胃腹部胀满、二便不利、前阴萎缩而肿、足胫内侧发热等症状。又因肝主筋，肝病则筋失所养，所以就常常屈膝而卧。《素问·厥论》篇中还有一节记载说："厥阴厥逆，挛腰痛，虚满，前闭（小便不通）谵言，治主病者（当治其主病之经）。"这也是从肝经的循行通路上，说明经气厥逆的病变，会发生腰痛拘急、小便不利、谵语，以及因气逆伤胃形成腹部虚满等证候。由此可见，在这两节经文中所指出的肝厥症，都包括了腹部中满的现象在内。本条指出"阴包如刺效如神"的疗法，就是指这种由肝气厥逆所导致的中满之类，借以疏调肝气，温下散寒，舒筋降逆，通利小便，从根本上去其病因。所谓"不论老幼依法用，须教患者便抬身"，就是指本病除了中满之外，兼有少腹肿痛，腰痛拘急，阴缩而肿，屈膝而卧的病苦。但针灸阴包穴，作了根治之后，随着主因的消失，诸症亦可望先后痊愈，也就能够俯仰自如，坐卧起立了。



**打仆伤损破伤风，先于痛处下针攻，后向承山立作效，甄权留下意无穷。**

"打仆伤损破伤风"，就是说明破伤风是一个外伤所引起的疾患。大多由外受创伤，因跌仆、金刃、误戳竹木刺等使皮肉破损，风邪从创口直袭经络，渐传入里，气血乖错，致发本病。在受创伤的短时间内，一般均尚无全身症状，往往在肿痛已退，创口逐渐收敛时，才发生牙关紧闭、四肢抽搐、角弓反张，阵阵发作，颈项强直、呼吸迫促、面现苦笑等颇为危重的症状。所以在体表受了创伤之后的短时期内，如见有患者疮口周围燥起白痂，疮不甚肿或疮口平而流汁，牙关微紧，不似寻常活动，便是破伤风的先兆，就当及早治疗。可在患部周围及其他在四肢的适当穴位，施行针灸，以发汗解表驱散风邪，即所谓“先于痛处下针攻”。但如果发生了口噤目斜、身体强直、角弓反张等全身症状时，就可根据风邪在表在里或在半表半里的情况，分别进行治疗，在选用穴位方面，承山即是一个不可少的要穴。因为承山属于足太阳膀胱经，太阳主一身之表，通全身的营卫，也称为诸经的藩篱，因此一切外感客邪的侵袭，太阳即首当其冲，要达到解散表邪的目的，也适宜在膀胱经选取穴位。特别是破伤风症，风邪尚在浅表的，如《内经》所谓“风痉身反张，先取足太阳”的治疗原则。承山既是膀胱经的穴位，可用以疏调本经的经气，缓解头项强痛、角弓反张等症状，同时它又是治疗转筋的名穴，对于消除下肢强直性的痉挛现象，具有特效。所以当破伤风症进入严重阶段，出现持续性或发作性的肌肉痉挛时，承山穴就能够起到重要的作用，即所谓“后向承山立作效，甄权留下意无穷”。甄权，是唐代名医，也就是说，取承山作为治本病的一个有效穴，是由来已久了。不过破伤风症，到了发生全身症状的时候，病情危重，同时如再加刺百会、风府、哑门、大椎、颊车、合谷、曲池、委中、阳陵泉等穴，均用泻法，轮换使用，则更可加强疗效。



**腰腿疼痛十年春，应针不了便惺惺，大都引气探根本，服药寻方枉费金。**

惺惺，是形容觉悟的意思。本条各句的大意，将它语译起来，就是说：“患了慢性病的腰腿疼痛，已经有十年多了，曾在通常所应用的许多穴位上，施行针治，都不能得到满意的效果。因此便悟出了一种治本的办法，即针灸足太阴脾经的大都穴，旺盛血气，从补虚的根本上着手，病情就日见好转。这样也就认识到治病必求其本的重要性。否则即使是服药寻方，浪费了许多精神、时间和金钱，也是劳而无功的。”

如上所述，主要是指出了大都穴的特殊作用。因为它是足太阴脾经的经火穴，脾属土，穴属火，也称为脾经的母穴，凡一切与脾虚有关的症状，都适宜取用大都穴，益火生土，能起调中补虚的重要作用。特别是脾阳不足，阴寒偏胜所引起的肢冷恶寒，以及大腿和膝内侧的肿胀或厥冷等现象，更是一个可作为散寒祛湿的必需穴。由于腰腿疼痛的主因，不外是风寒湿邪的侵袭经脉，或体质虚弱、过劳等而引起，致在腰部连及大腿、膝腘、下腿等处发生疼痛，大多为持续性，而时时发作增剧，于夜间疼痛更甚，如失于调治，常缠绵数月或数年不等。久病衰弱，痛处有阴冷感，且亦有肌肉萎缩等现象。针灸脾经的母穴大都，来治疗这类症状，一方面是根据久病者必有脾胃虚弱、气血津液不足的情况，借以温脾健运，促进营养，使血行旺盛，同时又可以振作脾阳，通过了脾经自足至腹的循行通路，以及四肢肌肉为脾土所主的关系，更可消除腰腿部的阴冷作痛。所以在治本疗法中，扶正与祛邪，兼筹并顾，它就成为一个不可少的要穴了。



**脚膝经年痛不休，内外踝边用意求，穴号昆仑并吕细，应时消散即时瘳。**

吕细，即足少阴肾经太溪穴的别名。昆仑，属于足太阳膀胱经。所谓“内外踝边用意求，穴号昆仑并吕细”，是说明取用这两个在内外踝边相对的穴位，是一种具有卓效的表里配穴法。不但在局部疗法中，可统治出现在足踝及跟骨部的肿痛之类，且对于各种原因所引起的“脚膝经年痛不休”的症状，二穴更能够起到散邪解痛的重要作用。因为昆仑是膀胱经之中属火的穴位，有清热泻火、消肿止痛的功效，脚膝都是膀胱经循行所过之处，所以在昆仑穴施行针泻，疏调经气的壅滞，可以作为治疗一切下肢疾患的必需穴。特别是配合了太溪更能提高疗效。因为太溪是肾经的原穴，可补可泻，肾藏精，精血相生，精虚则不能灌溉诸末，血虚则不能营养筋骨，因此，久病不愈的脚膝疼痛，往往与精血失其濡养的原因密切相关。在太溪穴施行补法，能够益肾固精，并促进肾阳的温煦作用，使气血得以畅行，消除了乘虚袭入的外邪。像这样在肾与膀胱的表里二经上，同时取用了两个要穴，攻邪与扶正，双管齐下，两相呼应，治疗经年不愈的脚膝疼痛，即能“应时消散即时瘳”了。

**风痹痿厥如何治，大杼曲泉真是妙。两足两胁满难伸，飞虎神针七分到。腰软如何去得根，神妙委中立见效。**（著者按：飞虎神针七分到的“神针”二字，《针灸大成》为“神灸”，应属误刊，详见以下注释）

风痹，是概括行痹、周痹、筋痹之类，以身体沉重，走注疼痛，痛无定处为特征的痹病。痿厥，即四肢寒冷，痿软无力的疾患。取用大杼与曲泉穴，分别来治疗这类风痹与痿厥的病证，主要因为大杼属于足太阳膀胱经，也是手足太阳、少阳、督脉别络的交会穴。它不但是全身八个会穴之一的骨会，可统治一切骨病，《素问·水热穴论》还特别指出了它有泄胸中之热的功效，是治疗热病的必需穴。所以凡有关外受风寒而引起的胸中郁热、身热头痛、咳嗽感冒、伤寒汗不出等症，都包括在它的主治范畴之内。由于风痹的形成，主要是风邪乘虚侵袭，使经络气血闭滞，以致在筋骨肌肉间发生上下左右的走注疼痛，有时痛处发热，初起时大多夹有表证。取用大杼穴，就是最适宜治疗这一类夹有表证，或有发热现象的风痹。在该穴施行泻法，能起到疏风清热，缓解筋骨疼痛的重要作用。曲泉是足厥阴肝经的合水穴，肝属木，穴属水，水为木母，不但称为肝经的母穴，可以统治一切肝虚的病症，且在脏腑五行的关系上，直接与属水的肾脏相联系。所以它能兼通肝、肾二经，凡各种因肝肾不足而引起的疾患，针补曲泉穴，或施行灸疗，都有特殊的效果。用它来主治四肢寒冷、痿软无力的痿厥，就是因为本病与肝虚肾亏的病理密切相关，肝藏血，肾藏精，如肝虚血少，则不能营养筋脉；肾亏精虚，即无以灌溉四肢。肝主筋，肾主骨，肝肾两虚，或感受寒邪，常会使筋骨失其所用，形成痿软无力的现象。所以针灸肝经中的水穴曲泉，利用它能够兼通肝、肾二经的特点，既可补益肝虚，使筋脉得到濡养，又能滋肾壮水，起到填精益髓的作用，成为治疗痿厥的一个要穴。

“两足两胁满难伸”，即两胁满痛，两足运动困难的现象。也就是属于足少阳之厥的一类症状。《素问·厥论》篇对此曾有较具体的描述说：“少阳之厥，则暴聋，颊肿而热，胁痛，骱不可以运。”足少阳胆经的分布，自头至足，其中要经过耳、颊、胸胁，出膝外廉，下走外辅骨之前，循足跗。所以少阳经的厥病，循着经脉的通路，会发生突然耳聋，颊部肿而发热，胁疼痛，两腿不能运动等症状。一般地说，厥病的形成，不论是寒厥、热厥，主要是阴阳失调，影响到气血的正常运行，气上逆而产生的一种剧变现象。其中症状的表现，虽是多种多样，但是像这类少阳之厥，出现胁痛及两足不能运动的病变时，取用手少阳三焦经的支沟穴（别名飞虎），能有特殊的功效。一方面因为三焦是原气之别，能导引原气出纳运化于一身之中，可主治诸般气病；支沟是三焦经之中的火穴，具有疏调三焦气机，清热泻火的卓效，特别是治疗胁肋疼痛以及胸结痞满等症，是一个不可少的要穴（详见前条“飞虎一穴通痞气，祛风引气使安宁”注）。另一方面，手足少阳有互通的作用，二经的脉气，先后衔接，取用手少阳三焦经的穴位，可治疗足少阳胆经的病变，这是临床上常用的取穴法则。所以针刺支沟穴，用于主治少阳厥症的胁痛与两足难伸等现象，能够获得满意的效果，是不难理解的。且根据本病有暴聋、颊肿而热等的情况，这是属于热厥之类的证候，治当偏重于宣通郁阳。取用支沟穴，也适宜以针泻为主，所谓“飞虎神针七分到”，就是特别强调了深刺的作用。这种深刺法，文献上亦有记载，例如

《医学纲目》所说："胁肋痛，取支沟透间使泻之。心闷不已，取支沟。"当然，在一定的条件中，深刺是可能加强疗效的，但如无丰富的经验及熟练的手技，仍当慎重施用。

这里的腰软，是指痿病中的证候之一，也就是包括血瘀为痿的一类病变。例如产后恶露留于腰胯，或跌打损伤，积血不消，阻碍血液循行，往往会形成四肢痿软或腰软无力的现象。取用委中穴治疗这类腰软病，主要因它所属的足太阳膀胱经，分布于腰背部，从经络所通的作用上说，针刺委中穴，可以使宣通经脉、调和气血的疗效，直达腰背，所以它素被称为主治一切腰背病的特效穴（可参阅前注《四总穴歌》"腰背委中求"之句，已作详解）。特别是属于外感风寒湿邪，凝结经络，致气血不和而引起的腰痛，以及气结瘀血和挫闪性的腰背疾患，委中穴更有化气散滞、行瘀通络的作用。因此对于由血瘀而导致的腰软症，通过了委中穴，借以活血祛瘀，从根本上去其病因，当然也就能获得显著的功效了。

### 《肘后歌》辨证取穴表



头面五官疾患

头面之疾——至阴

顶心头痛眼不开——涌泉

刚柔二痉口噤目合面赤——少商

百合伤寒口噤眼合——合谷

伤寒牙关风壅——列缺

狐惑伤寒满口疮——地仓

肩项腰背疾患

肩背诸疾——中渚

伤寒项强反张目直视——列缺

腰背挛急——曲池

腰膝强痛——交信

腰软——委中

腰腿疼痛——大都

胸腹疾患

心胸病——少府

中满——阴包

伤寒痞气结胸中，两目昏黄汗不通——涌泉

伤寒痞结胁积痛——期门

痞气——飞虎（支沟）

两胁满——飞虎

胁肋腿痛——后溪

伤寒腹痛吐蛔——中脘

脐腹病——曲泉

四肢疾患

手臂拘挛——尺泽

股膝肿——太冲

鹤膝肿劳——尺泽、曲池、风府

腿脚病——风府

脚膝经年痛不休——昆仑、吕细（太溪）



两足难伸——飞虎（支沟）

筋骨疼——尺泽

诸风伤寒疾患与疟疾

风痹痿厥——大杼、曲泉

伤寒四肢厥逆冷——复溜

伤寒四肢回还脉气浮——寒、脉沉细，补绝骨；热、脉浮洪，泻绝骨

伤寒当汗不汗——合谷

伤寒自汗发黄——复溜

骨寒髓冷火来烧——灵道

疟疾——间使、大椎

疟疾连日发——金门

疟疾三日发——寒多热少，复溜；热多寒少，间使

其他内外科疾患

哮喘——丰隆

狂言盗汗——间使

阴核大如升（颈瘤）——百会

五痔——承山

打仆伤损破伤风——承山